"十三五"国家重点出版物出版规划项目

国家出版基金项目
NATIONAL PUBLICATION FOUNDATION

China Mental Health Survey
Background and Methodology

中国精神卫生调查
研究方案

主　　编　黄悦勤

副主编　于雅琴　闫永平　王丽敏

编　　委　（按姓名汉语拼音排序）

陈红光　北京大学第六医院

黄悦勤　北京大学第六医院

寇长贵　吉林大学公共卫生学院

刘云涛　北京大学医学部

王　波　空军军医大学军事预防医学系

王　红　北京大学公共卫生学院

王丽敏　中国疾病预防控制中心慢性非传染性疾病预防控制中心

闫永平　空军军医大学军事预防医学系

于雅琴　吉林大学公共卫生学院

编写秘书　马　超　北京大学第六医院

注：于雅琴　现单位珠海科技学院健康学院

北京大学医学出版社

ZHONGGUO JINGSHEN WEISHENG DIAOCHA YANJIU FANG'AN

图书在版编目（CIP）数据

中国精神卫生调查研究方案 / 黄悦勤主编. —北京：北京大学医学出版社，2022. 11
ISBN 978-7-5659-2556-6

Ⅰ．①中…　Ⅱ．①黄…　Ⅲ．①精神障碍-卫生调查-调查研究-中国　Ⅳ．①R749

中国版本图书馆CIP数据核字（2021）第257952号

中国精神卫生调查研究方案

主　　编：黄悦勤
出版发行：北京大学医学出版社
地　　址：（100191）北京市海淀区学院路38号　北京大学医学部院内
电　　话：发行部 010-82802230；图书邮购 010-82802495
网　　址：http://www.pumpress.com.cn
E-mail：booksale@bjmu.edu.cn
印　　刷：北京信彩瑞禾印刷厂
经　　销：新华书店
策划编辑：赵　莳　药　蓉
责任编辑：陈　然　娄新琳　责任校对：靳新强　责任印制：李　啸
开　　本：889 mm×1194 mm　1/16　印张：26.5　字数：483 千字
版　　次：2022年11月第1版　2022年11月第1次印刷
书　　号：ISBN 978-7-5659-2556-6
定　　价：165.00元

中国精神障碍疾病负担及卫生服务利用现况
丛书编写委员会名单

总主编 黄悦勤

编 委 （按姓名汉语拼音排序）

陈育德　北京大学公共卫生学院

郭 岩　北京大学公共卫生学院

黄悦勤　北京大学第六医院

李凌江　中南大学湘雅二医院

李 强　北京大学中国社会科学调查中心

李淑然　北京大学第六医院

李 涛　四川大学华西医院

刘肇瑞　北京大学第六医院

冉茂盛　香港大学社会工作及社会行政学系

沈渔邨　北京大学第六医院

师建国　陕西省精神卫生中心

王 红　北京大学公共卫生学院

王丽敏　中国疾病预防控制中心慢性非传染性疾病预防控制中心

王临虹　中国疾病预防控制中心慢性非传染性疾病预防控制中心

王 宇　中国疾病预防控制中心

王玉凤　北京大学第六医院

王志忠　宁夏医科大学公共卫生与管理学院

吴 明　北京大学公共卫生学院

肖水源　中南大学湘雅公共卫生学院

徐广明　天津市安定医院

徐向东　乌鲁木齐市第四人民医院

徐一峰　上海市精神卫生中心

许秀峰　昆明医科大学第一附属医院

严　洁　北京大学中国社会科学调查中心

闫永平　空军军医大学军事预防医学系

于　欣　北京大学第六医院

于雅琴　吉林大学公共卫生学院

詹思延　北京大学公共卫生学院

张　岱　北京大学第六医院

张明园　上海市精神卫生中心

张毓辉　国家卫生健康委卫生发展研究中心

周东丰　北京大学第六医院

注：李　涛　现单位浙江大学医学院附属精神卫生中心 / 杭州市第七人民医院

冉茂盛　现单位四川大学心理卫生中心

师建国　现单位陕西善达医院股份有限公司

王志忠　现单位广东医科大学公共卫生学院

严　洁　现单位北京大学政府管理学院

于雅琴　现单位珠海科技学院健康学院

丛 书 序

精神障碍是在各种生物、心理、社会、环境等因素影响下，因大脑功能失调而导致认知、情感、意志和行为等精神活动出现不同程度障碍的疾病。进入 21 世纪，随着科技水平提高，医学整体快速发展，而精神医学依然采用现象学为主的疾病诊断依据。精神障碍流行病学研究应用西方精神病学的精神障碍分类和诊断体系无疑会受文化差异和种族差别的影响；实施流行病学调查的规范方法则由于精神障碍病因的多重性、症状的不确定性、诊断的多轴性和治疗的复杂性而受到限制；社会普遍存在对精神障碍的歧视和偏见以及患者的病耻感。上述诸多因素使精神障碍流行病学调查面临着难以保证调查结果真实性和可靠性的难题。

早在 1982 年和 1993 年，北京医学院 / 北京医科大学精神卫生研究所（现为北京大学精神卫生研究所）沈渔邨所长在当时卫生部的支持下，分别牵头组织了全国 12 个地区和 7 个地区的精神疾病流行病学调查。此后，北京、上海、昆明、广州、深圳、天津、西安、赤峰、浙江、山东、辽宁等多地区陆续开展了不同规模的区域性精神障碍流行病学调查。各地结果不尽相同，而因为方法学的差异，无法简单地对各地数据进行直接比较，更无法对全国的精神障碍患病率进行准确估计；既缺乏全国社区居民精神卫生服务利用的系统而深入的研究，也无精神障碍流行病学研究的专著。

2001 年，美国哈佛大学、密歇根大学和世界卫生组织组织实施了"世界精神卫生调查"，中国工程院院士沈渔邨教授和时任中华医学会精神医学分会主任委员张明园教授是其中北京市和上海市两地城区调查的负责人。从 2003 年开始，全国精神医学领域的专家学者锲而不舍地引进国际先进的研究方法，不懈地努力推动国家立项开展精神障碍的全国调查。经过 10 年的积累，终于在 2012 年卫生部公益性行业科研专项和国家科技部"十二五"科技支撑计划共同资助下启动了"中国精神障碍疾病负担及卫生服务利用的研究"（简称"中国精神卫生调查"）。黄悦勤为项目负责人，北京大学第六医院为项目承担单位；合作者包括中南大学湘雅公共卫生学院肖水源、中南大学湘雅二医院李凌江、上海市精神卫生中心徐一峰、四川大学华西医院李涛、昆明医科大学第一附属医院许秀峰、吉林大学公共卫生学院于雅琴、中国人民解放军第四军医大学（现空军军医大学）军事预防医学系闫永平、宁夏医科大学公共卫生与管理学院王志忠、乌鲁木齐市第四人民医院徐向东。时任中国疾病预防控制中心主任王宇、中国疾病预防控制中心慢性非传染性疾病预防控制中心主任王临虹和监测室主任王丽敏大力合作，在2013—2014年组织的"中国慢性病及其危险因素监测"实施之后为中国精神卫生调查提供了抽样现场和调查协调支持。国际知名、国内一流的社会调查专业机构北京大学中国社会科学调查中心在主任李强和主任助理严洁领导下承担了大部分现场调查的执行工作。天津市安定医院徐广明团队完成了调查所需重要工具的培训。在以卫生部统计信息中心原主任、北京大学公共卫生学院教授陈育德为总顾问，北京大学第六医院时任院长于欣、中华医学会精神医学分会前主任委员周东丰、北京大学医学部前党委书记郭岩等专家顾问的支持和指导下，首次全国精神障碍流行病学调查得以完成。调查覆盖全国31个省、自治区、直辖市（不包括香港、澳门、台湾）的157个全国疾病监测点，调查完成32 552人，共调查7分类36类别精神障碍。调查采用复合性国际诊断交谈表获得5类精神障碍的诊断，采用DSM-Ⅳ障碍定式临床检查获得精神分裂症及其他精神病性障碍的诊断，采用10/66国际痴呆研究的工具获得老年期痴呆的诊断，采用世界卫生组织残疾评定量表对精神残疾进行评定，同时调查获得社会人口学资料以及卫生服务利用现况。实施过程采用了先进的电子化调查系统进行实地访谈、核查和全程质量控制，有效地控制了随机误差和系统误差。为了落实中央政府"西部大开发"的政策，专门设计实施了乌鲁木齐市和宁夏回族自治区的扩大样本调查，获得两地区有人群代表性的精神障碍患病率和分布，以及卫生服务利用现况。现场调查完成后，经过严谨而细致的数据分析，项目组向当时的国家卫生和计划生育委员会提交了研究报告。国家卫生和计划生育委员会于2017年4月7日世界卫生日发布了主要结果。报告主要结果的第一篇文章 *Prevalence of mental disorders in China: a cross-sectional epidemiological study* 于2019年2月在 *Lancet Psychiatry* 发表，十年磨一剑的研究结果终于公布于世。随后，《中国心理卫生杂志》和《生命时报》共同主办了"中国精神卫生调查高层论坛"。中国精神卫生调查引起了国内外精神卫生领域专家和学者以及媒体的广泛关注。研究成果在中国医学科学院主办的首届中国医学重大进展发布会上被评选为"2019年度中国医学重大进展"中卫生健康与环境医学领域5项重大进展之一，并入选健康报社评选的"2019年度中国、国际'双十大'医学科技新闻"。

北京大学医学出版社时任总编辑赵萍以敏锐的眼光认识到中国精神卫生调查的里程碑意义，其成果将对全国精神卫生领域的预防和科研发挥至关重要的作用，因此她组建了编辑团队，与项目组及所有合作单位负责人组成的编写委员会合作，立项出版"中国精神障碍疾病负担及卫生服务利用现况"丛书，并成功申请到2017年度国家出版基金项目、"十三五"国家重点出版物出版规划项目。丛书分为4册，详细介绍迄今我国精神障碍流行病学研究中涉及相关学科最多、调查所含精神障碍病种最多、抽样调查样本量最大、现场实施质量控制最严格、数据管理计算机化程度最高、资料分析方法最复杂、参与合作单位最多的全国精神障碍调查。丛书的第一册《中国精神卫生调查研究方案》详细介绍立项背景、研究设计和内容、抽样方法和权重、诊断标准和工具、指标和统计分析方法，以及精神卫生调查的特殊性和建议。第二册《中国精神卫生调查现场执行及质量控制》详细介绍调查信息系统需求与框架、现场调查的执行和管理、质量控制、大规模流行病学调查中的数据管理要点、中国精神障碍流行病学调查中的精神科访谈、精神障碍流行病学调查的组织和协调。第三册《中国精神卫生调查精神障碍患病率及其分布》简要概述中国精神卫生调查，详细介绍老年期痴呆、酒精药物使用障碍、精神分裂症及其他精神病性障碍、心境障碍、焦虑障碍、进食障碍、间歇性暴发性障碍7类精神障碍患病率和分布及其影响因素，还全面介绍了乌鲁木齐市和宁夏回族自治区精神障碍患病率及其分布。第四册《中国精神卫生调查精神障碍疾病负担及卫生服务利用》详细介绍中国成人精神残疾现况、精神障碍的疾病负担概述、精神卫生服务利用、新中国精神卫生政策的发展、针对新型冠状病毒感染的精神卫生政策、中国的精神卫生服务资源、精神障碍的人群认知和态度、精神障碍患者的照护，还全面介绍了乌鲁木齐市和宁夏回族自治区的卫生服务利用。

此套丛书的出版将促进各级卫生行政部门更加明确当前中国精神障碍流行强度和地区及人群分布特征、精神卫生服务利用现况及各类精神障碍的疾病负担，有利于科学制定精神卫生政策与防控规划，合理配置精神卫生资源，提高精神卫生服务的可得性和可及性；将有效提高国内医学院校和科研院所、精神卫生机构和综合医院精神科的专业人员开展精神障碍流行病学与临床科研工作的水平及质量，以利于各地学习中国精神卫生调查的方法，在本地区开展精神障碍流行病学调查，从而提高科研工作的整体水平，推动精神卫生流行病学的学科发展；将推动社会大众更多了解精神障碍的相关知识，提高社会大众精神卫生知识的普及率，减少精神障碍的社会歧视，提高社会的整体精神卫生水平；将为医学院校精神障碍人群研究方法和流行病学教学提供理论与实践范本，为我国培养高水平、高质量的精神卫生流行病学人才提供有价值的教材。

丛书总主编　黄悦勤

"中国精神卫生调查"项目顾问　沈渔邨

2020 年 6 月

前　言

　　研究我国精神障碍疾病负担与卫生服务利用现况并分析其影响因素是重要而迫切的，掌握全国性的数据可以为各级政府制定相关政策以及医疗体制改革提供参考依据。"中国精神障碍疾病负担及卫生服务利用的研究"（简称"中国精神卫生调查"，China Mental Health Survey, CMHS），由国家卫生健康委员会和科技部资助，研究目标是准确描述我国社区成人心境障碍、焦虑障碍、酒精药物使用障碍、间歇性暴发性障碍、进食障碍、精神分裂症及其他精神病性障碍、老年期痴呆7类主要精神障碍的患病率及其分布特点，以伤残调整寿命年为指标测算各类精神障碍的疾病负担，分析各类精神障碍患者利用精神卫生服务的现况及分布特点，探讨人口学和心理社会影响因素，为有效而公平地利用国家卫生资源、制定宏观卫生政策提供科学依据。

　　在立项阶段，全国精神卫生领域的专家，在充分理解国内外精神障碍流行病学研究背景的基础上，集思广益，证据充分地阐述了开展全国精神障碍疾病负担调查的理论和实践意义，得到国家部委投资2500万元，启动了调查项目。作为全国范围的大型流行病学调查，研究设计和内容的确定是首要且关键的环节。在精神医学的理论框架和临床实践指导下，正确地采用流行病学方法才能实现研究目标。本调查代表全国31个省、自治区、直辖市（不包括香港、澳门、台湾）精神障碍和卫生服务利用现况，流行病学描述性研究的现况调查方法是主线，抽样方法确定和抽样权重计算是非常复杂的过程，而精神障碍的诊断标准和调查工具直接关系到调查数据的质量，调查结果的统计分析更是随后耗时耗力的专业性极强的工作。为了实现研究目标，北京大学第六医院项目组联合9家合作单位，与北京大学中国社会科学调查中心、中国疾病预防控制中心慢性非传染性疾病预防控制中心、天津市安定医院合作，系统地研讨国内外精神障碍流行病学研究文献，严谨地论证调查设计和确定调查内容，周密地确定样本量、抽样方法和权重计算方法，精心地选择研究指标和调查工具。现场调查工作异常复杂和艰辛，项目组克服了重重困难，严格按照研究方案实施，调查的质量控制得到保证。历时400多天的现场调查完成后，得到海量的数据。经过北京大学第六医院和北京大学中国社会科学调查中心科研团队的辛勤工作，各类资料的统计分析完成，精神障碍疾病负担研究的目标得以实现。

本册详细介绍中国精神卫生调查的研究方案，以利于今后以此为借鉴，开展高质量的精神障碍流行病学研究。第一章介绍立项背景、研究的意义和目标，系统地综述国内外精神障碍人群研究的进展；第二章介绍研究设计和内容，详细地从精神医学和流行病学角度论述了设计方法学和调查内容；第三章介绍抽样方法和权重，充分融汇卫生统计学和流行病学，以及社会学的群体调查理论和方法；第四章介绍诊断标准和工具，详细地展现精神障碍诊断标准和调查工具的历史沿革和现状；第五章介绍指标和统计分析方法，论述精神医学指标和统计分析的专业性和特殊性；第六章论述精神卫生调查的特殊性及建议，纵观全局地总结精神障碍流行病学研究的成果和局限性，以此提出有前瞻性的研究方向和方法学建议。总而言之，本册通过系统地介绍中国精神卫生调查的研究方案，体现出大型流行病学调查的复杂性和精神障碍人群研究的特殊性。作为中国精神障碍流行病学研究的里程碑式成果，本研究的方案势必成为今后同类研究的示范，为中国精神卫生事业未来飞跃发展奠定基础。

通过阅读本册，读者可以获得精神障碍流行病学基础知识，以利于阅读后面三册时更加全面深入地理解精神障碍疾病负担研究的复杂过程，充分认识到中国精神卫生调查对于精神障碍流行病学研究的重大贡献，有助于今后开展同领域的高质量研究。

作为丛书总主编，首先，我要衷心感谢本册副主编于雅琴教授、闫永平教授、王丽敏教授，从 CMHS 立项、设计、实施、资料分析、成果发布，直至丛书撰写，他们一如既往地给予我支持和协作。其次，我要感谢所有参加本册丛书编写的作者，每一位编者通过辛勤的写作将 CMHS 浩瀚的数据呈现为既有理论又有实践的专著。再次，我要感谢丛书的学术秘书张婷婷博士和马超博士为各位编者写作提供各种支持，感谢研究生李媛媛、魏景明、彭睿、徐沛琳、贾娜、田霄翌等同学为书稿的编辑付出了时间和精力。最后，我要特别鸣谢老一代精神病学家沈渔邨院士、张明园教授，以陈育德教授为首的CMHS 顾问团队，以及丛书编写委员会的全体编委为中国精神卫生事业做出的卓越贡献。

黄悦勤

2021 年 6 月

目　录

第一章 | 立项背景

概　述

一、精神障碍的定义与分类系统

精神障碍是以心理或精神活动即感知觉、记忆、思维、情感、意志活动异常为主要表现的一大类疾病，是大脑功能活动发生紊乱，导致认知、情感、行为和意志等精神活动不同程度障碍的总称。精神障碍按照症状学可分为有精神病性症状和无精神病性症状两大类。有精神病性症状的患者思维、情感、言语、行为及动作与外界环境不相协调，不能被人理解；患者不认为自己有病，不愿接受治疗；有的患者个人或家庭生活还不能自理，妨碍了工作和学习，常给家庭、集体、社会造成不良影响和负担；并且患者接受现实检验能力受损，甚至完全脱离或歪曲现实。无精神病性症状的患者多数能主动就医，详细地诉说自己躯体上及精神上的各种不适感或痛苦，积极要求治疗；但医生进行体格检查时不能发现阳性体征，患者自诉的症状无器质性基础；患者大都能控制自己的言行，除有时影响工作效率外，对家庭和社会一般不会造成危害，也能料理自己的日常生活，基本上能维持社会功能。

关于精神疾病，目前国内精神科专业人员使用的分类系统有 3 个，即《国际疾病分类第十一次修订本》（International Classification of Diseases，11th Revision，ICD-11）、《精神障碍诊断与统计手册》（第 5 版）（Diagnostic and Statistical Manual of Mental Disorders，Fifth Edition，DSM-5）和《中国精神障碍分类与诊断标准》（第 3 版）（Chinese Classification of Mental Disorders，Third Edition，CCMD-3），见表 1-1。因为绝大多数精神疾病的病因和发病机制不明，目前尚不具备按病因分类的条件，这 3 个分类系统均是以症状学为基础进行分类的。

表 1-1　3 种精神障碍分类系统比较

分类	ICD-11	DSM-5	CCMD-3
发布单位	WHO	美国精神病学协会	中华医学会精神病学分会
发布时间	2018 年	2013 年	2001 年
涉及范围	全部疾病	精神疾病	精神疾病
特点	是被广泛使用的国际性分类，适用于世界上各种不同的社会环境	采用多轴诊断；个别精神疾病的病程标准不同，如精神分裂症；将疾病严重程度或社会功能损害程度列为诊断标准之一	在疾病命名和诊断标准上，简明扼要，篇幅最小，易学易记，受初学者和基层医院专业人员欢迎

ICD-11 由世界卫生组织（World Health Organization，WHO）于 2018 年发布，它覆盖全部疾病（包括精神疾病）的分类，是被广泛使用的国际性分类，适用于世界上各种不同的社会环境。按照中国国家卫生健康委员会的要求，国内各类医疗机构均采用 ICD-11 的疾病分类和编码。其中第 6 章精神、行为或神经发育障碍中精神障碍分为 23 大类、719 小类。

DSM-5 由美国精神病学协会于 2013 年发布，它只是精神障碍的分类系统，编制者和现场测试者以美国和加拿大为主。该分类在北美洲和以英语为母语的国家中使用较多。DSM-5 与 ICD-11 的分类有许多类似之处。DSM-5 与 ICD-11 的不同之处主要有：采用多轴诊断；个别精神疾病的病程标准不同，如精神分裂症；将疾病严重程度或社会功能损害程度列为诊断标准之一。

CCMD-3 由中华医学会精神病学分会于 2001 年发布，也只是精神疾病的分类系统。该系统以 ICD-10 为蓝本，同时采纳了 DSM 的一些优点，增加了少数有中国特色的诊断条目，如气功所致的精神障碍。与前述两个分类系统相比，它最主要的特色是：在疾病命名和诊断标准上，简明扼要，篇幅最小，易学易记，受初学者和基层医院专业人员欢迎。由于 ICD 和 DSM 两大诊断分类系统的广泛应用，CCMD-3 已经不再继续更新。

二、精神卫生流行病学的概念与主要研究内容

（一）精神卫生流行病学的概念

精神卫生流行病学是流行病学的一个分支，由传统流行病学和精神病学、行为科学、

社会学、心理学等学科分支交叉融合而成，是在临床医学中的精神病学领域里，引入现代流行病学和卫生统计学的方法，从患者个体的诊治，扩大为对精神障碍及与精神健康有关的状态在人群中发生、发展的原因和分布规律的研究；探讨精神疾病的病因、发病机制、临床表现、诊治、预防及预后等临床规律，并着重对群体的特性进行研究；制定预防、控制和消灭这些精神疾病及促进健康的对策和措施，并通过科学的设计、测量和评价方法评价其效果的一门涉及多学科的体系。

（二）精神卫生流行病学的主要研究内容

精神卫生流行病学的研究内容是：描述精神疾病在不同时间、地区、人群中的发病率、患病率和死亡率，以及精神状况、社会功能缺陷等情况；通过比较疾病在不同时间、地区和人群的分布，寻找影响分布的原因，探讨疾病的危险因素、流行因素和病因；根据人群研究的结果估计某因素使个体罹患某病的危险性；通过对精神疾病自然史的研究评价涉及精神病的易感因素、保护因素（社会因素、家庭因素）、预后因素和生活事件等问题；在上述研究的基础之上研究制定对精神疾病的预防对策和措施，并评价其效果。

全球精神卫生流行病学调查发展概况

一、精神卫生流行病学调查发展概况

（一）精神卫生流行病学的发展史

精神卫生流行病学大约起源于 19 世纪。根据设计的类型和使用的工具不同，精神卫生流行病学的发展分为四代，见图 1-1。

1. 第一代研究

第一代研究是从 19 世纪中期到 20 世纪中期。这一代的研究通常是以接受治疗的人群为对象，在研究方法上缺乏系统的设计。1803 年 Jean Etienne 通过对巴黎医院住院患者的统计，发现精神病患者在 1786—1801 年的 15 年间增加了 15 倍。美国一项研究通过对关键信息提供者，如牧师、家庭医师的访谈和查阅医院记录，在美国马萨诸塞州发现了 2632 个"疯子"和 1087 个"傻子"。Robert Faris 和 Warren Dunham 分析了 1922—1934 年芝加哥住院精神病患者的地理分布，得出距离城市中心越远，精神分裂症的发生率越低的结论。

2. 第二代研究

第二代研究是从第二次世界大战结束到 20 世纪 80 年代。战时士兵和战后退伍兵中出现的精神卫生问题引起了美国社会、政府和学术界的广泛关注，在很大程度上促进了精神卫生流行病学的发展。这一代的研究主要有两个特点：一是进行了较多的社区普

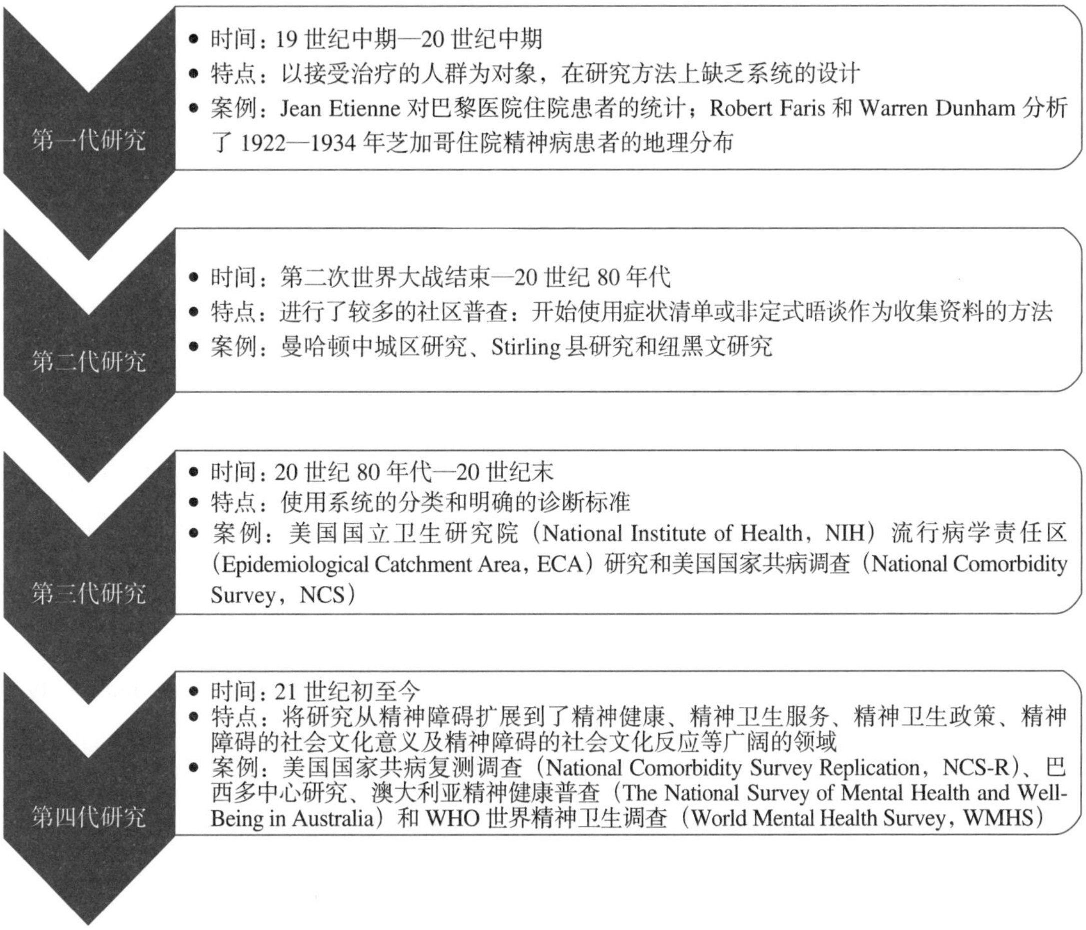

第一代研究
- 时间：19 世纪中期—20 世纪中期
- 特点：以接受治疗的人群为对象，在研究方法上缺乏系统的设计
- 案例：Jean Etienne 对巴黎医院住院患者的统计；Robert Faris 和 Warren Dunham 分析了 1922—1934 年芝加哥住院精神病患者的地理分布

第二代研究
- 时间：第二次世界大战结束—20 世纪 80 年代
- 特点：进行了较多的社区普查；开始使用症状清单或非定式晤谈作为收集资料的方法
- 案例：曼哈顿中城区研究、Stirling 县研究和纽黑文研究

第三代研究
- 时间：20 世纪 80 年代—20 世纪末
- 特点：使用系统的分类和明确的诊断标准
- 案例：美国国立卫生研究院（National Institute of Health，NIH）流行病学责任区（Epidemiological Catchment Area，ECA）研究和美国国家共病调查（National Comorbidity Survey，NCS）

第四代研究
- 时间：21 世纪初至今
- 特点：将研究从精神障碍扩展到了精神健康、精神卫生服务、精神卫生政策、精神障碍的社会文化意义及精神障碍的社会文化反应等广阔的领域
- 案例：美国国家共病复测调查（National Comorbidity Survey Replication，NCS-R）、巴西多中心研究、澳大利亚精神健康普查（The National Survey of Mental Health and Well-Being in Australia）和 WHO 世界精神卫生调查（World Mental Health Survey，WMHS）

▲ **图 1-1　精神卫生流行病学发展史**

查，二是开始使用症状清单或非定式晤谈作为收集资料的方法。比较有代表性的有曼哈顿中城区研究、Stirling 县研究和纽黑文研究。曼哈顿中心区研究经过培训的社会工作者对社区居民进行访谈获得第一手资料，然后由精神科医生对访谈记录进行诊断，结果发现 23% 的调查对象精神上曾受到严重伤害。在 Stirling 县研究中，非专业访谈者在该县对 1010 名社区居民进行问卷访谈，并从该县全科医生和精神科医生处获得补充资料，然后精神科医生根据 DSM 对所获得的资料进行诊断，结果发现精神障碍的患病率为 20%。这是精神流行病学研究第一次应用系统的诊断分类。美国康涅狄格州纽黑文研究是精神卫生流行病学研究中第一次进行精神卫生服务研究，第一次提出不同社会阶层中精神障碍的分布。研究发现处于社会底层的人精神障碍的患病率更高，更多地接受电休克治疗，而处于较高社会阶层的精神障碍患者更多地接受心理治疗。

3. 第三代研究

第三代研究是从 20 世纪 80 年代到 20 世纪末。使用系统的分类和明确的诊断标准是第三代精神卫生流行病学研究的标志。在这一时期，精神卫生流行病学研究发展非常迅速，全球范围内多个国家开展了相关方面的研究，多个国家和地区参与的国际合作研究也产生了重要的影响。经典的研究有美国国立卫生研究院（National Institute of Health，NIH）流行病学责任区（Epidemiological Catchment Area，ECA）研究和美国国家共病调查（National Comorbidity Survey，NCS）。

4. 第四代研究

第四代研究是从 21 世纪初至今。前述三代研究尽管在研究方法和研究工具方面各不相同，但都是针对精神障碍的。第四代研究的主要特点是将研究从精神障碍扩展到了精神健康、精神卫生服务、精神卫生政策、精神障碍的社会文化意义及精神障碍的社会文化反应等广阔的领域。代表性的研究有美国国家共病复测调查（National Comorbidity Survey Replication，NCS-R）、巴西多中心研究、澳大利亚精神健康普查（The National Survey of Mental Health and Well-Being in Australia）和 WHO 世界精神卫生调查（World Mental Health Survey，WMHS）。

（二）国际公认的精神障碍诊断标准和工具

国际上对于精神障碍的诊断标准主要是 ICD-10、ICD-11 和 DSM-Ⅳ、DSM-5。ICD 是 WHO 推荐使用的国际性精神疾病的诊断标准和分类体系，专家们不遗余力地试图使其适用于各个国家、各种文化、各类人群。通过 10 余年的辛勤努力，很多国家已采用了 ICD-10 进行临床诊断和流行病学研究。DSM 是美国的精神疾病诊断标准和分类体系，除美国、加拿大使用外，英国、澳大利亚等英语国家亦普遍采用，并取得了多方面的成果。DSM 第 1 版于 1952 年面世。目前的第 5 版的准备工作从 1999 年开始，历时 14 年，吸收了近 60 年的相关研究，汇聚了 1500 余名专家的智慧与心血，英文版于 2013 年 5 月在美国出版，2015 年 7 月被译成中文由北京大学出版社出版。

随着国际精神疾病研究的发展，越来越多的精神病学家认识到国际通用的诊断和分类系统、标准化精神状况检查工具，以及统一的精神病学词汇的使用，对于促进国际精神病学研究信息的交流和对精神疾病广泛而深入的研究有着至关重要的作用。因此，无论是 WHO 负责 ICD-11 的专家，还是美国 DSM-5 的编制者，他们均致力于两种诊断和分类体系的趋同化，并设立了负责跨文化研究的专家组。此外，世界各国的精神病学家进行了许多 ICD-10 和 DSM-Ⅳ之间效度和信度的比较研究，发现两大诊断和分类体系对于多数精神疾病有令人满意的一致性。这些成果为国际精神卫生流行病学研究奠定了方法学基础。

1. 精神现状检查（Present State Examination，PSE）

精神现状检查第 9 版（PSE-9）由英国精神病学家 J.K.Wing 等编制于 1967 年。主要用于非器质性精神病以及成年人神经症的临床和流行病学研究，提供有关患者临床上的可靠而精确的资料。PSE 的有关记忆、意识和智能等项目的检查不充分，故不适用于器质性精神障碍。PSE 是一种临床检查，不是问卷。通过定式的提问，由检查者来判断各项症状是否存在，必要时需做进一步检查和询问。为此，要求检查者具备一定的精神病学知识和临床经验，并需要经过 PSE 使用的特殊培训。PSE 项目详尽，几乎包括全部精神症状，可以把它作为一种标准化精神检查工具。其局限性在于，PSE 是精神现状检查工具，不包括病史资料，评定时间仅限于 1 个月。故不能以此作为诊断工具。PSE-9 与 ICD-9 配套的诊断系统可以得出 ICD-9 诊断。

PSE-9 在我国于 20 世纪 80 年代有过较多的应用，是两次全国大样本精神疾病流行病学调查所使用的诊断工具。20 世纪 80 年代后期 WHO 组织了 PSE-9 的修订，以 PSE-9 为基础的神经精神病学临床评定量表（含 PSE-10）问世，PSE-9 逐渐被新的标准化检查工具所替代。

2. 情感性障碍和精神分裂症检查提纲（Schedule for Affective Disorders and Schizophrenia，SADS）

SADS 由 Spiter 等编制于 1978 年，作为诊断用量表，曾广泛用于欧美各国。其特点在于，提供了关于现患精神障碍在最严重时特点的详细描述；对一周前的症状主要表现进行详细描述；逐级提问，可以得出诊断；提供过去的症状及功能相关信息，对诊断、预后及精神障碍的严重程度进行评估。使用诊断程序配套用来得出相应精神障碍的诊断。SADS 的规定较 PSE 严格，但检查者仍有一定的变通余地。

3. 神经精神病学临床评定量表（Schedule for Clinical Assessment in Neuropsychiatry, SCAN）

从最初的 1.0 版到 2.1 版，SCAN 在不断地改进与发展，目前 3.0 版正在编制过程中。现有的中文版本是 1992 年由北京大学精神卫生研究所翻译的 SCAN 1.0 版本。SCAN 的核心部分是精神现状检查第 10 版（PSE-10），包含了 PSE 的词条解释，增加了某些节段和症状条目。SCAN 主要由四部分构成：① PSE-10 第 Ⅰ 部分，为非精神病性节段。PSE-10 第 Ⅱ 部分，精神病性症状筛选表，共 20 题，如无阳性评分，检查到此结束。② PSE-10 第 Ⅱ 部分，包含各种精神病性症状的检查和观察以及认知障碍检查的条目，共 10 节，由受检者的描述、检查者的观察以及病历记录提供资料。③症状组清单（Item Group Checklist, IGC），用于以下两种情况：受检者不合作，按此清单向知情人收集资料；将检查所见各种阳性症状按清单聚类，便于计算机处理。④临床资料表（Clinical History Schedule, CHS）和与发作有关的可能病因、病理表，包含智力水平、人格问题、社会功能缺损及与全病程有关的条目，为多轴诊断提供必要的资料。通过临床会谈，标准化地记分，以症状为基础，以诊断为目的，可以得出基于 ICD-10 及 DSM-Ⅳ 两套诊断系统的结果。

4. 复合性国际诊断交谈表（Composite International Diagnostic Interview, CIDI）

CIDI 是内容全面的、标准化的定式访谈调查表，能够按照 ICD-10 和 DSM-Ⅳ 的诊断分类标准做出精神障碍诊断。CIDI 适合在不同的文化背景下以及不同地区中使用，是目前国际公认的由非精神卫生专业人员使用的精神障碍流行病学调查工具。使用 CIDI 可以调查精神障碍在不同时间、不同地区和不同人群中的分布，探讨疾病的危险因素并描述疾病负担和卫生服务利用的情况。

CIDI 有几个版本和模块，用于不同的研究目的。最初的版本由 WHO 和酒、药物依赖及精神卫生管理局联合制定，称为 WHO-CIDI。美国密歇根大学做了一个修订版，用于全美共病率研究，称为 UM-CIDI。与 WHO-CIDI 相比，UM-CIDI 在布局、问题顺序和问题结构的设计上做了改进，更有利于引出精神卫生有关的症状及减少报告中的偏差。CIDI 第三次的改编版本用于 Fresno 的农村墨西哥裔美国人的精神卫生服务利用情况调查研究中。Fresno-CIDI 扩展了 UM-CIDI，使之可以得出 DSM-Ⅳ 诊断，并在语言和表达上加以修饰以适用于墨西哥裔美国人和墨西哥人。目前为 WHO-CIDI 委员会所正式采纳的只有 CIDI 的计算机辅助个人访谈版本和物质滥用模块。正式出版的有 1.0 和 2.1 两个版本，最新的为用于世界精神卫生 2000 年调查的 WMH-CIDI 版本。以该版本为基础的修订版已被正式公布为 CIDI-3.0。

CIDI 是一个比较长的工具，完成整个访谈平均需要大约 2 个小时。时间长往往会导致实际操作的复杂性，因此在操作中最重要的、常常也是非常必要的就是把问卷分为两个部分进行访谈。为了解决问卷的长度问题，在修订后的 WMH-CIDI 中，完成了访谈第 1 部分。其中包括了所有核心诊断评估，受访者如果没有疾病史，可以在此时中止访谈。相应地，那些在第 1 部分满足任何一种终生精神疾病标准的受访者，将继续进行访谈的第 2 部分内容。在第 2 部分访谈的受访者中，访谈所需时间长短差别较大。筛选部分（第 1 部分）为阳性诊断的数目越多，所需时间就越长；反之数目越少，时间就越短。而那些没有精神症状学终生表现的受访者则不用继续第 2 部分的访谈 [2]。

CIDI 的中国培训和资源中心主任是北京大学第六医院的黄悦勤教授。从 2003 年开始，中国多个省市和全国调查中开展精神障碍流行病学调查，采用 CDID 作为调查工具，均是经过该中心规范化培训后使用的。

5. DSM障碍定式临床检查（Structured Clinical Interview for the Diagnostic and Statistical Manual，SCID）

SCID 是根据 DSM 精神障碍诊断标准设计的半定式检查工具。美国精神医学出版社于 1990 年 5 月正式出版了 DSM-Ⅲ-R 的 SCID 手册。适用于 DSM-Ⅳ 的 SCID 版本的设计工作开始于 1993 年秋，最终版本于 1996 年 2 月正式出版。最大的修改是 2001 年 2 月的版本，按照 DSM-Ⅳ 的修改版本（DSM-Ⅳ-TR）而更新。根据 DSM-Ⅳ 轴 Ⅰ 诊断和轴 Ⅱ 诊断分别设计了 DSM-Ⅳ 轴 Ⅰ 诊断的定式临床检查 (SCID-Ⅰ) 和 DSM-Ⅳ 轴 Ⅱ 人格障碍的定式临床检查 (SCID-Ⅱ)。2012 年，DSM-5 障碍定式临床检查（SCID-5）的修订工作开始，SCID-5 主要做出 DSM-5 主要诊断（既往的轴 Ⅰ 诊断），最终版本于 2014 年 11 月完成。

SCID 可供熟悉 DSM 分类和诊断标准的临床医生或受过训练的精神卫生专业人员使用。调查对象可能是精神障碍或一般躯体疾病的患者或者自认为并非有病的个体。SCID 的用语和诊断范畴使其最适合在成人中（18 岁以上）使用；但将问题的措辞稍加修改，它便可以用于青少年。SCID 不能用于对有严重认知损害、激越或严重精神病性症状的人进行检查。SCID 有以下用途：确保对所有 DSM 的主要诊断系统地进行评估；筛选研究人群；根据目前或既往的精神诊断确定研究人群的特征；提高精神卫生相关专业人员的检查技巧。为了满足研究者和临床医生的需要，SCID 分为科研版（SCID-RV）和临床版（SCID-CV）两种不同的版本。SCID-RV 包含了更多的精神障碍亚型、严重程度指标和特殊病因；SCID-CV 包含临床实践中最常见的 DSM 障碍的评定，删除了研究版中多数亚型和特殊诊断。

目前，DSM-5 障碍定式临床检查（Structured Clinical Interview for DSM-5 Disorders，SCID-5）是美国精神医学学会根据 DSM-5 制定的一系列工具书，以规范精神障碍诊断的过程，从而提高其信度和效度。英文版由美国精神医学出版社于 2016 年在美国首次出版。简体中文版由北京大学出版社于 2021 年 3 月出版，译者为上海市精神卫生中心费立鹏教授等。为方便中国用户，北京大学出版社又引进出版了 SCID-5 的两套工具书，第一套包括《DSM-5 障碍定式临床检查（临床版）访谈手册》和《DSM-5 障碍定式临床检查（临床版）用户指南》。第二套包括《DSM-5 障碍定式临床检查（研究版）访谈手册》和《DSM-5 障碍定式临床检查（研究版）用户指南》。同时分别为临床版和研究版制定了相应的记录单：《DSM-5 障碍定式临床检查（临床版）记录单》和《DSM-5 障碍定式临床检查（研究版）记录单》。

6. 简明国际神经精神障碍交谈检查表（Mini International Neuropsychiatric Interview，MINI）

MINI 是为 DSM- Ⅳ 和 ICD-10 中精神疾病的诊断而设计的一个简短定式诊断交谈问卷，由美国的 David Sheehan 和欧洲的 Lecrubier Y 等联合制定于 1990 年，适用于多中心临床试验和流行病学研究，用以进行简短并准确的定式精神检查，在非研究性医疗机构中也可作为跟踪患者医疗结局的第一个步骤。该问卷的条目非常明确具体。完成一份普通的 MINI 问卷约需 15 分钟。MINI 家族有 MINI，MINI Plus，MINI Kid，MINI Kid-Parent，MINI Kid-Screen，MINI Screen，MINI-Bipolar 等。

（三）世界精神卫生调查

1. 背景和目的

国外对于精神疾病的流行病学研究在近半个世纪以来随着精神病学理论的深化和方法学的改善，获得越来越多真实可靠的资料。在过去的 30 年中，诊断标准和术语、完全定式访谈及复杂的家庭抽样技术的发展，引起关于精神障碍的描述性流行病学研究知识的根本性进步。美国 1991 年的流行病学责任区（ECA）调查是世界精神障碍流行病学调查的里程碑，ECA 对五个社区中的 20 000 名受访者进行了调查。华盛顿大学的 Lee Robins 及其同事进行流行 ECA 研究（Robins 和 Regier，1991）时使用了诊断交谈表（Diagnostic Interview Schedule，DIS），DIS 使用了基于 DSM-Ⅲ 诊断系统的定义及标准来评估精神障碍。然而，仅有 ECA 的结果是有限的，ECA 只选择了五个社区进行调查，并不能代表美国全国的调查。因此在 ECA 调查十年后，美国国家共病调查（NCS）开展了一次全国范围内的调查。此后，其他国家也相继使用与 ECA 相同的方法及诊断工具进行了大范围的调查。为了探讨随着时间变迁精神障碍的流行趋势及其相关影响因素，并在 NCS 的基础上扩充患病率及其相关因素的评估，美国于 2000 年再一次进行了全国范围内的国家共病复测调查（NCS-R）。之后，其他国家及地区也开始计划进行各国的或区域性的精神障碍流行病学调查。在这种情况下，WHO 建议并帮助这些国家及地区的研究者合作完成世界范围内的精神障碍流行病学调查——世界精神卫生调查。这是一项对精神障碍进行评估、分类及流行病学研究的计划，由 WHO 组成的世界精神卫生调查联盟（World Mental Health Survey Consortium）负责协调所有 WHO 协作方的人群精神障碍流行病学调查，包括项目实施及数据分析。调查未得到治疗的精神障碍患者的病情严重度和病情发展状况，尤其关注发展中国家。调查的区域有:美洲（哥伦比亚、墨西哥、美国），欧洲（比利时、法国、德国、意大利、荷兰、西班牙、乌克兰），中东(黎巴嫩)，非洲（尼日利亚），亚洲（日本，中国）。其中，中国、哥伦比亚、黎巴嫩、墨西哥、尼日利亚和乌克兰按照世界银行的标准划分为发展中国家，其他国家是发达国家。WMHS 目的之一即为全球疾病负担研究提供更为准确的数据，加强公共卫生对精神障碍疾病负担领域的关注。到 2006 年，已经完成了包括中国（北京和上海城区）及美国国家共病复测研究在内的 17 项研究，涉及 WHO 各大洲的部分成员国。由于使用相同的工具及诊断标准，各国的数据具备了可比性。此次调查，使用了相同的调查工具

CIDI-WMH，获得越来越多真实可靠的资料，对于其他国家进行相关研究起到一定的指导作用，也为全世界有关精神障碍的问题提供了可靠数据。下面对世界精神卫生调查进行详细介绍。

2. 样本、抽样方法及调查程序

WMHS 的调查人群是各个参与国的社区居民，采用的调查方法是入户访谈调查，研究采用的抽样方法是多阶段住户比例抽样（multistage household probability samples），其抽样方法及调查程序与 NCS-R 的一致。第一批公布结果的调查样本从最少的日本 1663 人到最多的美国 9282 人，总样本量达 60 463 人，受访者应答率从法国的 45.9% 到哥伦比亚的 87.7%，平均应答率是 69.9%。现场调查人员均是经过培训的非精神科专业人员。

3. 调查工具、调查病种与诊断标准

WMHS 使用的调查工具是世界精神卫生复合性国际诊断交谈表（WMH-CIDI），采用的诊断标准是 DSM-Ⅳ。研究对象进行两个部分的访谈：第 1 部分和第 2 部分。第 1 部分包括了核心诊断单元，每个受访者都要收集这部分的信息；第 1 部分中有任何一种精神障碍的受访者以及其他没有精神障碍约 25% 的受访者进入到第 2 部分的问卷访谈中。第 2 部分评估危险因素，相互关系，卫生服务利用及额外的精神障碍（如成人注意缺陷多动障碍、童年期分离性焦虑等）。整个问卷非常长，在没有报告终生障碍者中，最少要 90 分钟才能完成。在那些有病史的患者中，平均完成时间大约为 2 小时 30 分钟。在那些病史非常复杂并且患多种精神障碍者中，完成一份问卷需要 5 ~ 6 小时。

精神障碍评估包括：心境障碍（抑郁症、心境恶劣、抑郁障碍未特定、双相Ⅰ型障碍、双相Ⅱ型障碍、其他双相障碍、物质所致心境障碍、躯体疾病所致心境障碍）、酒精使用障碍（酒精依赖、酒精滥用）、焦虑障碍（惊恐障碍、广场恐怖症【不伴惊恐】、特殊恐怖症、社交恐怖症、强迫障碍、创伤后应激障碍、广泛性焦虑障碍、焦虑障碍未特定、物质所致焦虑障碍、躯体疾病所致焦虑障碍）、冲动控制障碍（对立违抗性障碍、注意力缺陷多动障碍、品行障碍、间歇性暴发性障碍），药物使用障碍（药物依赖、药物滥用）、人格障碍。CMHS 调查的评定没有包括精神分裂症和其他精神病性障碍，因为以前的效度研究证明，非精神科专业人员使用如 WMH-CIDI 工具进行调查将导致过分夸

大精神分裂症和其他精神病性障碍的患病率。

如果 12 个月内存在下列情况的患者就评定为严重：12 个月以内存在明显的自杀企图并可危及生命；由于精神障碍或物质使用障碍而导致完全不能工作或严重受限；精神病性障碍筛查部分为阳性；双相 I 型或 II 型障碍；有严重角色受限的物质依赖；反复出现严重暴力的冲动控制障碍；其他任何精神障碍导致在一年中的 30 天以上角色功能丧失。没有被定义为重度的患者，如存在下述情况定义为中度：自杀信号、计划或观念；没有严重角色失调的物质依赖；由于精神障碍或物质使用障碍而导致工作中度受限；或者其他导致中度在席汉氏功能缺陷量表中有两种以上的角色功能中度受限。其他情况定义为轻度。

12 月的治疗情况的评估是询问受访者是否因为情绪、神经或精神状况、酒精或药物使用方面的问题看过任何一个专业医生，其中专业人员的定义为，精神科医生、社区医生或家庭医生、一般内科医生、心理学工作者、社会工作者、心理咨询师、任何其他心理卫生工作者（如心理治疗师或精神科护士）、护士、职业治疗师或其他医务工作者、宗教界人士、其他医疗人员（如中医）。这个名单是各个地域根据调查区域的地方情况自行酌情选择相应的类别。

由精神健康问题而寻求专业人员帮助的问题为"在过去的 12 个月里，您是否曾经由于您的情绪或精神健康问题看过，或通过打电话寻找过专业人员？"如果回答"是"，那么这位受访者就归类为"由于精神卫生问题寻求帮助者"。之后会问一些更加深入的问题，具体的程序是首先询问在一生中是否由于精神问题寻求过帮助，如果回答"是"，继续询问服务利用情况、第一次及最近一次寻求相关帮助时的年龄、对服务的满意程度、对服务对自身帮助的评价及终止寻求帮助的原因。对于是否寻求过帮助而并没有得到有效的帮助，问题是这样的："在过去的 12 个月中，是否曾经有一段时间您感到您需要精神卫生服务，但是您并没有获得帮助？"肯定回答者则继续询问"您需要的是什么类型的卫生服务？"然后，要求受访者选择不寻求帮助的原因。

对于从来没有寻求过精神卫生服务者，询问不寻求帮助的原因。这些原因包括了医疗保险不包括这类治疗，认为问题会过去、自己会好，担心花销，认为治疗不起作用，病耻感，不方便，自己可以解决这个问题，担心被强行关进医院，对提供的服务不满意，以前接受过治疗但治疗无效，问题的妨碍不大，其他困难（交通、照料小孩）。

多重疼痛是指包括了两种或者更多的关节炎、慢性背部或者颈部痛、慢性头痛或者其他慢性疼痛。

关于病耻感的问题是，询问在过去的 30 天，精神问题给受访者造成了多少次尴尬的经历；过去的 30 天里，由于精神问题经历了多少次不公正的治疗或者是歧视。以上两个问题，受试者只要回答有一些，就可以认为他有过病耻感。

寻求专业人员帮助的类型被分为互不关联的 5 类：从不寻求帮助，仅仅是家庭医生，精神病学家，非内科专业人员（心理学家、护士、社会工作者、咨询师等），寻求多类人员的帮助。

过去 12 个月的精神卫生服务利用种类包括：专业精神卫生服务（精神病学家或是心理学家），普通医疗系统（全科医生或家庭医生），其他专业人员（护士、社会工作者，宗教顾问），自助支持网络（互联网支持组或聊天室，自助团体或电话帮助热线）。

每个现场都用美国的健康咨询调查问卷询问关于慢性疼痛的相关问题。具体的程序是首先询问受访者是否有过 4 类慢性疼痛及 15 种慢性疾病的状况，如果回答是，继续询问受访者在过去的 12 个月是否有过慢性背部或颈部疼痛、关节炎、风湿、经常或严重头痛。进一步研究探寻特定的精神障碍和疼痛之间的关联。

4. 精神障碍患病率的特征

WMHS 公布的第一批 14 个国家的结果中，报告调查所涵盖的精神障碍患病率范围在 4.3%（中国上海）至 26.4%（美国），四分位数间距（inter-quartile range，IQR）范围为 9.1% ~ 16.9%（排除了最高的和最低的共 4 个调查）。在参与调查的国家中，焦虑障碍是最常见的精神障碍，只有一个国家例外（乌克兰心境障碍的患病率最高），患病率范围在 2.4% ~ 18.2%（IQR，5.8% ~ 8.8%）；心境障碍的患病率排在第二位，但是两个国家 / 城市例外（尼日利亚和中国北京市的物质使用障碍的患病率等于或高于心境障碍的患病率），患病率范围在 0.8% ~ 9.6%（IQR，3.6% ~ 6.8%）；冲动控制障碍（12 月患病率范围在 0 ~ 6.8%；IQR，0.7% ~ 1.7%）在参与调查的国家中的患病率是较低的。12 个月患病的患者的病情处于轻度的范围在 33.1%（哥伦比亚）至 80.9%（尼日利亚）之间（IQR，40.2% ~ 50.3%）。在调查前的 12 个月中，发达国家有 35.5% ~ 50.3% 的严重精神障碍病例没有得到治疗，而发展中国家有 76.3% ~ 85.4% 的严重精神障碍病例没有得到治疗。

精神障碍发病年龄的研究显示，在焦虑障碍中，恐怖障碍的发病年龄最小，中位数是 7 ~ 14 岁，其次是冲动控制障碍为 7 ~ 15 岁，心境障碍的发病年龄是 25 ~ 45 岁，物质使用障碍是 18 ~ 29 岁。尽管精神病性障碍的研究数据很少，但是目前已有的研究显示，精神病性障碍的发病中位年龄是青少年的晚期到 20 岁的早期这段时间。

人格障碍研究结果显示，人格障碍的患病率为 6.1%。其中，A 型人格障碍 3.6%，B 型人格障碍 1.5%，C 型人格障碍 2.7%。男性、受教育程度低更易患人格障碍，已婚、无业更易患 C 型人格障碍，A 型和 B 型人格障碍患者相对来说更年轻。人格障碍高度共病轴 I 型障碍。

多重疼痛与精神障碍疾病的研究显示，85 088 名社区居民中，多种疼痛和单一疼痛都与心境障碍和焦虑障碍有统计学关联，与酒精滥用和酒依赖未发现统计学关联。总体来说，心境障碍和焦虑障碍与疼痛呈直线相关，在无疼痛的人群中，相关系数最低，在多重疼痛中相关系数最高。调整了性别和年龄之后，心境障碍焦虑障碍与单一疼痛的 AOR 分别是 1.8（1.7 ~ 2.0）、1.9（1.8 ~ 2.1），与多重疼痛的 AOR 分别是 3.7（3.3 ~ 4.1）、3.6（3.3 ~ 4.0）。慢性疼痛的研究显示，所有的身体状况都与焦虑障碍或者抑郁障碍存在统计学关联，焦虑和抑郁共病比单纯的焦虑或者抑郁更容易导致严重的慢性身体疾病。

焦虑和抑郁伴或者不伴躯体共病的年龄模式研究显示，焦虑障碍和抑郁障碍随着年龄增加而减低，在精神障碍和年龄之间没有发现与慢性躯体疾病或者慢性疼痛共病的差异，大部分老年人有慢性的躯体疾病或者疼痛，且不共病精神障碍。另外，精神障碍患者大部分共病慢性躯体疾病或者疼痛，尤其是老年人群更显著。18 ~ 34 岁年龄组（14 818 人）中，焦虑或者抑郁的 12 月患病率为 10.7%，精神障碍合并躯体疾病或者疼痛的共病率为 56.9%；35 ~ 49 岁年龄组（13 236 人）中，焦虑或者抑郁的 12 月患病率为 11.4%，精神障碍合并躯体疾病或者疼痛的共病率为 68.6%；50 ~ 64 岁年龄组（9006 人）中，焦虑或者抑郁的 12 月患病率为 10.4%，精神障碍合并躯体疾病或者疼痛的共病率为 78.9%；65 ~ 79 岁年龄组（4631 人）中，焦虑或者抑郁的 12 月患病率为 6.8%，精神障碍合并躯体疾病或者疼痛的共病率为 89.2%；80 岁及以上年龄组（959 人）中，焦虑或者抑郁的 12 月患病率为 4.5%，精神障碍合并躯体疾病或者疼痛的共病率为 95.3%，见表 1-2。

表 1-2　焦虑和抑郁伴或者不伴躯体共病的年龄模式研究结果

年龄组（岁）	焦虑或者抑郁的 12 月患病率（%）	精神障碍合并躯体疾病或者疼痛的共病率（%）
18 ～ 34	10.7	56.9
35 ～ 49	11.4	68.6
50 ～ 64	10.4	78.9
65 ～ 79	6.8	89.2
≥ 80	4.5	95.3

精神障碍伴有慢性的躯体症状患者病耻感的研究显示，80 737 人中，13.5% 的人有病耻感，22.1% 在发展中国家，11.7% 在发达国家，经历了焦虑和（或者）抑郁障碍，与有病耻感有着较强的统计学关联，焦虑和抑郁共病的统计学关联更显著（OR=3.4）。

精神障碍疾病严重程度与功能缺损的研究中，除了比利时和尼日利亚，其他 12 个国家精神障碍疾病的严重度与社会功能损害的关联具有统计学意义（$P < 0.05$），重度精神障碍患者报告在过去的 12 个月至少有 30 天因为精神障碍疾病而不能开展日常的活动，中位时间是 32.1 ～ 81.4 天，在中度精神障碍患者是 9.2 ～ 18.8 天，轻度精神障碍患者最少，为 0.1 ～ 3.6 天。

精神障碍疾病严重程度和治疗的研究显示，在过去的 12 个月，因心境障碍或物质使用障碍而得到卫生保健治疗的比例变化很大，尼日利亚最低是 0.8%，美国最高为 15.3%，在发达国家，可以得到治疗的比例高于发展中国家；重度精神障碍患者比轻中度得到更多的治疗，发达国家重度精神障碍患者治疗比例是 49.7% ～ 64.5%，发展中国家是 14.6% ～ 23.7%，发达国家中度精神障碍患者治疗比例是 16.7% ～ 50.0%，发展中国家是 9.7% ～ 18.6%，发达国家轻度精神障碍患者治疗比例是 11.2% ～ 35.2%，发展中国家是 0.5% ～ 10.2%。

精神障碍患者在高收入和中低收入国家总的受教育程度都是很低的。WMHS 中的 14 个国家的 41 688 人的调查结果显示，在高收入国家，物质滥用患者在各受教育阶段都没有完成应受到的教育，焦虑障碍、心境障碍和冲动控制障碍患者与中等教育的过早结束有显著的统计学关联（OR 分别为 1.3、1.4、1.5），在高收入和低收入国家，冲动控制障碍和物质滥用与中等教育程度过早结束有统计学关联（OR 分别为 1.3、1.5）。

起病年龄和首次治疗的年龄研究显示，焦虑障碍患者从首次焦虑障碍发作就得到了治疗的比例是 0.8% ～ 36.4%，心境障碍是 6.0% ～ 52.1%，物质使用障碍是 0.9% ～ 18.6%。从首次发病到首次治疗延误的时间中位数，焦虑障碍患者是 3.0 ～ 30.0 年，心境障碍患者是 1.0 ～ 14.0 年，物质使用障碍患者是 6.0 ～ 18.0 年。发展中国家、高年龄、男性和发病年龄早的人群更不容易得到治疗。

5. 各国精神障碍患病率的特征

（1）美洲

① 哥伦比亚：2003 年开始调查，受访者年龄在 18 ～ 65 岁，进行两个部分的访谈，第 1 部分样本量为 4544 人，第 2 部分样本量为 2442 人。受访者应答率是 87.7%。精神障碍的 12 月患病率为 17.8%（16.1% ～ 19.5%）。其中，焦虑障碍为 10.0%（8.4% ～ 11.7%），心境障碍为 6.8%（6.0% ～ 7.7%），冲动控制障碍为 3.9%（3.2% ～ 4.7%），物质使用障碍为 2.8%（2.0% ～ 3.7%）。精神障碍中以焦虑障碍最常见，其次为心境障碍、冲动控制障碍，最后为物质使用障碍。各种障碍中，5.2% 的为重度，6.6% 为中度，5.9% 为轻度。

精神障碍疾病严重程度与功能缺损的研究显示，在过去的 12 个月至少有 30 天因为精神障碍疾病而不能开展日常活动的时间，重度精神障碍患者是 28.0（13.8 ～ 42.3）天，中度精神障碍患者是 6.0（2.9 ～ 9.1）天，轻度精神障碍患者最少，为 0.2（0.1 ～ 0.3）天。

精神障碍疾病严重程度和治疗的研究显示，在过去的 12 个月，因心境障碍或物质使用障碍而得到卫生保健治疗的比例，重度精神障碍患者是 23.7%，中度精神障碍患者是 11.5%，轻度精神障碍患者是 8.42%。

多重疼痛与精神障碍疾病的研究显示，2381 名研究对象中，21.3% 的人有一种慢性疼痛，6.0% 的人有两种及以上的慢性疼痛。心境障碍的患者中，抑郁症患者同时伴有两种及以上慢性疼痛的占 19.6%，伴有一种慢性疼痛占 8.6%，4.3% 的人没有慢性疼痛；心境恶劣患者同时伴有两种及以上慢性疼痛的占 3.7%，伴有一种慢性疼痛占 1.2%，0.8% 的人没有慢性疼痛；焦虑障碍的患者中，广泛性焦虑障碍（generalized anxiety disorder，GAD）患者同时伴有两种及以上慢性疼痛的占 1.3%，伴有一种慢性疼痛的占 1.6%，0.8% 的人没有慢性疼痛；广场恐怖或惊恐障碍同时伴有两种及以上慢性疼痛的占 5.3%，伴有一种慢性疼痛的占 3.0%，1.9% 的人没有慢性疼痛；社交恐怖同时伴有两种及以上慢性疼痛的占 5.3%，伴有一种慢性疼痛的占 4.6%，2.3% 的人没有慢性疼痛；创伤后应激障碍（posttraumatic stress disorder，PTSD）同时伴有两种及以上慢性疼痛的占 1.1%，伴有一种慢性疼痛的占 1.0%，0.4% 的人没有慢性疼痛；酒依赖或酒精滥用患者同时伴有两种及以上慢性疼痛的占 1.9%，伴有一种慢性疼痛的占 2.8%，2.6% 的患者没有慢性疼痛，见表 1-3。85 088 名社区居民中，多种疼痛和单一疼痛都与心境障碍和焦虑障碍有统计学关联，与酒依赖或酒精滥用没有显著的统计学关联。总体来说，心境障碍和焦虑障碍与疼痛呈直线相关，在无疼痛的人群中，相关系数最低，在多重疼痛中相关系数最高。调整了性别和年龄之后，心境障碍和焦虑障碍与单一疼痛的 AOR 分别是 1.8（1.7 ～ 2.0）、1.9（1.8 ～ 2.1），与多重疼痛的 AOR 分别是 3.7（3.3 ～ 4.1）、3.6（3.3 ～ 4.0）。慢性疼痛的研究显示，所有的身体状况都与焦虑或者抑郁障碍有显著的统计学关联，焦虑和抑郁共病比单纯的焦虑或者抑郁更容易导致严重的慢性身体疾病。

心境障碍和焦虑障碍的病耻感研究结果显示，4426 人中，应答率为 87.7%，5.0%（173）由于健康相关问题，日常活动明显受到限制。其中，33.6% 感到尴尬，23.8% 感觉到受歧视，17.8% 有病耻感。

② 墨西哥：调查时间是 2001—2002 年，受访者年龄为 18 ～ 65 岁，进行两个部分的访谈，第 1 部分样本量为 5782 人，第 2 部分为 2362 人。受访者应答率是 76.6%。精神障碍的 12 月患病率为 12.2%（10.5% ～ 13.8%），其中，焦虑障碍为 6.8%（5.6% ～ 7.9%），心境障碍为 4.8%（4.0% ～ 5.6%），冲动控制障碍为 1.3%（0.9% ～ 1.8%），物质使用障碍为 2.5%（1.8% ～ 3.3%）。精神障碍中以焦虑障碍最常见，其次为心境障碍、物质使用障碍，最后为冲动控制障碍。各种障碍中，3.7% 的为重度，3.6% 为中度，4.9% 为轻度。

精神障碍疾病严重程度与功能缺损的研究显示，在过去的 12 个月至少有 30 天因为精神障碍疾病而不能开展日常活动的时间，重度精神障碍患者是 26.6（17.0 ～ 36.1）天，中度精神障碍患者是 7.4（3.9 ～ 10.8）天，轻度精神障碍患者最少，为 1.8（0.0 ～ 4.5）天。

精神障碍疾病严重程度和治疗的研究显示，在过去的 12 个月，因心境障碍或物质使用障碍而得到卫生保健治疗的比例，重度精神障碍患者是 20.2%，中度精神障碍患者是 18.6%，轻度精神障碍患者是 10.2%。

多重疼痛与精神障碍疾病的研究显示，2362 名研究对象中，17.9% 的人有一种慢性疼痛，6.2% 的人有两种及以上的慢性疼痛。心境障碍的患者中，抑郁症患者同时伴有两种及以上慢性疼痛的占 12.7%，伴有一种慢性疼痛的占 8.5%，2.4% 的人没有慢性疼痛；心境恶劣患者同时伴有两种及以上慢性疼痛的占 2.7%，伴有一种慢性疼痛的占 1.5%，0.6% 的人没有慢性疼痛；焦虑障碍的患者中，广泛性焦虑障碍患者同时伴有两种及以上慢性疼痛的占 1.6%，伴有一种慢性疼痛的占 1.2%，0.3% 的人没有慢性疼痛；广场恐怖或惊恐障碍同时伴有两种及以上慢性疼痛的占 6.3%，伴有一种慢性疼痛的占 1.6%，0.9% 的人没有慢性疼痛；社交恐怖同时伴有两种及以上慢性疼痛的占 7.8%，伴有一种慢性疼痛占 3.5%，1.3% 的人没有慢性疼痛；PTSD 同时伴有两种及以上慢性疼痛的占 1.2%，伴有一种慢性疼痛的占 1.4%，0.3% 的人没有慢性疼痛，酒依赖或酒精滥用患者同时伴有两种及以上慢性疼痛的占 4.6%，伴有一种慢性疼痛的占 1.3%，2.2% 的患者没有慢性疼痛，见表 1-3。

心境障碍和焦虑障碍的病耻感研究结果显示，5782 人中，应答率为 76.6%，4.6% 由于健康相关问题，日常活动明显受到限制。其中，45.1% 感到尴尬，25.6% 感觉到受歧视，21.0% 有病耻感。终生患病率研究结果显示，26.1% 的受访者经历过至少一种精神疾病。

12 ~ 17 岁青少年精神障碍的调查结果显示，3005 人中，应答率为 71%，每 11 个青年中就有 1 人曾经历重度精神障碍，1/5 是中度精神障碍，1/10 是轻度障碍。大部分没有得到治疗。焦虑障碍是最普遍的精神障碍（29.8%），也是较轻的一种，其次是冲动控制障碍（15.3%）、心境障碍（7.2%）和物质使用障碍（3.3%）。心境障碍是最严重的。单病种中，特殊恐怖、社交恐怖占了 37%。低于 14% 的青少年精神障碍问题得到了治疗，严重的精神障碍更容易得到治疗，一部分非精神障碍的受访者得到了治疗。90.9% 的青少年精神障碍没有得到治疗，9.1% 得到了治疗，6.3% 是由卫生保健部门的专业的卫生保健机构提供，2.5% 源自学校的卫生保健系统，1.7% 源自非卫生保健机构。人口学因素中，与精神疾病显著关联的是性别、辍学和在成长阶段不同寻常的负担，如有孩子、结婚或者就业。女性更容易发生心境障碍和焦虑，女性和年龄小的人群物质使用障碍发生率低，不与父母居住的年轻人更容易发生冲动控制障碍，辍学的青少年更容易发生心境障碍、物质使用障碍和冲动控制障碍，父母受教育程度低的孩子更容易发生冲动控制障碍，青少年期负担重的更容易发生精神障碍。人口学因素与 12 个月治疗状况的分析结果表明，父母受教育程度低（小学或以下）的青少年，精神障碍更不容易得到治疗，其他未见到与治疗有统计学显著性的人口学因素。在墨西哥，13.5% 的精神障碍患者受到了歧视。曾患过抑郁或者焦虑障碍的受访者遭遇到歧视的可能性是没有精神障碍的受访者的 2 倍，共病焦虑和抑郁的患者受到歧视强（OR=3.4），患有慢性躯体疾病受到歧视较少。

③ 美国：精神障碍 12 月患病率是 26.3%。其中，焦虑障碍为 18.2%，心境障碍为 9.6%，冲动控制障碍为 6.8%，物质使用障碍为 3.8%。精神障碍中以焦虑障碍最常见，其次为心境障碍，冲动控制障碍排第三，最后为物质使用障碍。各种障碍中，7.7% 的为重度，9.4% 为中度，9.2% 为轻度。精神障碍疾病严重程度与功能缺损的研究显示，在过去的 12 个月至少有 30 天因为精神障碍疾病而不能开展日常活动的时间，重度精神障碍患者是 66.9（56.0 ~ 77.8）天，在中度精神障碍患者是 10.6（7.7 ~ 13.5）天，轻度精神障碍患者最少，为 0.7（0.1 ~ 1.3）天。

精神障碍疾病严重程度和治疗的研究显示，在过去的 12 个月，因心境障碍或物质使用障碍而得到卫生保健治疗的比例，重度精神障碍患者是 52.3%，中度精神障碍患者是 34.1%，轻度精神障碍患者是 22.5%。调查结果显示 12 月患病率在美国很高（DSM-Ⅳ诊断系统），其中的 1/3 都是轻度，中、重度患者也相当多（占人群的 14.0%）。尽管焦虑障碍到目前为止都是最常见的精神障碍，但是重度患者所占比例仍然低于其他类别的障碍。抑郁患病率位居第二，而重度患者所占比例最高。在第一次流调中没有涵盖的冲动控制障碍，占患者的 1/3 以上，重度患者超过了焦虑障碍及物质使用障碍。在 12 个月中，有 40% 的患者有共病情况。严重程度与共病情况有很强的关联。

5692 名研究对象中，27.8% 的人有一种慢性疼痛，16.1% 的人有两种及以上的慢性疼痛。心境障碍的患者中，抑郁症患者同时伴有两种及以上慢性疼痛的占 17.6%，伴有一种慢性疼痛的占 8.5%，5.5% 的人没有慢性疼痛；心境恶劣患者同时伴有两种及以上慢性疼痛的占 6.9%，伴有一种慢性疼痛的占 2.1%，1.1% 的人没有慢性疼痛；焦虑障碍的患者中，广泛性焦虑障碍患者同时伴有两种及以上慢性疼痛的占 9.9%，伴有一种慢性疼痛的占 4.4%，2.2% 的人没有慢性疼痛；广场恐怖或惊恐障碍同时伴有两种及以上慢性疼痛的占 8.0%，伴有一种慢性疼痛的占 3.6%，2.4% 的人没有慢性疼痛；社交恐怖同时伴有两种及以上慢性疼痛的占 11.7%，伴有一种慢性疼痛的占 7.4%，5.8% 的人没有慢性疼痛；PTSD 同时伴有两种及以上慢性疼痛的占 9.1%，伴有一种慢性疼痛的占 3.8%，1.9% 的人没有慢性疼痛；酒依赖或酒精滥用患者同时伴有两种及以上慢性疼痛的占 3.9%，伴有一种慢性疼痛的占 1.8%，3.5% 的患者没有慢性疼痛，见表 1-3。

心境障碍和焦虑障碍的病耻感研究结果显示，9282 人中，应答率为 70.9%，16.2%

由于健康相关问题，日常活动明显受到限制。其中，31.1% 感到尴尬，13.8% 感觉到受歧视，8.5% 有病耻感。冲动控制障碍（IED）的研究表明，终生及 12 月患病率分别为 7.3% 及 3.9%，平均一生中发生过 43 次冲动行为而导致 1359 美元的损失，平均起病年龄为 14 岁。IED 与心境障碍、焦虑障碍及物质使用障碍存在很强的共病关系，尽管大部分患者（60.3%）得到过针对情绪及物质使用问题的专业治疗，只有 28.8% 的人得到过针对他们的易激惹的治疗，而其中符合 12 月诊断的患者，仅有 11.7% 在过去的一年中接受针对易激惹的治疗。IED 目前得到越来越多的重视，其具有早发病、与其他精神障碍有很强的共病关系、极低就诊率的特点，所以应该对其早发现、早诊断并早治疗。

睡眠障碍是比较常见并且研究较少的问题，Kessler 等对 NCS-R 中的睡眠障碍问题进行了系统的分析。睡眠障碍包括 4 个主要问题：入睡困难，维持睡眠困难，早醒及醒后仍然感觉疲倦。使用世界卫生组织残疾评定量表（World Health Organization Disability Assessment Schedule 2.0，WHODAS-2.0）来评估功能缺陷。上述任意一种睡眠障碍问题的检出率为 16.4% ~ 25.0%，36.3% 的人报告至少发生过上述一种睡眠问题。在 12 个月中，平均有 24.4 周发生睡眠问题。4 种睡眠问题与所有的精神障碍（心境障碍、焦虑障碍、冲动控制障碍及物质使用障碍）都有较强的共病关系，并且与功能缺陷有较强的关系。控制了所患精神障碍后，单纯的睡眠障碍仍然对社会功能有明显的影响，其中醒后仍然感觉疲倦这一问题与功能缺陷的关系最强。

进食障碍尽管不太常见，但是仍然引起公共卫生部门的关注。NCS-R 中对进食障碍的研究表明，DSM-Ⅳ中神经性厌食、神经性贪食、阵发性暴食障碍的终生患病率，在女性中分别为 0.9%、1.5% 及 3.5%，在男性中分别为 0.3%、0.5% 及 2.0%。因为常常与其他精神症状相伴随，并引起相应的社会功能缺陷，通常容易被忽略[28]。

尽管对成人注意缺陷多动障碍（attention deficit and hyperactivity disorder，ADHD）的关注越来越多，但就其患病率及影响因素的研究很少。NCS-R 的研究中，成人 ADHD 的患病率为 4.4%，影响因素包括：男性、之前结过婚，无业及非西班牙籍白种人。ADHD 与其他精神障碍存在共病情况，并与社会功能缺陷有关。大部分患者仅对其他共病的精神障碍进行了治疗而没有针对 ADHD 进行治疗。进一步的研究将集中在是否有效治疗可以减少 ADHD 的发生、发展及减轻与 ADHD 共病的其他精神障碍的严重程度。重度抑郁发作（major depressive episode，MDE）与广泛性焦虑障碍（generalized anxiety disorder，GAD）的共病随访研究显示，MDE 预期合并 GAD 的发作，但是不持久。

非情感性精神障碍的终生患病率为5.0%，12月患病率为3.0%，其中58%的12月患病者及63.7%的终生患病者寻求精神卫生服务，大部分是到专科医院就诊。在NCS-R中NAP筛查的问题的假阳性率大大下降了，但是其中的阳性开放式问题仍旧需要追求更准确的预测。

在过去的12个月中，有41.1%的患者得到了治疗，其中12.3%由精神科医生治疗，16%得到非精神科专家的精神卫生专业人员治疗，22.8%由一般内科医生治疗，8.1%得到宗教服务，6.8%得到其他医疗服务。大约50%的美国人在一生中至少符合一项精神障碍的诊断，其初发通常在儿童时期及青春期，而首发年龄与首次就诊年龄有一定差距，因此相关的宣传教育措施在儿童期及青春期是有必要的。对到普通医疗机构、精神专科医疗机构及普通医疗机构加精神专科医疗机构就诊的受访者进行分析，结果表明15.3%的受访者由于精神障碍而到专门机构中寻求帮助，其中6.5%只到一般的医院就诊，6.0%的只到精神科专科医院就诊，2.8%的两种机构都去过。单纯到普通医院就诊的人当中，老年、已婚、女性较多。而受教育程度较高、非洲美国人相对更多地到精神科专科医院就诊。与只到其中之一就诊者相比，两种机构均就诊者其患病程度更严重。而到普通医疗机构就诊及普通加专科医疗机构就诊者其躯体疾病更多。结果表明寻求卫生服务与否及其有效性与患者本身的特征有一定关系。

表1-3 美洲部分国家精神障碍与多重疼痛共病的比例

国家	分类	同时伴有两种及以上慢性疼痛（%）	伴有一种慢性疼痛（%）	没有慢性疼痛（%）
哥伦比亚				
	心境障碍（抑郁症）	19.6	8.6	4.3
	心境恶劣	3.7	1.2	0.8
	焦虑障碍（广泛性焦虑障碍）	1.3	1.6	0.8
	广场恐怖或惊恐障碍	5.3	3.0	1.9
	社交恐怖	5.3	4.6	2.3
	PTSD	1.1	1.0	0.4
	酒依赖或酒精滥用	1.9	2.8	2.6

续表

国家	分类	同时伴有两种及以上慢性疼痛（%）	伴有一种慢性疼痛（%）	没有慢性疼痛（%）
墨西哥				
	心境障碍（抑郁症）	12.7	8.5	2.4
	心境恶劣	2.7	1.5	0.6
	焦虑障碍（广泛性焦虑障碍）	1.6	1.2	0.3
	广场恐怖或惊恐障碍	6.3	1.6	0.9
	社交恐怖	7.8	3.5	1.3
	PTSD	1.2	1.4	0.3
	酒依赖或酒精滥用	4.6	1.3	2.2
美国				
	心境障碍（抑郁症）	17.6	8.5	5.5
	心境恶劣	6.9	2.1	1.1
	焦虑障碍（广泛性焦虑障碍）	9.9	4.4	2.2
	广场恐怖或惊恐障碍	8.0	3.6	2.4
	社交恐怖	11.7	7.4	5.8
	PTSD	9.1	3.8	1.9
	酒依赖或酒精滥用	3.9	1.8	3.5

（2）欧洲

欧洲精神障碍流行病学研究（European Study of the Epidemiology of Mental Disorders，ESEMeD）是在 2001—2003 年所进行的一项横断面调查，调查了欧洲 6 个国家（比利时、法国、德国、意大利、荷兰及西班牙）精神障碍的患病率、相关因素，同时也包括生活质量、卫生服务利用调查。

① 比利时：调查时间是 2001—2002 年，受访者年龄为 18 岁以上，进行两个部分的访谈，第 1 部分样本量为 2419 人，第 2 部分样本量为 1043 人。受访者应答率是 50.6%，精神障碍 12 月患病率是 12.0%（9.6% ～ 14.3%）。其中，焦虑障碍为 6.9%（4.5% ～ 9.4%），心境障碍为 6.2%（4.8% ～ 7.6%），冲动控制障碍为 1.0%（0.3% ～ 1.8%），物质使用障碍为 1.2%（0.6% ～ 1.9%）。精神障碍中以焦虑障碍最常见，其次为心境障碍，物质使用障碍排第三，最后为冲动控制障碍。各种障碍中，2.4% 为重度，3.3% 为中度，6.4% 为轻度。精神障碍疾病严重程度与功能缺损的研究显示，在过去的 12 个月

至少有 30 天因为精神障碍疾病而不能开展日常活动的时间，重度精神障碍患者是 32.9（7.8 ～ 58.0）天，中度精神障碍患者是 26.4（5.3 ～ 47.5）天，轻度精神障碍患者最少，为 2.8（0.0 ～ 8.1）天。

精神障碍疾病严重程度和治疗的研究显示，在过去的 12 个月，因心境障碍或物质使用障碍而得到卫生保健治疗的比例，重度精神障碍患者是 53.9%，中度精神障碍患者是 50.0%，轻度精神障碍患者是 28.2%。

心境障碍和焦虑障碍的病耻感研究结果显示，2419 人中，应答率是 50.6%，13.7% 由于健康相关问题，日常活动明显受到限制。其中，37.7% 感到尴尬，14.8% 感觉到受歧视，12.5% 有病耻感。

受访者焦虑障碍终生患病率是 37.1%。其中，22.8% 是心境障碍，15.7% 是焦虑障碍，10.8% 是酒精使用障碍。心境障碍发病年龄中位数是 38 岁，焦虑障碍是 14 岁，酒精使用障碍是 23 岁，研究显示，18 到 34 岁年龄组比其他各年龄段更容易发生心境障碍和酒精使用障碍。

1043 名研究对象中，25.8% 的人有一种慢性疼痛，14.6% 的人有两种及以上的慢性疼痛。心境障碍的患者中，抑郁症患者同时伴有两种及以上慢性疼痛的占 9.2%，伴有一种慢性疼痛的占 7.1%，4.1% 的人没有慢性疼痛；心境恶劣患者同时伴有两种及以上慢性疼痛的占 2.8%，伴有一种慢性疼痛的占 1.8%，0.7% 的人没有慢性疼痛；焦虑障碍的患者中，广泛性焦虑障碍患者同时伴有两种及以上慢性疼痛的占 2.8%，伴有一种慢性疼痛的占 1.5%，0.4% 的人没有慢性疼痛；广场恐怖或惊恐障碍同时伴有两种及以上慢性疼痛的占 1.6%，伴有一种慢性疼痛的占 1.4%，1.6% 的人没有慢性疼痛；社交恐怖同时伴有两种及以上慢性疼痛的占 3.6%，伴有一种慢性疼痛的占 0.5%，1.0% 的人没有慢性疼痛；PTSD 同时伴有两种及以上慢性疼痛的占 2.1%，伴有一种慢性疼痛的占 0.5%，0.4% 的人没有慢性疼痛；酒依赖或酒精滥用患者同时伴有两种及以上慢性疼痛的占 1.5%，伴有一种慢性疼痛的占 2.3%，0.8% 的患者没有慢性疼痛，见表 1-4。慢性的躯体障碍与慢性疼痛和精神障碍显著相关，当精神障碍和慢性疼痛共病时，躯体障碍迁延时间更长。有躯体障碍的受访者与没有躯体障碍的受访者相比，每月要丧失 2.5 天或者更多的工作时间，共病慢性疼痛或者精神障碍的患者丧失 1/3 的工作时间。

②法国：调查时间为 2001—2002 年，受访者年龄为 18 岁以上，进行两个部分的访谈，第 1 部分完成有效样本 2894 人，第 2 部分为 1436 人。受访者应答率是 45.9%，精

神障碍 12 月患病率是 18.4%（15.3 ~ 21.5%）。其中，焦虑障碍为 12.0%（9.8% ~ 14.2%），心境障碍为 8.5%（6.4% ~ 10.6%），冲动控制障碍为 1.4%（0.7% ~ 2.0%），物质使用障碍为 0.7%（0.3% ~ 1.2%）。精神障碍中以焦虑障碍最常见，其次为心境障碍，冲动控制障碍排第三，最后为物质使用障碍。各种障碍中，2.7% 的为重度，6.1% 为中度，9.7% 为轻度。精神障碍疾病严重程度与功能缺损的研究显示，在过去的 12 个月至少有 30 天因为精神障碍疾病而不能开展日常活动的时间，重度精神障碍患者是 94.7（46.5 ~ 142.9）天，中度精神障碍患者是 9.2（4.6 ~ 13.7）天，轻度精神障碍患者最少，为 1.0（0.0 ~ 3.0）天。

精神障碍疾病严重程度和治疗的研究显示，在过去的 12 个月，因心境障碍或物质使用障碍而得到卫生保健治疗的比例，重度精神障碍患者是 63.3%，中度精神障碍患者是 35.7%，轻度精神障碍患者是 22.3%。7.8% 的非精神障碍患者得到了治疗。

1436 名研究对象中，伴有一种慢性疼痛的精神障碍患病率是 35.0%，伴有两种及以上的慢性疼痛的精神障碍患病率是 14.6%。心境障碍的患者中，抑郁症患者同时伴有两种及以上慢性疼痛的占 11.1%，伴有一种慢性疼痛的占 6.2%，4.5% 的人没有慢性疼痛；心境恶劣患者同时伴有两种及以上慢性疼痛的占 3.4%，伴有一种慢性疼痛的占 1.8%，1.0% 的人没有慢性疼痛；焦虑障碍的患者中，广泛性焦虑障碍患者同时伴有两种及以上慢性疼痛的占 4.5%，伴有一种慢性疼痛的占 2.3%，1.2% 的人没有慢性疼痛；广场恐怖或惊恐障碍同时伴有两种及以上慢性疼痛的占 1.7%，伴有一种慢性疼痛的占 2.1%，1.4% 的人没有慢性疼痛；社交恐怖同时伴有两种及以上慢性疼痛的占 1.4%，伴有一种慢性疼痛的占 3.2%，2.8% 的人没有慢性疼痛；PTSD 同时伴有两种及以上慢性疼痛的占 4.6%，伴有一种慢性疼痛的占 2.8%，1.3% 的人没有慢性疼痛；酒依赖或酒精滥用患者同时伴有两种及以上慢性疼痛的占 0.5%，伴有一种慢性疼痛的占 0.8%，0.8% 的患者没有慢性疼痛，见表 1-4。

心境障碍和焦虑障碍的病耻感研究结果显示，2894 人中，应答率是 45.9%，13.1%（244）由于健康相关问题，日常活动明显受到限制。其中，76.7% 感到尴尬，13.0% 感觉到受歧视，12.8% 有病耻感。

③ 德国：调查时间为 2002—2003 年，受访者在 18 岁以上，进行两个部分的访谈，第 1 部分完成有效样本为 3555 人，第 2 部分有效样本为 1223 人。受访者应答率是 57.8%，精神障碍 12 月患病率是 9.1%。其中，焦虑障碍为 6.2%，心境障碍为 3.6%，

冲动控制障碍为 0.3%，物质使用障碍为 1.1%。精神障碍中以焦虑障碍最常见，其次为心境障碍，物质使用障碍排第三，最后为冲动控制障碍。各种障碍中，1.2% 为重度，3.3% 为中度，4.5% 为轻度。精神障碍疾病严重程度与功能缺损的研究显示，在过去的 12 个月至少有 30 天因为精神障碍疾病而不能开展日常活动的时间，重度精神障碍患者是 84.6（35.7 ~ 133.5）天，中度精神障碍患者是 13.4（4.3 ~ 22.4）天，轻度精神障碍患者最少，为 0.3（0.0 ~ 0.7）天。

精神障碍疾病严重程度和治疗的研究显示，在过去的 12 个月，因心境障碍或物质使用障碍而得到卫生保健治疗的比例，重度精神障碍患者是 49.7%，中度精神障碍患者是 30.5%，轻度精神障碍患者是 27.9%。5.4% 的非精神障碍患者得到了治疗。

1323 名研究对象中，22.1% 的人有一种慢性疼痛，10.4% 的人有两种及以上的慢性疼痛。心境障碍的患者中，抑郁症患者同时伴有两种及以上慢性疼痛的占 5.7%，伴有一种慢性疼痛的占 4.2%，2.3% 的人没有慢性疼痛；心境恶劣患者同时伴有两种及以上慢性疼痛的占 3.0%，伴有一种慢性疼痛的占 1.5%，0.4% 的人没有慢性疼痛；焦虑障碍的患者中，广泛性焦虑障碍患者同时伴有两种及以上慢性疼痛的占 1.2%，伴有一种慢性疼痛的占 0.8%，0.3% 的人没有慢性疼痛；广场恐怖或惊恐障碍同时伴有两种及以上慢性疼痛的占 1.8%，伴有一种慢性疼痛的占 1.5%，0.8% 的人没有慢性疼痛；社交恐怖同时伴有两种及以上慢性疼痛的占 1.1%，伴有一种慢性疼痛的占 4.2%，1.1% 的人没有慢性疼痛；PTSD 同时伴有两种及以上慢性疼痛的占 1.7%，伴有一种慢性疼痛的占 0.4%，0.6% 的人没有慢性疼痛；酒依赖或酒精滥用患者同时伴有两种及以上慢性疼痛的占 0.2%，伴有一种慢性疼痛的占 1.7%，1.3% 的患者没有慢性疼痛，见表 1-4。

心境障碍和焦虑障碍的病耻感研究结果显示，3555 人中，应答率为 57.8%，13.5% 的人由于健康相关问题，日常活动明显受到限制。其中，19.6% 感到尴尬，6.2% 感觉到受歧视，3.2% 有病耻感。

④ 意大利：调查时间为 2001—2002 年，受访者为 18 岁以上人群，进行两个部分的访谈，第 1 部分有效样本为 4712 人，第 2 部分为 1779 人。精神障碍 12 月患病率是 8.2%（15.3% ~ 21.5%），其中，焦虑障碍为 5.8%（9.8% ~ 14.2%），心境障碍为 3.8%（6.4% ~ 10.6%），冲动控制障碍为 0.3%（0.7% ~ 2.0%），物质使用障碍为 0.1%（0.3% ~ 1.2%）。精神障碍中以焦虑障碍最常见，其次为心境障碍，冲动控制障碍排第三，最后为物质使用障碍。各种障碍中，1.0% 为重度，2.9% 为中度，4.3% 为轻度。

精神障碍疾病严重程度与功能缺损的研究显示，在过去的 12 个月至少有 30 天因为精神障碍疾病而不能开展日常活动的时间，重度精神障碍患者是 206.4（114.9 ~ 297.9）天，中度精神障碍患者是 33.7(13.0 ~ 54.4)天，轻度精神障碍患者最少，为 3.6(1.8 ~ 5.5)天。精神障碍疾病严重程度和治疗的研究显示，在过去的 12 个月，因心境障碍或物质使用障碍而得到卫生保健治疗的比例，重度精神障碍患者没有统计，中度精神障碍患者是 30.5%，轻度精神障碍患者是 18.9%。2.4% 的非精神障碍患者得到了治疗。

1779 名研究对象中，25.3% 的人有一种慢性疼痛，20.2% 的人有两种及以上的慢性疼痛。心境障碍的患者中，抑郁症患者同时伴有两种及以上慢性疼痛的占 6.6%，伴有一种慢性疼痛的占 2.8%，2.0% 的人没有慢性疼痛；心境恶劣患者同时伴有两种及以上慢性疼痛的占 2.3%，伴有一种慢性疼痛的占 1.1%，0.6% 的人没有慢性疼痛；焦虑障碍的患者中，广泛性焦虑障碍患者同时伴有两种及以上慢性疼痛的占 1.0%，伴有一种慢性疼痛的占 0.3%，0.4% 的人没有慢性疼痛；广场恐怖或惊恐障碍同时伴有两种及以上慢性疼痛的占 2.1%，伴有一种慢性疼痛的占 1.4%，0.5% 的人没有慢性疼痛；社交恐怖同时伴有两种及以上慢性疼痛的占 2.1%，伴有一种慢性疼痛的占 1.3%，0.8% 的人没有慢性疼痛；PTSD 同时伴有两种及以上慢性疼痛的占 1.0%，伴有一种慢性疼痛的占 1.2%，0.4% 的人没有慢性疼痛；酒依赖或酒精滥用患者同时伴有两种及以上慢性疼痛的占 0.0%，伴有一种慢性疼痛的占 0.1%，0.1% 的患者没有慢性疼痛，见表 1-4。

心境障碍和焦虑障碍的病耻感研究结果显示，4712 人中，应答率为 71.3%，10.0%（215）由于健康相关问题，日常活动明显受到限制。其中，37.8% 感到尴尬，13.5% 感觉到受歧视，13.1% 有病耻感。

⑤荷兰：调查时间为 2002—2003 年，受访者为 18 岁以上，进行两个部分的访谈，第 1 部分有效样本为 2372 人，第 2 部分为 1094 人。受访者应答率是 56.4%，精神障碍 12 月患病率是 14.9%。其中，焦虑障碍为 8.8%，心境障碍为 6.9%，冲动控制障碍为 1.3%，物质使用障碍为 3.0%。精神障碍中以焦虑障碍最常见，其次为心境障碍，物质使用障碍排第三，最后为冲动控制障碍。各种障碍中，2.3% 为重度，3.7% 为中度，8.8% 为轻度。精神障碍疾病严重程度与功能缺损的研究显示，在过去的 12 个月至少有 30 天因为精神障碍疾病而不能开展日常活动的时间，重度精神障碍患者是 123.2(73.7 ~ 172.7)天，中度精神障碍患者是 13.4（0.0 ~ 27.5）天，轻度精神障碍患者最少，为 1.3（0.0 ~ 3.2）

天。精神障碍疾病严重程度和治疗的研究显示，在过去的 12 个月，因心境障碍或物质使用障碍而得到卫生保健治疗的比例，重度精神障碍患者是 50.2%，中度精神障碍患者是 35.0%，轻度精神障碍患者是 26.5%。6.9% 的非精神障碍患者得到了治疗。

1094 名研究对象中，20.7% 的人有一种慢性疼痛，12.5% 的人有两种及以上的慢性疼痛。心境障碍的患者中，抑郁症患者同时伴有两种及以上慢性疼痛的占 8.3%，伴有一种慢性疼痛的占 7.8%，3.9% 的人没有慢性疼痛；心境恶劣患者同时伴有两种及以上慢性疼痛的占 3.6%，伴有一种慢性疼痛的占 2.5%，1.2% 的人没有慢性疼痛；焦虑障碍的患者中，广泛性焦虑障碍患者同时伴有两种及以上慢性疼痛的占 2.5%，伴有一种慢性疼痛的占 2.3%，0.4% 的人没有慢性疼痛；广场恐怖或惊恐障碍同时伴有两种及以上慢性疼痛的占 2.6%，伴有一种慢性疼痛的占 2.3%，1.3% 的人没有慢性疼痛；社交恐怖同时伴有两种及以上慢性疼痛的占 2.4%，伴有一种慢性疼痛的占 2.0%，0.8% 的人没有慢性疼痛；PTSD 同时伴有两种及以上慢性疼痛的占 9.0%，伴有一种慢性疼痛的占 3.6%，0.9% 的人没有慢性疼痛；酒依赖或酒精滥用患者同时伴有两种及以上慢性疼痛的占 1.7%，伴有一种慢性疼痛的占 1.3%，0.8% 的患者没有慢性疼痛，见表 1-4。

心境障碍和焦虑障碍的病耻感研究结果显示，2372 人中，应答率为 56.4%，20.7%（291）由于健康相关问题，日常活动明显受到限制。其中，20.7% 感到尴尬，15.3% 感觉到受歧视，6.7% 有病耻感。

⑥西班牙：调查时间为 2001—2002 年，受访者为 18 岁以上，进行两个部分的访谈，第 1 部分有效样本为 5473 人，第 2 部分为 2121 人。受访者应答率是 78.6%，精神障碍 12 月患病率是 9.2%。其中，焦虑障碍为 5.9%，心境障碍为 4.9%，冲动控制障碍为 0.5%，物质使用障碍为 0.3%。精神障碍中以焦虑障碍最常见，其次为心境障碍，冲动控制障碍排第三，最后为物质使用障碍。各种障碍中，1.0% 为重度，2.9% 为中度，5.3% 为轻度。精神障碍疾病严重程度与功能缺损的研究显示，在过去的 12 个月至少有 30 天因为精神障碍疾病而不能开展日常活动的时间，重度精神障碍患者是 81.4（33.5 ~ 129.2）天，中度精神障碍患者是 10.5（4.8 ~ 16.1）天，轻度精神障碍患者最少，为 0.1（0.0 ~ 0.3）天。精神障碍疾病严重程度和治疗的研究显示，在过去的 12 个月，因心境障碍或物质使用障碍而得到卫生保健治疗的比例，重度精神障碍患者是 64.5%，中度精神障碍患者是 37.9%，轻度精神障碍患者是 35.2%。4.0%

的非精神障碍患者得到了治疗。

2121 名研究对象中，24.6% 的人有一种慢性疼痛，10.3% 的人有两种及以上的慢性疼痛。心境障碍的患者中，抑郁症患者同时伴有两种及以上慢性疼痛的占 10.6%，伴有一种慢性疼痛的占 4.7%，2.8% 的人没有慢性疼痛；心境恶劣患者同时伴有两种及以上慢性疼痛的占 5.0%，伴有一种慢性疼痛的占 1.8%，0.6% 的人没有慢性疼痛；焦虑障碍的患者中，广泛性焦虑障碍患者同时伴有两种及以上慢性疼痛的占 2.8%，伴有一种慢性疼痛的占 0.8%，0.8% 的人没有慢性疼痛；广场恐怖或惊恐障碍同时伴有两种及以上慢性疼痛的占 2.7%，伴有一种慢性疼痛的占 1.0%，0.4% 的人没有慢性疼痛；社交恐怖同时伴有两种及以上慢性疼痛的占 1.5%，伴有一种慢性疼痛的占 0.9%，0.5% 的人没有慢性疼痛；PTSD 同时伴有两种及以上慢性疼痛的占 2.3%，伴有一种慢性疼痛的占 0.3%，0.3% 的人没有慢性疼痛；酒依赖或酒精滥用患者同时伴有两种及以上慢性疼痛的占 0.0%，伴有一种慢性疼痛的占 0.0%，0.5% 的患者没有慢性疼痛，见表 1-4。

心境障碍和焦虑障碍的病耻感研究结果显示，5473 人中，应答率为 78.6%，10.3% 由于健康相关问题，明显的日常活动受到限制。其中，15.2% 感到尴尬，11.7% 感觉到受歧视，8.2% 有病耻感。

⑦乌克兰：WMHS 在乌克兰的调查时间为 2002—2003 年，受访者年龄为 18 岁以上，进行两个部分的访谈，第 1 部分有效样本量为 4725 人，第 2 部分为 1720 人。受访者应答率是 78.3%。精神障碍 12 月患病率是 20.5%，其中，焦虑障碍为 7.1%，心境障碍为 9.1%，冲动控制障碍为 3.2%，物质使用障碍为 6.4%。乌克兰不同于调查的其他国家，精神障碍中以心境障碍最常见，其次为焦虑障碍，物质使用障碍排第三，最后为冲动控制障碍。各种障碍中，4.8% 为重度，7.4% 为中度，8.2% 为轻度。精神障碍疾病严重程度与功能缺损的研究显示，在过去的 12 个月至少有 30 天因为精神障碍疾病而不能开展日常活动的时间，重度精神障碍患者是 38.1（23.1～53.0）天，中度精神障碍患者是 18.8（14.3～23.4）天，轻度精神障碍患者最少，为 0.7（0.0～1.9）天。

精神障碍疾病严重程度和治疗的研究显示，在过去的 12 个月，因心境障碍或物质使用障碍而得到卫生保健治疗的比例，重度精神障碍患者是 19.7%，中度精神障碍患者是 17.1%，轻度精神障碍患者是 7.1%。2.6% 的非精神障碍患者得到了治疗。

1720 名研究对象中，26.4% 的人有一种慢性疼痛，33.9% 的人有两种及以上的慢性疼痛。心境障碍的患者中，抑郁症患者同时伴有两种及以上慢性疼痛的占 17.7%，伴有一种慢性疼痛的占 7.1%，4.0% 的人没有慢性疼痛；心境恶劣患者同时伴有两种及以上慢性疼痛的占 8.9%，伴有一种慢性疼痛的占 3.4%，0.6% 的人没有慢性疼痛；焦虑障碍的患者中，广泛性焦虑障碍患者同时伴有两种及以上慢性疼痛的占 5.3%，伴有一种慢性疼痛的占 1.2%，0.5% 的人没有慢性疼痛；广场恐怖或惊恐障碍同时伴有两种及以上慢性疼痛的占 4.0%，伴有一种慢性疼痛的占 1.4%，0.4% 的人没有慢性疼痛；社交恐怖同时伴有两种及以上慢性疼痛的占 2.8%，伴有一种慢性疼痛的占 2.4%，1.3% 的人没有慢性疼痛；PTSD 同时伴有两种及以上慢性疼痛的占 5.1%，伴有一种慢性疼痛的占 2.9%，0.6% 的人没有慢性疼痛；酒依赖或酒精滥用患者同时伴有两种及以上慢性疼痛的占 4.0%，伴有一种慢性疼痛的占 6.2%，8.0% 的患者没有慢性疼痛，见表 1-4。

　　心境障碍和焦虑障碍的病耻感研究结果显示，4725 人中，应答率为 78.3%，24.1% 由于健康相关问题，日常活动明显受到限制。其中，87.4% 感到尴尬，32.4% 感觉到受歧视，32.1% 有病耻感。

表 1-4　欧洲部分国家 ESEMeD 精神障碍与多重疼痛共病的比例

国家	分类	同时伴有两种及以上慢性疼痛（%）	伴有一种慢性疼痛（%）	没有慢性疼痛（%）
比利时				
	心境障碍（抑郁症）	9.2	7.1	4.1
	心境恶劣	2.8	1.8	0.7
	焦虑障碍（广泛性焦虑障碍）	2.8	1.5	0.4
	广场恐怖或惊恐障碍	1.6	1.4	1.6
	社交恐怖	3.6	0.5	1.0
	PTSD	2.1	0.5	0.4
	酒依赖或酒精滥用	1.5	2.3	0.8
法国				
	心境障碍（抑郁症）	11.1	6.2	4.5
	心境恶劣	3.4	1.8	1.0
	焦虑障碍（广泛性焦虑障碍）	4.5	2.3	1.2
	广场恐怖或惊恐障碍	1.7	2.1	1.4
	社交恐怖	1.4	3.2	2.8
	PTSD	4.6	2.8	1.3
	酒依赖或酒精滥用	0.5	0.8	0.8

续表

国家	分类	同时伴有两种及以上慢性疼痛（%）	伴有一种慢性疼痛（%）	没有慢性疼痛（%）
德国				
	心境障碍（抑郁症）	5.7	4.2	2.3
	心境恶劣	3.0	1.5	0.4
	焦虑障碍（广泛性焦虑障碍）	1.2	0.8	0.3
	广场恐怖或惊恐障碍	1.8	1.5	0.8
	社交恐怖	1.1	4.2	1.1
	PTSD	1.7	0.4	0.6
	酒依赖或酒精滥用	0.2	1.7	1.3
意大利				
	心境障碍（抑郁症）	6.6	2.8	2.0
	心境恶劣	2.3	1.1	0.6
	焦虑障碍（广泛性焦虑障碍）	1.0	0.3	0.4
	广场恐怖或惊恐障碍	2.1	1.4	0.5
	社交恐怖	2.1	1.3	0.8
	PTSD	1.0	1.2	0.4
	酒依赖或酒精滥用	0.0	0.1	0.1
荷兰				
	心境障碍（抑郁症）	8.3	7.8	3.9
	心境恶劣	3.6	2.5	1.2
	焦虑障碍（广泛性焦虑障碍）	2.5	2.3	0.4
	广场恐怖或惊恐障碍	2.6	2.3	1.3
	社交恐怖	2.4	2.0	0.8
	PTSD	9.0	3.6	0.9
	酒依赖或酒精滥用	1.7	1.3	0.8
西班牙				
	心境障碍（抑郁症）	10.6	4.7	2.8
	心境恶劣	5.0	1.8	0.6
	焦虑障碍（广泛性焦虑障碍）	2.8	0.8	0.8
	广场恐怖或惊恐障碍	2.7	1.0	0.4
	社交恐怖	1.5	0.9	0.5
	PTSD	2.3	0.3	0.3
	酒依赖或酒精滥用	0.0	0.0	0.5

续表

国家 分类	同时伴有两种及以上慢性疼痛(%)	伴有一种慢性疼痛(%)	没有慢性疼痛(%)
乌克兰*			
心境障碍(抑郁症)	17.7	7.1	4.0
心境恶劣	8.9	3.4	0.6
焦虑障碍(广泛性焦虑障碍)	5.3	1.2	0.5
广场恐怖或惊恐障碍	4.0	1.4	0.4
社交恐怖	2.8	2.4	1.3
PTSD	5.1	2.9	0.6
酒依赖或酒精滥用	4.0	6.2	8.0

* 结果来自 WMHS。

(3)中东和非洲

① 黎巴嫩:Karam 等(2002—2003 年)负责对黎巴嫩精神障碍的患病率和治疗情况进行调查研究。调查时间 2002—2003 年,受访者 18 岁以上,进行两个部分的访谈,第 1 部分有效样本量为 2856 人,第 2 部分为 1029 人。受访者应答率是 70.0%,精神障碍 12 月患病率是 16.9%,其中,焦虑障碍为 11.2%,心境障碍为 6.6%,冲动控制障碍为 1.7%,物质使用障碍为 1.3%。精神障碍中以焦虑障碍最常见,其次为心境障碍,冲动控制障碍排第三,最后为物质使用障碍。各种障碍中,4.6% 的为重度,6.2% 为中度,6.1% 为轻度。精神障碍疾病严重程度与功能缺损的研究显示,在过去的 12 个月至少有 30 天因为精神障碍疾病而不能开展日常活动的时间,重度精神障碍患者是 37.1(19.7 ~ 54.6)天,中度精神障碍患者是 17.9(7.5 ~ 28.3)天,轻度精神障碍患者最少,为 0.8(0.0 ~ 1.9)天。308 名(17.0%)受访者符合至少一个 12 月 DSM-Ⅳ/CIDI 精神障碍的诊断标准,其中 108 名(27.0%)归入了重度精神障碍的范畴,112 名(36.0%)是中度精神障碍。接近一半的受访者曾经暴露于与战争相关的创伤性事件。暴露于两个(OR 2.0 ~ 3.6)或多个(OR 2.2 ~ 9.1)与战争相关的创伤性事件的受访者罹患心境障碍、焦虑障碍和冲动控制障碍的比值比(OR)显著升高,这就导致与其他的受访者(3.3% ~ 3.5%)相比,暴露于多个与战争相关的创伤性事件(16.8% ~ 20.4%)的受访者罹患中度和严重 12 月精神障碍的比例大大增加。罹患 12 月精神障碍的受访者中只有 47 人(10.9%)得到了治疗。这些人中 85% 是在全科医疗部门和精神卫生保健机构得

到的治疗，其余则是求助于宗教人士、咨询人员、中药师和占卜者。黎巴嫩的精神障碍是很常见的，患病率与西欧国家的患病率基本相等。然而，黎巴嫩得不到治疗的精神障碍患者大大多于西方国家的患者。

精神障碍疾病严重程度和治疗的研究显示，在过去的 12 个月，因心境障碍或物质使用障碍而得到卫生保健治疗的比例，重度精神障碍患者是 14.6%，中度精神障碍患者是 9.7%，轻度精神障碍患者是 4.5%。2.6% 的非精神障碍患者得到了治疗。心境障碍和焦虑障碍的病耻感研究结果显示，2857 人中，应答率为 70.0%，13.5% 由于健康相关问题，日常活动明显受到限制，其中，25.3% 感到尴尬，14.8% 感觉到受歧视，9.2% 有病耻感。

602 名研究对象中，15.9% 的人有一种慢性疼痛，10.5% 的人有两种及以上的慢性疼痛。心境障碍的患者中，抑郁症患者同时伴有两种及以上慢性疼痛的占 2.6%，伴有一种慢性疼痛的占 4.3%，1.2% 的人没有慢性疼痛；心境恶劣患者同时伴有两种及以上慢性疼痛的占 1.5%，伴有一种慢性疼痛的占 2.3%，0.3% 的人没有慢性疼痛；焦虑障碍的患者中，广泛性焦虑障碍患者同时伴有两种及以上慢性疼痛的占 0.7%，伴有一种慢性疼痛的占 0.4%，0.1% 的人没有慢性疼痛；广场恐怖或惊恐障碍同时伴有两种及以上慢性疼痛的占 0.2%，伴有一种慢性疼痛的占 0.2%，0.2% 的人没有慢性疼痛；社交恐怖同时伴有两种及以上的占 0.0%，伴有一种疼痛的占 0.7%，0.6% 的人没有慢性疼痛；PTSD 同时伴有两种及以上慢性疼痛的占 6.0%，伴有一种慢性疼痛的占 3.0%，0.8% 的人没有慢性疼痛；酒依赖或酒精滥用患者同时伴有两种及以上慢性疼痛的占 0.0%，伴有一种慢性疼痛的占 0.0%，1.5% 的患者没有慢性疼痛，见表 1-5。

研究中存在三个问题：第一，黎巴嫩没有公众意见调查的传统。较发达国家，研究宣称的匿名性和保密性对黎巴嫩公众的说服力较小，难以促使受访者完整地完成调查。第二，虽然 CIDI 1.1 的效度在黎巴嫩的一个临床患者样本中得到确证，但是 CIDI-3.0 的效度在黎巴嫩没有得到确证。第三，70.0% 的受访者应答率可能产生低估偏倚，因为此前的方法学研究已经证实较低的受访者应答率常常与精神疾病系统性地被低估相联系。如果考虑到这些因素，黎巴嫩的精神障碍患病率可能被低估。

② 尼日利亚：调查时间为 2002 年，受访者年龄为 18 岁以上，进行两个部分的访谈，第 1 部分有效样本为 4985 人，第 2 部分为 1682 人。受访者应答率是 79.9，精神障碍 12 月患病率是 4.7%。其中，焦虑障碍为 3.3%，心境障碍为 0.8%，冲动控制障碍为 0.0%，物质使用障碍为 0.8%。精神障碍中以焦虑障碍最常见，其次为心境障碍和

物质使用障碍，最后为冲动控制障碍。各种障碍中，0.4% 为重度，0.5% 为中度，3.8% 为轻度。精神障碍疾病严重程度与功能缺损的研究显示，在过去的 12 个月至少有 30 天因为精神障碍疾病而不能开展日常活动的时间，重度精神障碍患者是 15.2（0.8 ~ 29.6）天，中度精神障碍患者是 18.8（0.0 ~ 40.3）天，轻度精神障碍患者最少，为 0.6（0.0 ~ 1.6）天。

精神障碍疾病严重程度和治疗的研究显示，在过去的 12 个月，因心境障碍或物质使用障碍而得到卫生保健治疗的比例，中、重度精神障碍患者没有数据，轻度精神障碍患者是 10.3%。

2143 名研究对象中，在过去的一年中伴有一种慢性疼痛的精神障碍 12 月患病率为 16.8%，有两种及以上的慢性疼痛 12 月患病率为 13.6%。心境障碍的患者中，抑郁症患者同时伴有两种及以上慢性疼痛的抑郁症 12 月患病率为 2.8%，伴有一种慢性疼痛的为 1.3%，0.8% 的没有慢性疼痛；心境恶劣同时伴有两种及以上慢性疼痛的患病率为 1.0%，伴有一种慢性疼痛的占 0.1%，0.1% 的人没有慢性疼痛；焦虑障碍的患者中，广泛性焦虑障碍患者同时伴有两种及以上慢性疼痛的占 0.0%，伴有一种慢性疼痛的占 0.0%，0.2% 的人没有慢性疼痛；广场恐怖或惊恐障碍同时伴有两种及以上慢性疼痛的占 1.4%，伴有一种慢性疼痛的占 0.0%，0.1% 的人没有慢性疼痛；社交恐怖同时伴有两种及以上慢性疼痛的占 0.2%，伴有一种慢性疼痛的占 0.0%，0.3% 的人没有慢性疼痛；酒依赖或酒精滥用患者同时伴有两种及以上慢性疼痛的占 1.0%，伴有一种慢性疼痛的占 1.1%，0.6% 的患者没有慢性疼痛，见表 1-5。

心境障碍和焦虑障碍的病耻感研究结果显示，6752 人中，应答率为 79.3%，22.6% 由于健康相关问题，日常活动明显受到限制。其中，23.4% 感到尴尬，17.5% 感觉到受歧视，9.7% 有病耻感。

③ 南非：调查时间为 2002—2004 年，受访者为 18 岁以上，样本量 4351 人，精神障碍 12 月患病率是 16.5%，其中，26.2% 为重度障碍，31.1% 是中度障碍。广场恐怖的患病率为 4.8%，重度抑郁为 4.9%，酒精滥用和酒依赖是 4.5%。28% 的中重度精神障碍得到了治疗，24.4% 的轻度精神障碍得到了治疗，还有 13.8% 的非精神障碍得到了治疗。大多数的治疗都是由一般临床机构提供。很少一部分人得到了精神卫生机构的治疗。南非精神障碍的患病率高于尼日利亚，精神障碍严重患者没有得到必要的治疗。

12 月患病率中，焦虑障碍为 3.3%，心境障碍为 0.8%，冲动控制障碍为 0.0%，物质使用障碍为 0.8%。精神障碍中以焦虑障碍最常见，其次为心境障碍和物质使用障碍，最后为冲动控制障碍。各种障碍中，0.4% 为重度，0.5% 为中度，3.8% 为轻度。精神障碍疾病严重程度与功能缺损的研究显示，在过去的 12 个月至少有 30 天因为精神障碍疾病而不能开展日常活动的时间，重度精神障碍患者是 15.2（0.8 ~ 29.6）天，中度精神障碍患者是 18.8（0.0 ~ 40.3）天，轻度精神障碍患者最少，为 0.6（0.0 ~ 1.6）天。在调整了人口学因素后，种族歧视与精神障碍 12 月患病有显著的统计学关联。

4315 名研究对象中，25.5% 的人有一种慢性疼痛，22.8% 的人有两种及以上的慢性疼痛。心境障碍的患者中，抑郁症患者同时伴有两种及以上慢性疼痛的占 8.9%，伴有一种慢性疼痛的占 4.8%，3.1% 的人没有慢性疼痛；焦虑障碍的患者中，广泛性焦虑障碍患者同时伴有两种及以上慢性疼痛的占 4.0%，伴有一种慢性疼痛的占 1.7%，1.1% 的人没有慢性疼痛；广场恐怖或惊恐障碍同时伴有两种及以上慢性疼痛的占 8.8%，伴有一种慢性疼痛的占 6.7%，3.7% 的人没有慢性疼痛，社交恐怖同时伴有两种及以上慢性疼痛的占 3.0%，伴有一种慢性疼痛的占 2.2%，1.3% 的人没有慢性疼痛；PTSD 同时伴有两种及以上慢性疼痛的占 1.4%，伴有一种慢性疼痛的占 0.5%，0.3% 的人没有慢性疼痛；酒依赖或酒精滥用患者同时伴有两种及以上慢性疼痛的占 3.8%，伴有一种慢性疼痛的占 4.5%，5.6% 的患者没有慢性疼痛，见表 1-5。

抑郁症的终生患病率为 9.7%，12 月患病率为 4.9%，女性抑郁症显著高于男性，受教育程度低更容易患抑郁症，90% 以上的抑郁症患者报告了整体功能损伤。25.5% 的患者没有就个人情绪问题寻求过帮助，甚至是初级卫生服务、非正式的或替代服务。4317 名受访者中，25.2% 的精神障碍患者在过去的 12 个月寻求了治疗，5.7% 的患者得到了正规卫生服务机构的治疗。在心境障碍和焦虑障碍患者中，卫生服务利用率最高，不同的省之间有差异。女性更容易得到治疗，女性心境障碍患者得到精神卫生服务比例最大，年龄、收入、受教育程度、婚姻状况与精神卫生医疗服务利用没有显著的统计学相关。506 名受试者，在过去的 12 个月中，有 25.5% 的受试者因为精神障碍的问题得到了治疗，其中 3.8% 是从精神科医生得到了治疗，2.9% 是从非精神科的心理健康专家得到了治疗，16.6% 是从普通的内科医生得到了治疗，6.6% 是从初级卫生保健机构得到服务，5.9% 是从可替代的卫生服务机构获得治疗。仅仅 27.6% 的重症病例得到了治疗。此外，还有 13.4% 的非精神障碍患者得到了治疗。黑种人更容易从可替代的卫生机构得到治疗，白种人更容易去看精神科医生。

（4）亚洲（日本）

日本世界精神卫生调查的时间是 2002—2003 年，受访者年龄为 20 岁以上，进行两个部分的访谈，第 1 部分有效样本为 1663 人，第 2 部分为 477 人。受访者应答率是 56.4%，精神障碍 12 月患病率是 8.8%，其中，焦虑障碍为 5.3%，心境障碍为 3.1%，冲动控制障碍为 1.0%，物质使用障碍为 1.7%。在调查的特定障碍中，12 月患病率较高的是抑郁障碍（2.9%）、单纯恐怖症（2.7）以及焦虑障碍（1.2%）。在调查开始前的 12 个月里，患过一种精神障碍的受访者中 1/6 的（占总人数的 1.5%）人患过一种严重的精神障碍，大约一半的人（占总人数的 4.1%）患过一种中度的精神障碍。受访者患有的严重精神障碍主要是创伤后应激障碍（PTSD），双相障碍（按照疾病定义），酒依赖，药物滥用和依赖。各种障碍中，1.5% 为重度，4.1% 为中度，3.2% 为轻度。精神障碍疾病严重程度与功能缺损的研究显示，在过去的 12 个月至少有 30 天因为精神障碍疾病而不能开展日常活动的时间，重度精神障碍患者是 32.1（0.0 ~ 65.6）天，中度精神障碍患者是 6.3（1.6 ~ 11.0）天，轻度精神障碍患者最少，为 0.1（0.0 ~ 0.2）天。虽然精神障碍的严重性与治疗的比率相关联，但是只有 19% 的严重和中度精神障碍患者在调查开始前的 12 个月里接受过治疗。在过去 12 个月患过精神障碍的人中，单身和年龄较大的人得严重精神障碍的风险更大。那些受过高中教育或部分大学教育的人比那些受过大学教育的人更可能去寻求治疗。Cox 比例风险模型显示，控制了性别、出生年龄和其他的焦虑障碍，与重度抑郁的首次发作有统计学意义的变量是社交恐怖（HR=4.1），广场恐怖或者特殊恐怖与重度抑郁发病没有显著相关。共病心脏病的重度抑郁发作的 Cox 比例风险模型分析显示，控制了性别、年龄、吸烟和饮酒、受教育程度，与抑郁障碍的首次发作有统计学意义的变量是心脏病（HR=2.36）、糖尿病（HR=2.36）。

精神障碍疾病严重程度和治疗的研究显示，在过去的 12 个月，因心境障碍或物质使用障碍而得到卫生保健治疗的比例，重度精神障碍没有统计数字，中度精神障碍患者是 16.7%，轻度精神障碍患者是 11.2%。4.7% 的非精神障碍患者得到了治疗。心境障碍和焦虑障碍的病耻感研究结果显示，2436 人中，应答率为 56.4%，7.5% 由于健康相关问题，日常活动明显受到限制。其中，48.4% 感到尴尬，9.9% 感觉到受歧视，8.7% 有病耻感。

887 名研究对象中，20.2% 的人有一种慢性疼痛，7.9% 的人有两种及以上的慢性疼痛。心境障碍的患者中，抑郁症患者同时伴有两种及以上慢性疼痛的占 7.1%，伴有一种慢性疼痛的占 1.4%，2.0% 的人没有慢性疼痛；心境恶劣患者同时伴有两种及以上慢性疼痛的占 2.7%，伴有一种慢性疼痛的占 0.1%，0.7% 的人没有慢性疼痛；焦虑障碍的患者中，广泛性焦虑障碍患者同时伴有两种及以上慢性疼痛的占 4.9%，伴有一种慢性疼痛的占 2.2%，1.0% 的人没有慢性疼痛；广场恐怖或惊恐障碍同时伴有两种及以上慢性疼痛的占 4.2%，伴有一种慢性疼痛的占 0.7%，0.3% 的人没有慢性疼痛；社交恐怖同时伴有两种及以上慢性疼痛的占 1.5%，伴有一种慢性疼痛的占 0.9%，0.5% 的人没有慢性疼痛；PTSD 同时伴有两种及以上慢性疼痛的占 0.4%，伴有一种慢性疼痛的占 0.4%，0.4% 的人没有慢性疼痛；酒依赖或酒精滥用患者同时伴有两种及以上慢性疼痛的占 2.9%，伴有一种慢性疼痛的占 0.7%，1.0% 的患者没有慢性疼痛，见表 1-5。

在调查前的 12 个月里，受访者中 9% 的社区居民患过 WMH-CIDI 定义的符合 DSM-Ⅳ 诊断标准的精神障碍；5% 的受访者患过焦虑障碍；3% 的受访者患过心境障碍；1% 的受访者患过冲动控制障碍；1.7% 的受访者患过物质使用障碍。这项研究证实了日本的 DSM-Ⅳ 精神障碍的患病率与做过调查的亚洲国家的患病率大致相同，低于西方国家。患有严重和中度精神障碍的人得到治疗的比率较低。

（5）大洋洲（新西兰）

调查时间为 2003—2004 年，受访者年龄为 18 岁以上，样本量 12 992 人，受访者应答率是 73.3%。精神障碍的终生患病率是 24.9%，其中，心境障碍是 20.2%，物质使用障碍是 12.3%，进食障碍是 1.7%。各类精神障碍在年轻的队列中都高，女性比男性更容易发生焦虑障碍、心境障碍和进食障碍。男性更容易发生物质使用障碍。在 75 岁年龄组，任何精神障碍的终生患病率是 46.6%。中位起病年龄是 18 岁。13.4% 的受访者在过去的 12 个月因精神健康问题看过医生，在精神障碍 12 月病例中，38.9% 的受访者在过去 12 个月去卫生保健或者非卫生机构看过病，16.4% 的受访者看过精神科医师，28.3% 在普通的医疗机构看病，4.8% 的受访者去初级卫生机构看病，6.9% 寻找非正式的或替代的医疗机构看病。大多数终生精神障碍的患病者最终由于病情的发展而去看病[57]。但是在发病初期能寻求帮助的比例还是很少。从发病到看病耽搁的中位时间，抑郁症是 1 年，特殊恐怖是 38 年。精神障碍 12 月患病率是 14.9%，其中，焦虑障碍为 8.8%，心境障碍为 6.9%，冲动控制障碍为 1.3%，物质使用障碍为 3.0%。精神障碍中以焦虑障碍最常见，其次为心境障碍，物质使用障碍排第三，最后为冲动控制障碍。心境障碍和焦虑障碍的病耻感研究结果显示，12 992 人中，应答率为 73.3%，14.5% 由于健康相关问题，日常活动明显受到限制。其中，31.9% 感到尴尬，14.6% 感觉到受歧视，8.7% 有病耻感。

广泛性焦虑障碍（GAD）的研究结果显示，在 10 641 名研究对象中，GAD 1 个月患病率为 2.8%，12 月患病率为 36%，55 岁以上年龄的人 GAD 患病率显著高于年轻人。68% 的研究对象在过去 1 个月有过其他情感类障碍、焦虑障碍、物质使用障碍或人格障碍共病。GAD 与功能丧失有统计学关联。57% 的 GAD 患者在过去的 12 个月中因为精神健康问题咨询了专业医师。

7312 名研究对象中，25.9% 的人有一种慢性疼痛，13.2% 的人有两种及以上的慢性疼痛。心境障碍的患者中，抑郁症患者同时伴有两种及以上慢性疼痛的占 12.6%，伴有一种慢性疼痛的占 6.3%，5.4% 的人没有慢性疼痛；心境恶劣患者同时伴有两种及以上慢性疼痛的占 4.4%，伴有一种慢性疼痛的占 1.8%，1.3% 的人没有慢性疼痛；焦虑障碍的患者中，广泛性焦虑障碍患者同时伴有两种及以上慢性疼痛的占 8.3%，伴有一种慢性疼痛的占 2.9%，1.9% 的人没有慢性疼痛；广场恐怖或惊恐障碍同时伴有两种及以上慢性疼痛的占 5.8%，伴有一种慢性疼痛的占 2.0%，1.6% 的人没有慢性疼痛；社交恐怖同时伴有两种及以上慢性疼痛的占 7.9%，伴有一种慢性疼痛的占 5.8%，4.5% 的人没有慢性疼痛；PTSD 同时伴有两种及以上慢性疼痛的占 7.5%，伴有一种慢性疼痛的占 3.6%，1.8% 的人没有慢性疼痛；酒依赖或酒精滥用患者同时伴有两种及以上慢性疼痛的占 3.2%，伴有一种慢性疼痛的占 2.7%，2.8% 的患者没有慢性疼痛，见表 1-5。

表 1-5 中东、非洲、亚洲、大洋洲部分国家精神障碍与多重疼痛共病的比例

国家	分类	同时伴有两种及以上慢性疼痛（%）	伴有一种慢性疼痛（%）	没有慢性疼痛（%）
黎巴嫩				
	心境障碍（抑郁症）	2.6	4.3	1.2
	心境恶劣	1.5	2.3	0.3
	焦虑障碍（广泛性焦虑障碍）	0.7	0.4	0.1
	广场恐怖或惊恐障碍	0.2	0.2	0.2
	社交恐怖	0.0	0.7	0.6
	PTSD	6.0	3.0	0.8
	酒依赖或酒精滥用	0.0	0.0	1.5

国家	分类	同时伴有两种及以上慢性疼痛（%）	伴有一种慢性疼痛（%）	没有慢性疼痛（%）
尼日利亚				
	心境障碍（抑郁症）	2.8	1.3	0.8
	心境恶劣	1.0	0.1	0.1
	焦虑障碍（广泛性焦虑障碍）	0.0	0.0	0.2
	广场恐怖或惊恐障碍	1.4	0.0	0.1
	社交恐怖	0.2	0.0	0.3
	PTSD	–	–	–
	酒依赖或酒精滥用	1.0	1.1	0.6
南非				
	心境障碍（抑郁症）	8.9	4.8	3.1
	心境恶劣	–	–	–
	焦虑障碍（广泛性焦虑障碍）	4.0	1.7	1.1
	广场恐怖或惊恐障碍	8.8	6.7	3.7
	社交恐怖	3.0	2.2	1.3
	PTSD	1.4	0.5	0.3
	酒依赖或酒精滥用	3.8	4.5	5.6
日本				
	心境障碍（抑郁症）	7.1	1.4	2.0
	心境恶劣	2.7	0.1	0.7
	焦虑障碍（广泛性焦虑障碍）	4.9	2.2	1.0
	广场恐怖或惊恐障碍	4.2	0.7	0.3
	社交恐怖	1.5	0.9	0.5
	PTSD	0.4	0.4	0.4
	酒依赖或酒精滥用	2.9	0.7	1.0
新西兰				
	心境障碍（抑郁症）	12.6	6.3	5.4
	心境恶劣	4.4	1.8	1.3
	焦虑障碍（广泛性焦虑障碍）	8.3	2.9	1.9
	广场恐怖或惊恐障碍	5.8	2.0	1.6
	社交恐怖	7.9	5.8	4.5
	PTSD	7.5	3.6	1.8
	酒依赖或酒精滥用	3.2	2.7	2.8

世界精神卫生的调查表明，WHO 不断组织各国精神障碍的多中心协作研究，既可以推广使用标准化的诊断和分类标准，又可以获得世界各国的精神障碍流行病学资料，同时探讨精神障碍的病因和危险因素，研究社会学、人口学、生态学、社会环境及社会心理因素等对精神障碍的影响，从而达到预防和早期诊断精神障碍的目的。此次世界精神卫生的调查结果与以往的调查结果是一致的，即精神障碍具有很高的患病率，并导致严重的功能损害，抑郁障碍是重大的公共卫生问题，患者经常得不到治疗。可以从研究结果发现一些医疗系统反应性的间接征象，即在大部分调查的国家中，精神专科的治疗比例和求诊次数说明，严重精神障碍的治疗强度高于其他的精神障碍。

二、国外卫生服务利用现状

WHO 全球疾病负担调查的研究结果提示，精神障碍是世界上疾病负担最重的疾病之一，这一负担将会越来越重。WMHS 目的之一即为全球疾病负担研究提供更为准确的数据，加强公共卫生对精神障碍疾病负担领域的关注。精神障碍患者获得健康看护的机会较少，导致精神障碍患者的患病率高，并降低了其生活质量和减短寿命。国外公共卫生服务开展得较早，而且已经形成一个相对成熟的服务体系。此外，有关的研究也随之大力开展，研究内容广泛细致，对实际的工作起到了指导作用。

与服务利用有关的决定因素是根据 Andersen 行为学模型来设计的，它是一个常用于研究精神卫生服务利用问题的固定的分类框架。这一模型认为精神卫生服务是一种关于倾向（predispose）、能动（enabling）及需要（need）因素的功能。倾向因素代表发病前，与个体寻求服务利用有关。最近的研究中包括年龄、性别、国籍（加拿大或其他）、生存安排类型及职业（在校或就业状况）。能动因素与个体可能进入精神卫生服务有关，比如关于到哪里寻求帮助。加拿大研究中的可能因素是：社会支持，由全球 MOS 社会支持调查形式决定；社会网络大小；亲属的精神障碍；居住的省份。需要因素包括感受及评价需要。后续关于 Andersen 行为学模型的研究中，单独列出了感受及评价。感受因素包括了对心理生理健康的感受，面对每日需求的能力，对社会地位的反应，心理损害。评价需要因素分别由每类障碍的评价组成（即心境障碍、焦虑障碍或物质使用相关障碍）及它们的共同出现，也包括了每一种慢性疾病。

美国卫生服务利用的相关信息调查结果显示，15.3% 的受访者由于精神障碍而到专门机构中寻求帮助，其中 6.5% 只到一般的医院就诊，6.0% 只到精神科专科医院就诊，2.8% 两种机构都去过。单纯到普通医院就诊的人当中老年、已婚、女性较多。而受教育程度较高、非洲裔美国人相对更多地到精神科专科医院就诊。与只到其中之一就诊者相比，其患病程度更严重。而到普通医疗机构就诊及两种机构就诊者其躯体疾病更多。结果表明寻求卫生服务与否及其有效性与患者本身的特征有一定关系。Kessler 等研究了美国前后 10 年的两次共病调查的卫生服务利用情况。结果显示，在过去的 10 年中，精神障碍的总患病率并没有发生变化，但是治疗率升高了。对于精神障碍的患者而言，得到治疗的情况从以前的 20.3% 升高到 10 年后的 32.9%。NCS 中有 12.2% 的情感障碍患者得到治疗，治疗率明显增加的是普通医疗机构、精神专科服务机构、其他精神卫生服务机构。尽管卫生服务利用率升高了，仍有必要对其有效性进行分析以便增加有效的卫生服务的利用。Sareen 等报告了加拿大全国的精神卫生服务利用状况，在过去的一年中卫生服务率为 8.3%。加拿大的卫生服务利用率在 WHO 报告的 14 个不同国家卫生服务利用率（0.8% ～ 15.3%）中居中。寻求卫生服务的相关因素，有较强关系的包括：去年患有抑郁症（major depressive disorder，MDD）；女性；寡居，离婚或分居；有两种或多种慢性疾病；高强度应激；由于情绪或躯体问题长时间无法工作；年龄段（尤其是 30 ～ 39 岁和 40 ～ 49 岁）。有相当数量的重性抑郁患者没有得到治疗。虽然焦虑障碍是一组患病率高、给社会造成严重经济负担的精神障碍，但目前只有美国、澳大利亚和欧洲的部分国家开展了焦虑障碍的经济负担研究，且大部分研究只研究了焦虑障碍经济负担的基本经济成分，即直接医疗费用，包括门诊费用、住院费用和药物费用。Beck 等，美国俄亥俄州立大学哥伦布分校对青少年的物质使用、精神健康状况和自杀意念进行筛查，研究发现筛查出抑郁和自杀意念的青少年较多地使用行为服务。对守门员模型在老年人精神卫生健康管理和服务中的作用研究发现，社区守门员方法能有效发现处于危险状态的老年人，对于减少老年人的孤独和情绪问题、增加自信和改善抑郁状况以及满足他们的需求等方面有积极作用。对曾在急诊室精神病联络会诊中诊断出精神障碍的年轻人的自杀意念、自杀未遂和行为问题进行调查，发现其中有一半的人有行为问题，39% 的人有自杀意念或自杀未遂。有自杀未遂的人接受精神治疗的可能性最小。急诊室对于有效辅助社区服务是有帮助的。

苏格兰的精神健康工作主要集中于提高精神卫生服务的有效性和人们对服务的使用上。提高传递服务的技能和合理使用服务信息，以及建立对服务信息的信任对于提高精神健康质量是有帮助的。加拿大 6 个重要的社区服务策略可以有效减少精神障碍的问题，包括来访者是否决定接受治疗、来访者与服务人员的积极人际关系、社区治疗、提供支持性住房保障、社区服务，以及对基本生活的满足。这些策略通过给无家可归的有精神障碍的居民提供支持来解决他们的问题。精神疾病患者的家人的主观负担是受客观负担和患者临床症状、看护人员和患者的生活和健康条件，以及经济状况和对精神疾病信息的需求的增加等因素影响的。如果看护者能给予患者轻松而仔细的看护活动，并对患者表达积极的情感，那么主观负担就会降低。这充分表明对家庭进行随访的社区干预模型对于提高精神卫生是有帮助的。荷兰一项跨文化研究发现，文化适应与健康服务的使用有关。社会参与性越大，对健康服务的使用就越多，语言起的作用最大。日本的一项研究表明早期寻求帮助行为与以下因素有关：早期预警信号的识别、疾病恶化期与专业和非专业人员的交流、与公共精神卫生方面的人员进行交流、与家人住在一起。要对精神分裂症患者提供看护和支持，使他们意识到自身疾病的恶化，这样才能有效帮助患者。西班牙的研究表明，近一年精神障碍患者中仅有 1/3 的人认识到他们需要精神方面的看护，精神障碍共病是其需求的影响因素，其他因素（如女性和老年人）与需要精神看护的人对精神卫生服务的使用有关。增加居民得到精神看护的途径是很重要的。

关于自我报告的精神卫生服务利用障碍，主要原因为不方便去寻求治疗的地点，决定不去寻求精神卫生服务。这些原因可能与情绪问题比较轻或是持续时间较短有关。另外一个原因是感觉治疗效果不好。这表明了一种对卫生服务的消极态度。并且卫生服务不足的情况也常常是原因之一（比如等太长时间、没时间去预约）。因此建议提高公众认识来减少卫生服务利用的消极态度，并且告知公众去什么地方可以得到及时的治疗。研究并没有包括之前常用的一些不寻求治疗的原因（比如病耻感）。Wang 等对诊断为 MDD 者或躁狂发作者的卫生服务利用分析的结果显示，在过去的 12 个月中，大约 63.9% 的 MDD 受访者及 59.0% 的躁狂发作者报告曾经使用过精神卫生服务；52.9% 的 MDD 患者及 49.0% 的躁狂发作者使用常用的精神卫生服务，大约 21% 的心境障碍患者使用自然疗法，尤其是心境障碍、心理问题、药物及酒精使用障碍，合并有焦虑障碍及长期治疗者较常使用常见的精神卫生服务。在加拿大的一项社区健康的调查中，调查了未满足卫生保健需求的特征及相关因素。结果显示，总的服务不足情况有 4.5%，不到 1% 报告率的原因是获得障碍、服务利用不足的情况，女性比男性高，在三类原因中女性也均比男性高。年龄段在 15 ~ 44 岁的为 5.5%，高于年龄在 45 ~ 64 岁年龄段（3.5%）。

在原因当中，接受障碍最多（80.7%），大部分人认为自己可以解决这个问题。可利用障碍占 18%，获得障碍占 16.9%。13% 的人有多种原因导致卫生服务利用不足，年龄及性别在解释服务利用不足时是重要的变量。

国外精神障碍的服务利用的调查显示患者较少寻求精神卫生服务。WHO 提供的 14 个国家的卫生服务利用率为 0.8% ~ 15.3%，加拿大为 8.3%，美国 NCS-R 调查结果显示卫生服务利用率为 41.1%。寻求精神卫生服务的主要动力就是出现精神问题，卫生服务利用障碍包括性别、婚姻状况、受教育程度、出生地及民族。女性、独身及离异者更趋向于寻求精神卫生服务；受教育程度低者，出生地不在加拿大者，较少寻求服务。民族仍然是一个较强的影响因素（比如认为自己能解决这个问题，或者由于语言因素不求助）。精神问题的知识影响求助的行为，而家庭收入的影响不大。与其他国家一致，大部分有精神卫生问题的人不寻求帮助。与精神卫生服务利用有关的因素除外抑郁、酒精依赖，社会人口学特征（比如性别、民族，收入及移民状况）、有慢性躯体疾病、功能受到损害也与寻求精神卫生治疗行为有关。同样可见，少数民族地区、移民人群寻求服务率低。

我国精神障碍和精神卫生服务流行病学调查现况及存在问题

一、中国精神障碍流行病学调查现况

（一）中国精神卫生流行病学发展史

我国精神卫生流行病学调查虽起步较晚，但通过广泛深入的交流与合作，目前整体发展速度与水平位于世界前列。总结我国精神卫生流行病学的发展史，大致可划分为三个阶段，见图1-2。

1. 第一阶段

20世纪50年代至80年代，此期间的流行病学调查采用的是线索调查，即筛查出对象后，直接由精神科医生对其进行诊断，或者逐户普查。代表性研究有杨德森等人开展的湖南省精神疾病调查（1958—1959年）、刘协和等人进行的四川精神病发病情况调查（1973—1975年）和南京神经精神病防治院的南京市精神病流行病学普查（1973—1979年）。

2. 第二阶段

20世纪80年代至21世纪初，此期间的调查研究采用精神现状检查第9版和诊断交谈表第2版作为诊断评价工具，使用ICD-9、DSM-Ⅲ及中国精神疾病分类与诊断标准作为诊断标准，并采用复杂抽样技术进行样本选择。代表性的研究有中国台湾精神障碍患病率调查（1982—1985年）、中国香港沙田区精神障碍调查（1984—1986年）、1982年的中国12个地区精神疾病流行病学调查和1993年的中国7个地区精神疾病

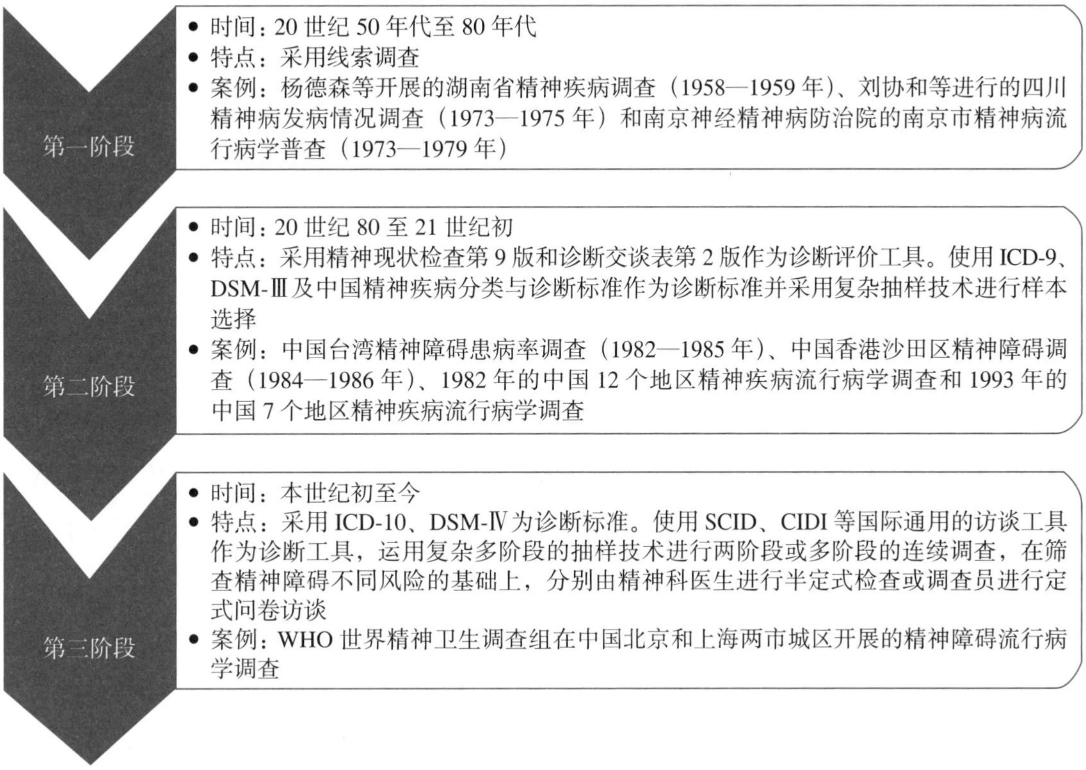

- 时间：20 世纪 50 年代至 80 年代
- 特点：采用线索调查
- 案例：杨德森等开展的湖南省精神疾病调查（1958—1959 年）、刘协和等进行的四川精神病发病情况调查（1973—1975 年）和南京神经精神病防治院的南京市精神病流行病学普查（1973—1979 年）

第一阶段

- 时间：20 世纪 80 至 21 世纪初
- 特点：采用精神现状检查第 9 版和诊断交谈表第 2 版作为诊断评价工具。使用 ICD-9、DSM-Ⅲ 及中国精神疾病分类与诊断标准作为诊断标准并采用复杂抽样技术进行样本选择
- 案例：中国台湾精神障碍患病率调查（1982—1985 年）、中国香港沙田区精神障碍调查（1984—1986 年）、1982 年的中国 12 个地区精神疾病流行病学调查和 1993 年的中国 7 个地区精神疾病流行病学调查

第二阶段

- 时间：本世纪初至今
- 特点：采用 ICD-10、DSM-Ⅳ 为诊断标准。使用 SCID、CIDI 等国际通用的访谈工具作为诊断工具，运用复杂多阶段的抽样技术进行两阶段或多阶段的连续调查，在筛查精神障碍不同风险的基础上，分别由精神科医生进行半定式检查或调查员进行定式问卷访谈
- 案例：WHO 世界精神卫生调查组在中国北京和上海两市城区开展的精神障碍流行病学调查

第三阶段

▲ **图 1-2 中国精神卫生流行病学发展史**

流行病学调查。

3. 第三阶段

21 世纪初至今，采用 ICD-10、DSM-Ⅳ 为诊断标准，使用 SCID、CIDI 等国际通用的访谈工具作为诊断工具，运用复杂多阶段的抽样技术进行两阶段或多阶段的连续调查，在筛查精神障碍不同风险的基础上，分别由精神科医生进行半定式检查或调查员进行定式问卷访谈。在此阶段，浙江省（2001 年）、江西省（2002 年）、西藏自治区（2003 年）、河北省（2004 年）、辽宁省（2004 年）、昆明市（2005 年）、深圳市（2005 年）、广州市（2006 年）、北京市（2010 年）、西安市（2010 年）等地先后进行过不同规模的区域性精神障碍流行病学调查；WHO 世界精神卫生调查 2002 年在中国北京和上海两市城区开展了精神障碍流行病学调查。

（二）中国精神障碍流行病学调查及其主要结果

1. 历史沿革

国内关于精神疾病的流行病学研究起步于 20 世纪 80 年代，主要集中于各省的精神卫生机构和疾病预防控制中心，至今已在各省市开展了规模较大的流行病学调查。现做如下概述。20 世纪 50 年代后期，我国的一些地区曾对某些精神疾病开展过普查。20 世纪 70 年代中后期，大多数省、市和地区开展了大规模人群的精神疾病流行病学调查，范围和样本量均较前扩大，但由于调查病种、诊断标准及调查方法不一，所得资料难以比较。20 世纪 80 年代，国际学术交流的广泛开展，有力地推动了我国精神疾病流行病学的研究。1980 年 WHO 在北京举办全国精神病流行病学讲习班，由此引进了标准化测定工具及国际通用的研究方法。这一重要的改进，使在 1982 年由卫生部组织的第一次全国 12 个地区的精神疾病流行病学协作调查中，调查水平得到了极大的提高，不仅取得了较为可信、可比的全国性精神疾病资料，而且积累了精神疾病流行病学大样本调查工作的经验。在此基础上，1993 年卫生部组织了第二次全国 7 个地区横断面调查，动态了解精神疾病的变化情况。我国这两次大样本的精神疾病流行病学调查结果显示，1993 年 7 个地区各类精神障碍（除神经症）的终生患病率与 1982 年终生患病率经标准化后比较差异无显著性；而其中精神分裂症的患病率城市高于农村，经济水平最低的人群患病率最高。结果提示，精神分裂症是我国防治与科研的重点疾病，精神发育迟滞在我国城乡患病率居第二位，亦为防治与康复的重点疾病，而酒依赖、情感性精神障碍、阿尔茨海默病均需加强防治与研究。

1982 年和 1993 年我国进行的上述两次大样本精神疾病流行病学调查，为我国制订精神卫生"七五"规划提供了科学依据，同时也为我国各地区精神疾病流行病学调查提供了当时先进的方法学指导。之后，山东省、四川省、延边市等地相继开展了本地区较规范的调查和研究。随着精神医学的发展、疾病诊断分类的更新，上述方法学缺陷会影响社区流行病学调查结果的准确性，过去的资料难以与当今国际先进的学术理论和科学研究接轨，精神障碍流行病学调查的方法学研究成为当务之急。

2. 世界精神卫生调查北京和上海部分

世界精神卫生调查联盟于 2002—2003 年在全世界范围内协调组织了世界精神障

碍的患病率和严重性调查研究，涉及的国家和地区超过 30 个。中国的北京和上海是 WMHS 中的两个调查样本城市。

（1）样本、抽样方法及调查程序

此项研究的调查人群是社区居民，年龄为 18 ～ 70 岁，非农业户口，居住在北京 / 上海的城区。研究采用的抽样方法是多阶段住户比率抽样。以家庭为单位的样本抽样程序，比率抽样法抽取最初两阶段的样本。

抽样的第一阶段选择了社区居委会作为各初级抽样单位（primary sampling units，PSUs）来代表人群。主要的抽样单位是通过人口容量比率概率法抽样及地理分层法选出的。最终，北京选定 47 个社区居委会，上海选定 44 个社区居委作为 PSU。

第二阶段的抽样，PSU 一经选定，每一个片区就按照系统抽样，从每一个社区居委会的家庭户口登记簿上抽取预计的家庭单位数。从家庭中抽出 ≥ 18 岁的受访者。随机选择一个受访者进入访谈。由于在 PSU 中的抽样个体并没有随着家庭人口数的增加而按比例增加，低估了大的家庭单位中的人口，存在偏倚。可以通过权重数据来调整在 PSU 内部选择概率的差异。两个现场的目标样本量是 2500 人，最终抽取人数：北京 47 个社区居委会抽取了 4024 人，最终 2633 人完成了调查，应答率是 74.8%；上海 44 个社区居委会中合格样本量 3856 人，最终 2568 人完成了调查，应答率是 74.6%。

（2）调查工具、调查病种与诊断标准

此项研究的调查人群是社区居民，采用的调查方法是入户访谈调查，使用的调查工具是世界精神卫生复合性国际诊断交谈表（WMH-CIDI），采用的诊断标准是 DSM-Ⅳ。此次调查病种包括 ICD-10 问卷中的心境障碍（抑郁症、心境恶劣、双相障碍）、酒精使用障碍（酒精依赖、酒精滥用）和焦虑障碍（惊恐障碍、广泛性焦虑障碍、广场恐怖症、社交恐怖症、特殊恐怖症和特指的焦虑障碍）、药物使用障碍、创伤后应激障碍（PTSD）、强迫症和人格障碍。

（3）患病率及分布特征

精神障碍 12 月患病率为 7.0%，其中，抑郁障碍患病率 2.0%，特殊恐怖症 1.9%，间歇性暴发性障碍 1.7%。冲动控制障碍 3.1%（最常见），焦虑障碍 2.7%，心境障碍 2.2%，物质使用障碍 1.6%。在所有研究对象中，13.9% 的精神障碍患者是重度障碍，32.6% 是中度障碍，53.5% 是轻度障碍，仅仅 3.4% 的精神障碍患者得到了最初 12 个月的治疗。

患病率分布：年龄、性别和婚姻状况与精神障碍相关，年轻是危险因素，女性是保护因素，女性和未婚是重度精神障碍的危险因素；心境障碍、低收入和单身以及寡妇或者离婚者更容易罹患心境障碍；未婚和高中文化程度者更容易罹患冲动控制障碍；物质使用障碍中，女性、中等收入、未婚是保护因素。

精神障碍终生患病率是 13.2%，其中，酒精滥用是 4.7%，抑郁障碍是 3.5%，特殊恐怖症是 2.6%，这几类是最常见的精神障碍。心境障碍的发病年龄是 43 岁，焦虑障碍是 17 岁，物质使用障碍是 25 岁。与实测的终生患病率相比，其 75 岁时的抑郁障碍预期终生患病为 5.2%，危险度增加了 106%。各类精神障碍的终生患病风险在年龄最低的队列中（18 ～ 34 岁）高于在老年组（65 岁以上）中（OR=4.7）。结果提示，中国社会经济的快速变化，可能带来精神障碍疾病患病率的迅速增加。此推论还要在队列研究中进一步证实。5201 名 18 ～ 70 岁的研究对象中，男性中曾经吸烟和正在吸烟的比例是 67.1% 和 55.5%，女性中曾经吸烟和正在吸烟的比例分别是 7.1% 和 5.5%。未婚或者中年或者在职的成年人中戒烟的比例很少，在调整了人口学因素后，曾经吸烟人群中，54 岁以上年龄组与吸烟的关联最低，未婚者与吸烟有很强的统计学关联。尽管男性吸烟的比例一如所料地很高，女性吸烟的比例却远远地高于以往的研究。酒精使用、酒精有规律使用（一年里饮酒至少 12 次）、酒精滥用和酒精依赖的检出率分别是 65.4%、39.5%、4.6% 和 0.9%。从酒精使用到酒精依赖有显著统计学关联的人口学因素是男性、18 ～ 50 岁年龄、中等教育和未婚。生存曲线估计，44.7%、25.7% 和 7.9% 的焦虑障碍患者、物质使用障碍和心境障碍患者寻求治疗，从发病到得到治疗的延迟时间，焦虑障碍为 21 年，物质使用障碍是 17 年，心境障碍是 1 年，这个延迟的时间与人口学因素没有统计学关联。所有的躯体疾病都与焦虑或者抑郁有统计学关联，共病焦虑和抑郁障碍的患者比单一的精神障碍患者更容易有几种躯体疾病。受访者更多是由于精神障碍受到的功能损害，而不是慢性躯体疾病。这些功能损害在不同的精神障碍疾病中略有不同。抑郁、广泛性焦虑障碍和特殊恐怖症造成的精神障碍功能缺损最严重。糖尿病、头痛和哮喘带来的慢性躯体功能缺损最严重。共病慢性躯体疾病和精神障碍疾病的患者往往都有更多严重的功能损害。在过去的 12 个月中，精神障碍患者只有 3.0% 得到了治疗，慢性躯体疾病有 42.8% 得到了治疗。结果显示，多数精神障碍比慢性躯体疾病带来的功能损害更严重，然而，多数精神障碍都没有得到有效的治疗。

（4）北京市的调查结果

北京市精神障碍 12 月患病率是 9.1%，其中，焦虑障碍为 3.2%，心境障碍为 2.5%，冲动控制障碍为 2.6%，物质使用障碍为 2.6%。精神障碍中以焦虑障碍最常见，其次为冲动控制障碍和物质滥用，最后为心境障碍。各种障碍中，0.9% 为重度，2.9% 为中度，5.3% 为轻度。精神障碍疾病严重程度与功能缺损的研究显示，在过去的 12 个月至少有 30 天因为精神障碍疾病而不能开展日常活动的时间，重度精神障碍患者是 25.9（7.4 ~ 44.3）天，中度精神障碍患者是 23.1（4.7 ~ 41.6）天，轻度精神障碍患者最少，为 0.4（0.0 ~ 0.8）天。

精神障碍疾病严重程度和治疗的研究显示，在过去的 12 个月，因心境障碍或物质使用障碍而得到卫生保健治疗的比例，重度精神障碍患者没有数据，中度精神障碍患者是 11.9%，轻度精神障碍患者是 2.0%。2.4% 的非精神障碍患者得到了治疗。

914 名研究对象中，23.8% 的人有一种慢性疼痛，13.2% 的人有两种及以上的慢性疼痛。心境障碍的患者中，抑郁症患者同时伴有两种及以上慢性疼痛的占 19.6%，伴有一种慢性疼痛的占 8.6%，4.3% 的人没有慢性疼痛；心境恶劣患者同时伴有两种及以上慢性疼痛的占 3.7%，伴有一种慢性疼痛的占 1.2%，0.8% 的人没有慢性疼痛；焦虑障碍的患者中，广泛性焦虑障碍患者同时伴有两种及以上慢性疼痛的占 1.3%，伴有一种慢性疼痛的占 1.6%，0.8% 的人没有慢性疼痛；广场恐怖或惊恐障碍同时伴有两种及以上慢性疼痛的占 5.3%，伴有一种慢性疼痛的占 3.0%，1.9% 的人没有慢性疼痛；社交恐怖同时伴有两种及以上慢性疼痛的占 5.3%，伴有一种慢性疼痛的占 4.6%，2.3% 的人没有慢性疼痛；PTSD 同时伴有两种及以上慢性疼痛的占 1.1%，伴有一种慢性疼痛的占 1.0%，0.4% 的人没有慢性疼痛；酒依赖或酒精滥用患者同时伴有两种及以上慢性疼痛的占 1.9%，伴有一种慢性疼痛的占 2.8%，2.6% 的患者没有慢性疼痛，见表 1-6。心境障碍和焦虑障碍的病耻感研究结果显示，2633 人中，应答率为 74.8%，5.0% 由于健康相关问题，日常活动明显受到限制，其中，36.2% 感到尴尬，20.2% 感觉到受歧视，12.4% 有病耻感。

（5）上海市的调查结果

上海精神障碍 12 月患病率是 4.3%，其中，焦虑障碍为 2.4%，心境障碍为 1.7%，冲动控制障碍为 0.7%，物质使用障碍为 0.5%。精神障碍中以焦虑障碍最常见，其次为心境障碍，冲动控制障碍排第三，最后为物质使用障碍。各种障碍中，1.1% 为重度，1.4% 为中度，1.8% 为轻度。精神障碍疾病严重程度与功能缺损的研究显示，在过去的 12 个月至少有 30 天因为精神障碍疾病而不能开展日常活动的时间，重度精神障碍患者是 47.1（13.6 ~ 80.7）天，中度精神障碍患者是 4.1（0.0 ~ 10.3）天，轻度精神障碍患者最少，为 1.0（0.0 ~ 2.5）天。

精神障碍疾病严重程度和治疗的研究显示，在过去的 12 个月，因心境障碍或物质使用障碍，0.5% 的轻度精神障碍患者得到了卫生保健治疗，2.3% 的非精神障碍患者得到了治疗。

714 名研究对象中，20.9% 的人有一种慢性疼痛，13.6% 的人有两种及以上的慢性疼痛。心境障碍的患者中，抑郁症患者同时伴有两种及以上慢性疼痛的占 19.6%，伴有一种慢性疼痛的占 8.6%，4.3% 的人没有慢性疼痛；心境恶劣患者同时伴有两种及以上慢性疼痛的占 3.7%，伴有一种慢性疼痛的占 1.2%，0.8% 的人没有慢性疼痛；焦虑障碍的患者中，广泛性焦虑障碍患者同时伴有两种及以上慢性疼痛的占 1.3%，伴有一种慢性疼痛的占 1.6%，0.8% 的人没有慢性疼痛；广场恐怖或惊恐障碍同时伴有两种及以上慢性疼痛的占 5.3%，伴有一种慢性疼痛的占 3.0%，1.9% 的人没有慢性疼痛；社交恐怖同时伴有两种及以上慢性疼痛的占 5.3%，伴有一种慢性疼痛的占 4.6%，2.3% 的人没有慢性疼痛；PTSD 同时伴有两种及以上慢性疼痛的占 1.1%，伴有一种慢性疼痛的占 1.0%，0.4% 的人没有慢性疼痛；酒依赖或酒精滥用患者同时伴有两种及以上慢性疼痛的占 1.9%，伴有一种慢性疼痛的占 2.8%，2.6% 的患者没有慢性疼痛，见表 1-6。心境障碍和焦虑障碍的病耻感研究结果显示，2568 人中，应答率为 74.6%，6.5% 由于健康相关问题，日常活动明显受到限制，其中，44.3% 感到尴尬，37.7% 感觉到受歧视，22.4% 有病耻感。

表 1-6 北京和上海精神障碍与多重疼痛共病的比例

市	分类	同时伴有两种及以上慢性疼痛（%）	伴有一种慢性疼痛（%）	没有慢性疼痛（%）
北京				
	心境障碍（抑郁症）	19.6	8.6	4.3
	心境恶劣	3.7	1.2	0.8
	焦虑障碍（广泛性焦虑障碍）	1.3	1.6	0.8
	广场恐怖或惊恐障碍	5.3	3.0	1.9
	社交恐怖	5.3	4.6	2.3
	PTSD	1.1	1.0	0.4
	酒依赖或酒精滥用	1.9	2.8	2.6

续表

市	分类	同时伴有两种及以上慢性疼痛（%）	伴有一种慢性疼痛（%）	没有慢性疼痛（%）
上海				
	心境障碍（抑郁症）	19.6	8.6	4.3
	心境恶劣	3.7	1.2	0.8
	焦虑障碍（广泛性焦虑障碍）	1.3	1.6	0.8
	广场恐怖或惊恐障碍	5.3	3.0	1.9
	社交恐怖	5.3	4.6	2.3
	PTSD	1.1	1.0	0.4
	酒依赖或酒精滥用	1.9	2.8	2.6

3. 浙江省精神障碍流行病学调查

浙江省于 2001 年 9—12 月开展了精神障碍调查，以了解浙江省 15 岁及以上人群各类精神障碍的时点患病率和分布特点。

（1）样本、抽样方法及调查程序

采用多阶段分层整群抽样方法随机抽取浙江省 14 个县（市）、70 个乡镇（街道）、140 个村（居委会）中 15 000 名年龄在 15 岁及以上的人为研究对象，14 639 人完成筛选，4788 人完成诊断。

（2）调查工具、调查病种与诊断标准

由精神科护士用扩展的一般健康问卷（General Health Questionnaire 12-item，GHQ-12）将调查对象分为患精神障碍高、中、低危险组，然后由精神科医生以美国精神障碍诊断标准（DSM-Ⅳ）依次对 100%、40%、10% 的调查对象采用 SCID 对各类精神障碍进行诊断。

（3）患病率及分布特征

精神障碍总时点患病率为 17.3%（16.0% ~ 18.7%），除外各类未特定障碍后，总时点患病率下降至 13.4%（12.2% ~ 14.7%）。最常见的疾病为心境障碍（8.6%，7.9% ~ 9.5%）、焦虑障碍（4.3%，3.6% ~ 5.1%）和物质使用障碍（3.0%，2.4% ~ 3.8%）。最常见的特定精神障碍为重性抑郁障碍（4.3%，3.7% ~ 4.9%）、酒精使用障碍（2.9%，2.3% ~ 3.7%）、心境恶劣障碍（1.6%，1.3% ~ 1.9%）和特殊恐怖症（1.2%，0.8% ~ 1.8%）。

患病率分布：女性总时点患病率略高于男性，其中，女性心境障碍、焦虑障碍和其他障碍的时点患病率高于男性，但男性酒精使用障碍的时点患病率明显高于女性，差异有显著性。精神病性障碍和器质性障碍的患病率两性无明显差异。农村精神疾病的总时点患病率高于城市，其中，农村心境障碍、特殊恐怖症、精神分裂症和器质性障碍的时点患病率高于城市。在进行 SCID 检测的农村被试者中，有 17 例患双相 I 型障碍，而城市则无一例。一些焦虑障碍（如创伤后应激障碍、强迫症、未特定焦虑障碍等）和未特定精神病性障碍在城市更多见。

本调查研究人员使用了西方诊断标准和国际认可的相应定式问卷的中文版 SCID，但 SCID 可能对中国人表达心理症状的方式不敏感；未特定抑郁障碍和未特定焦虑障碍较高的时点患病率（分别为 2.3% 和 1.3%）可能是因为国外特定诊断标准不能完全涵盖中国人群的心理症状。虽有上述不足，但该研究拥有大的样本量并且样本具有代表性，拒绝率和未完成率很低（共 2.5%），所用工具（SCID）可全面评估各种精神障碍，检测者的一致性良好，质控措施强而有力。因此，结果基本上能够反映浙江省精神障碍的流行情况。

4. 辽宁省居民精神障碍流行病学调查

辽宁省于 2004 年 11 月至 2005 年 4 月在省内 6 个市县开展了精神障碍流行病学调查，以掌握城乡 18 岁以上居民精神障碍患病率水平和分布特征。

（1）样本、抽样方法及调查程序

采用多阶段分层整群随机抽样方法抽取了 7200 户居民参加调查。城乡拟调查 15 516 人，实际调查 13 358 人，总应答率 86.1%。

（2）调查工具、调查病种与诊断标准

以复合性国际诊断交谈表 1.0 版（CIDI-1.0）为调查量表，按照 DSM-Ⅲ-R 标准作出各类精神障碍 12 月患病诊断。以 2000 年全国人口构成计算标化率。调查病种：双相障碍、抑郁症、心境恶劣、心境障碍、惊恐障碍、广泛性焦虑障碍、社交恐怖症、广场恐怖症、特殊恐怖症、酒精滥用、酒精依赖、酒精使用障碍。

（3）患病率及分布特征

辽宁省城乡居民各种精神疾病 12 月患病率及标化患病率分别为：双相障碍（12 月患病率 0.1%，标化患病率 0.09%），抑郁症（1.65%，1.57%），心境恶劣（0.94%，0.89%），心境障碍总的患病率为（2.12%，2.01%）；惊恐障碍（0.28%，0.27%），广泛性焦虑障碍（0.46%，0.42%），社交恐怖症（0.81%，0.71%），广场恐怖症（1.47%，1.36%），特殊恐怖症（2.56%，2.28%），焦虑障碍总的患病率为（4.39%，3.97%）；酒精滥用（1.32%，1.27%），酒精依赖（2.11%，2.00%），酒精使用障碍总的患病率为（3.43%，3.27%），见表1-7。2周、12月及终生精神障碍患病率分别为5.03%、8.09%和11.26%。心境障碍、焦虑障碍和酒精使用障碍的12月患病率分别为2.01%、3.97%和3.27%，终生患病率分别为2.95%、6.32%和3.94%。12月患病率最高的3种疾病分别为特殊恐怖症（2.28%），酒精依赖（2.00%）和抑郁症（1.57%）。

表 1-7　辽宁省城乡居民各种精神疾病 12 月患病率及标化患病率

精神疾病	12 月患病率（%）	标化患病率（%）
心境障碍	2.12	2.01
双相障碍	0.10	0.09
抑郁症	1.65	1.57
心境恶劣	0.94	0.89
焦虑障碍	4.39	3.97
惊恐障碍	0.28	0.27
广泛性焦虑障碍	0.46	0.42
社交恐怖	0.81	0.71
广场恐怖	1.47	1.36
特殊恐怖症	2.56	2.28
酒精使用障碍	3.43	3.27
酒精滥用	1.32	1.27
酒精依赖	2.11	2.00

5. 昆明市精神障碍流行病学调查

昆明市地处我国西南，医疗卫生资源相对不发达，之前从未进行过系统的精神病流行病学调查，缺乏精神与行为障碍流行基础数据。为了解昆明市精神与行为障碍的患病率及卫生资源分布，为该市的精神卫生立法和政府制定相关政策提供参考依据，云南省精神病医院和北京大学精神卫生研究所合作，以 2005 年 11 月 1 日零时作为调查时点，对昆明全市进行问卷抽样调查的同时，对全市卫生机构精神卫生资源现状及利用情况进行了普查。

（1）样本、抽样方法及调查程序

样本量为 5033 人，其中男性 2416 人（48%），女性 2617 人（52%）；年龄最小 15 岁，最大 93 岁，平均 39.05±15.17 岁，其中 15～30 岁 1601 人（31.81%），31～60 岁 2896 人（57.54%），≥ 61 岁 536 人（10.65%）；城镇人口 2432 人（48.32%），农村人口 2601 人（51.68%）。采用分层、随机、系统、整群的抽样方法进行抽样，使用分层三阶段按容量比例概率抽样（probability proportionate to population size，PPS）。

（2）调查工具、调查病种与诊断标准

诊断工具采用由北京大学精神卫生研究所提供的中文版复合性国际诊断交谈表 2.1 版（CIDI-2.1）；其他工具包括自编社会人口学调查表。调查病种包括 CIDI-2.1 版中 DSM-IV 诊断标准的基本精神与行为障碍。具体如下：物质使用障碍（酒精依赖、酒精滥用、尼古丁依赖、尼古丁滥用）、心境［情感］障碍（抑郁障碍、双相障碍、心境恶劣）、焦虑障碍（惊恐障碍、特殊恐怖症、社交恐怖、强迫障碍、创伤后应激障碍、广泛性焦虑障碍）、躯体形式障碍（躯体化障碍、转化障碍、疼痛障碍、疑病症）等。

（3）患病率及分布特征

各种精神和行为障碍的时点患病率为 10.15%，终生患病率为 27.52%，其中烟草所致精神和行为障碍的时点和终生患病率分别 3.79% 和 14.17%。在常见疾病中，抑郁症的时点和终生患病率分别为 0.72% 和 1.79%，精神分裂症时点和终生患病率分别为 0.6% 和 0.83%，各类精神障碍中以烟酒使用所示的精神与行为最为突出，其次为焦虑和心境障碍。患病率分布：各种精神和行为障碍的时点患病率农村高于城镇，男性患病率高于女性。在各类精神障碍患者中，仅对情感、焦虑和精神病性障碍为代表的精神疾病的就诊率进行单项分析，其中精神分裂症就诊率最高，其次为焦虑障碍，心境障碍最低。抑郁障碍的终生、12 月、时点患病率分别为 1.96%，1.09% 和 0.93%。

6. 河北省精神障碍流行病学调查

2004 年 10 月至 2005 年 3 月，河北省开展了精神障碍流行病学调查，了解河北省 ≥ 18 岁人群各类精神障碍的患病率和分布特点。

（1）样本、抽样方法及调查程序

采用多阶段、分层、整群随机抽样方法，年龄为 ≥ 18 岁人群共 24 000 名，20 716 人完成调查。随机抽取承德市（城区）和 2 个县（农村）为样本框架，3 个框架区域共抽取城区或乡镇（街道）11 个，其中 5 个居委会、20 个行政村。按人口比例确定各样本框架的样本量。

（2）调查工具、调查病种与诊断标准

采用改编后的 GHQ-12 为筛选工具，以美国《精神障碍诊断与统计手册》（第 4 版）（DSM-Ⅳ）为诊断标准；以修订的 DSM-Ⅳ轴Ⅰ障碍定式临床检查病人版（SCID-Ⅰ/ P）为本次调查诊断工具。

（3）患病率及分布特征

河北省精神障碍的时点患病率为 16.243%，排在前三位的是抑郁症（2.701%）、未特定的焦虑障碍（2.509%）和心境恶劣（2.312%）；终生患病率为 18.512%，排在前三位的是抑郁症（4.747%）、酒精依赖性和滥用性障碍（3.862%）和未特定抑郁障碍（2.551%）。抑郁症的终生患病率为 0.62%，时点患病率为 0.54%。河北省精神障碍的时点患病率女性为 16.795%，男性为 15.695%；农村（165.63‰）高于城市（14.431%），并随年龄的增长而不断上升；承德地区各类精神疾病的时点患病率为 17.719%，终生患病率为 21.6 86%。各类精神疾病的时点患病率女性为 18.2 05%，男性为 17.194%；农村为 17.665%，城市为 18.008%。男性与女性终生患病率：重性抑郁障碍分别为 4.12%和 6.11%，酒精依赖性和滥用性障碍分别为 4.19%和 0.38%，特殊恐怖症分别为 0.89%、2.16%，男女间差异有显著性。

患病率分布：男性的终生患病率低于女性，差异有显著性；时点患病率，女性高于男性，并随年龄的增长而不断上升；重性抑郁障碍在男女间，酒精依赖性和滥用性障碍在男女间及在城市和农村间，创伤后应激障碍在城市和农村间的差异均有显著性。

7. 其他的地方性精神障碍流行病调查

2000 年广东省中山市 15 岁以上人口精神疾病患病情况调查结果显示，中山市精神疾病(不含神经症和海洛因依赖)时点患病率为 2.613%，终生患病率为 2.991%，神经症(均为现患病例）的时点患病率为 2.970%，海洛因依赖终生患病率为 0.756%。

2001 年贵州省部分地区各类精神障碍患病率调查显示，各类精神障碍（不含神经症）的时点患病率为 1.468%，终生患病率为 1.544%，与 1986 年比较，有所上升；药物滥用和酒依赖的患病率明显上升。

2002 年江西省组织了一次全省范围内的流行病学调查，调查结果显示，各类精神障碍（不含神经症、药物依赖、人格障碍）的时点患病率为2.980%，总患病率为3.608%。其中时点患病率中的心境障碍（0.991%）、酒依赖（0.678%）和精神分裂症（0.577%），总患病率的心境障碍（1.198%）、精神分裂症（0.778%）和酒依赖（0.678%）分别排在前三位。2002年九江市第五人民医院对九江市11个抽样地区进行流行病学调查，采用1993年7个地区调查工具和方法，结果显示，在15岁及以上人口中，各类精神障碍时点患病率为2.433%，终生患病率为2.731%，明显高于1990年九江市的终生患病率1.553%。

2003年西藏自治区使用SCID-Ⅰ/R作为定式检查工具，并以DSM-Ⅳ为诊断标准，对西藏具有代表性的4个地市进行心境障碍、精神分裂症、器质性精神障碍和急性短暂精神病性障碍流行病学抽样调查。结果显示，4类精神障碍时点患病率：排在前两位的是心境障碍（0.48%）和精神分裂症（0.34%）。心境障碍中双相障碍、抑郁症和恶劣心境的时点患病率分别为0.074%、0.30%及0.11%，4类重性精神障碍时点患病率为1.02%。终生患病率：心境障碍为0.56%、精神分裂症为0.37%。心境障碍中，双相障碍、抑郁症和恶劣心境的终生患病率分别为0.074%、0.37%及0.11%，4类精神障碍终生患病率为1.14%。

2003年首都医科大学附属安定医院与北京大学精神卫生研究所协作，以复合性国际诊断交谈检查-核心本1.0版为主要调查工具，按多阶段分层系统随机抽样原则，对北京市18个区县≥15岁人口5926人进行抑郁症的现况调查。结果显示，时点患病率为3.31%，终生患病率为6.87%。时点和终生患病率中，均为女性高于男性，年龄≥55岁者高，农村高于城市，文盲和小学文化程度者高，再婚、离婚和丧偶者高，不在业者、月收入≤300元者及有家庭暴力者高。

费立鹏继浙江省调查之后，对山东省、青海省、甘肃省天水市进行了调查，由精神科护士用扩展的GHQ-12将调查对象分为患精神障碍高、中、低危险组，然后由精神科医生以美国精神障碍诊断标准（DSM-Ⅳ）依次对调查对象采用SCID对各类精神障碍进行诊断。调查结果显示，调整后的精神障碍30天患病率是17.5%，心境障碍是6.1%，焦虑障碍是5.6%，物质使用障碍是5.9%，精神病是1.0%，女性心境障碍和焦虑障碍的患病率高于男性。年龄在40岁及以上的人比年轻人更容易患心境障碍和焦虑障碍。酒精使用障碍的患病率男性是女性的40倍。农村更容易患上抑郁障碍和酒精依赖。精神障碍的诊断患者中，24%遭受了该病的中度甚至重度以上的损害，8%寻求了专业的治疗，

5%从未得到精神卫生专业机构的治疗。

深圳市 2005 年精神疾病流行状况调查，采用 CIDI-3.0 为调查工具，结果显示，神经症终生患病率为 13.35%，其中男性为 12.9%，女性为 13.85%。患病率和严重性与年龄、性别、婚姻状况、经济状况及生活事件等因素有关。

2006 年 8 月广州地区精神障碍的患病率调查 7418 人，采用 CIDI-3.0 为调查工具，结果显示广州地区各类精神障碍调整时点患病率为 43.31‰，调整终生患病率为 157.64‰。

2006 年 9 月至 2007 年 2 月山东省威海市 ≥ 15 岁人群各类精神疾病精神障碍的调查，使用心理卫生筛选表、神经症筛选表、精神现状检查（PSE）140 题等工具进行调查，以中国精神疾病分类方案与诊断标准第 3 版为诊断依据，结果显示，各类精神障碍的时点患病率为 7.034%，终生患病率为 8.951%。排在前 3 位的为抑郁症（3.749%）、神经症（3.006%）和酒依赖（1.138%）。农村患病率（9.322%）高于城市（8.430%），女性（9.527%）高于男性（8.382%）。

2007 年广西玉林市采用分层整群随机抽样的方法，对玉林市城乡进行精神疾病患病情况调查。

二、存在的主要问题

中国目前正处于一个迅速变革的历史时期，社会变革导致对新型精神卫生服务的需求增加。我们在享受快速发展的物质文明的同时，也面临着一系列前所未有的问题。老龄化社会出现的老年期痴呆、老年抑郁、空巢等问题；亲子教育缺失形成的儿童情感问题；白领阶层的焦虑、抑郁问题；社会突发事件导致的应激和恐慌情绪等。这些事件都对精神卫生工作提出了新的挑战。新型的精神卫生服务模式将是以人性化为引导、群体化为目标、多专业协作为主导的特色性医疗活动，这种模式有利于将精神卫生的服务对象最大化，并有效改变精神卫生工作被日益边缘化的不利局面。

1. 精神卫生资源不足与资源浪费并存

我国是中等偏下收入国家，卫生预算占国内生产总值（GDP）的 5.5%，对精神卫生的投入占整个卫生预算的 2.35%，基层精神病医院则更少，这与精神疾病占疾病总负担的 1/5 形成了鲜明的对比，对精神卫生的投入显然不足。客观上精神病医院承担着大量的公共卫生任务，对所治疗的患者收费低廉，而在经费投入上，精神病医院没有进入公共卫生机构序列，且拨款比例很小。有的医院甚至没有财政拨款。国内目前的精神卫生服务利用主要是根据患病率，按病床数、病床使用率来进行评估。据 2009 年中国卫生统计提要，2005 年精神科医师为 19 130 人，占医师总数的 1.2%。2008 年精神科床位数 165 697 张，占总床位数的 5.5%。2020 年精神科医师为 45 931 人，精神科床位数 67.1 万张，10 多年来虽然有很大增加，但是仍然不能满足需求。朱紫青等、操小兰等对中国精神科专业人员的现状调查，医师中 60.8% 的人没有本科学历，中专生占 18.3%，有 41.3% 的人并非一开始就从事精神科，专业队伍结构不合理，学历教育与继续医学教育有待加强。黄宣银等对四川省精神卫生服务机构的现况调查显示，精神卫生从业人员学历偏低，以大、中专为主，硕士及以上仅为 1.09%；初级职称占 55.81%，副高级以上职称仅为 6.28%。

一方面，精神疾病防治机构由于经费投入不足，医疗设备陈旧，高素质专业技术人员短缺，总体上不能满足精神卫生事业发展的需要。2004 年调查显示，中重度精神障碍患者比轻度精神障碍患者更愿意接受治疗，年龄大、低家庭收入和中重度精神障碍患者更容易得到治疗，性别、受教育程度和婚姻状况与治疗无显著性联系。另一方面，由于部分精神卫生机构分布不够合理，以及部分地区存在乱办医、乱行医的现象，造成正规医院精神科床位利用率不高。因此说，我国精神卫生资源不足与资源浪费现象同时并存。

2. 精神卫生机构服务模式不能满足新型精神卫生服务需求的增加

目前国内精神卫生机构服务模式基本上还是"医院精神病学"的格局，即精神卫生人力和财力资源仍以精神病医院为主，而医院服务的对象仍然是"重性"或"严重"精神病患者。这种现状不符合现代医学模式的需要，也不能适应现代社会的需求。我国的社区精神卫生服务已经尝试多年，目前我国 618 万余精神分裂症患者有 90% 生活在社区，这些人是社区康复服务的主要对象。由于缺乏统一规划和经费投入，社区精神卫生发展缓慢，一些试点经验难于推广。各地区医疗服务水平参差不齐，某些地区精神疾病的基本服务仍是空白。

2001—2002 年，我国 13 个省市有 3 万多名精神卫生服务人员、8584 名专业医师、

1.6万多名护士。我国综合医院对精神科的设置不足。上海市区15家三级和14家二级综合性医院的精神卫生服务现状研究显示，在29家综合性医院中，17家医院设置精神科，占59%；其中三级医院有12家（80%）、二级医院有5家（36%）。已经开设精神卫生科室的医院中，精神科平均年会诊率为0.63%，会诊途径以本院精神科为主；而未开设精神卫生科室的医院则会诊率平均为0.10%。四川、广西、云南等省，深圳、昆明市的调查结论类似。上海的综合医院精神卫生服务是走在全国前列的，其他地区尤其中西部地区的综合医院设置精神科或心理科的应该更少。精神科住院资源绝对不足与相对闲置的矛盾，住院时间过长是精神科长期存在的问题，与医院管理模式和整个精神卫生服务模式有关。住院患者仍是以精神分裂症为主。医疗量分布不均，集中于省市级大机构，门诊服务主要面对的三大疾病依然是精神分裂症、心境障碍和焦虑障碍。独立的精神卫生机构体系限制了联络会诊精神卫生服务的发展。于德华等对上海市综合医院精神卫生服务的调查发现，在29所综合医院中，17所甲等医院设置了精神卫生科室，占59%，显示近年来综合医院开始重视精神卫生服务工作，已设立精神科室的综合医院的年会诊率、临床医师接受精神卫生培训方面显著优于未开设精神卫生科室的医院。所以在综合医院设立精神科势在必行。在综合医院普及精神医学知识，设立心理咨询或精神科门诊，开展联络精神病学工作是十分重要的。

3. 发展不平衡，精神卫生康复覆盖范围相对较小

由于受重视程度、技术条件、经济状况等各种因素的影响，造成地区与地区之间、同一地区不同市县之间社区精神卫生康复工作发展的不平衡。许多地方在网络建设、服务内容与质量上都处于较低的水平，甚至处于停滞状态。"社会化、综合性、开放式"精神病防治康复工作模式，是世界社区精神卫生史上规模最大、范围最广的一次社会实践，但仅覆盖我国不到2/5的地区，贫困地区的精神病患者更是不能得到基本的治疗与康复服务。另外，由于精神卫生知识尚未普及，宣传力度不够，我国普通居民对精神卫生知识的知晓率和正确选择就医方式的比例明显偏低。大多数人对精神疾病没有基本的认识和了解，对患者缺乏理解和同情，偏见与歧视现象比较严重，因此使精神疾病患者及其家属普遍具有强烈的"病耻感"，不愿意或不敢接受治疗和心理干预，延误治疗，使病情加重。WHO对我国精神疾病治疗率所做的调查显示，精神分裂症患者就诊率仅为30%，住院治疗者不足1%；抑郁症及双相障碍、惊恐障碍治疗比例仅为10%；强迫

症、酒精依赖、自杀／自伤的治疗干预率更低。调查显示，神经症的患病率女性高于男性，农村高于城市，文化层次越低患病率越高，这种趋势可以从 2000 年以后我国不同地区神经症患病率调查中得到证实，神经症患病率均比 10 年前大幅增加。精神障碍已经成为影响人们健康的重要问题之一。提高人们对生活事件的适应能力和应对能力，加大心理卫生宣传和普及力度，加快专业机构建设，是 21 世纪公共卫生面临的重要课题之一。

4. 精神卫生服务工作在国家总体扶贫战略中体现出不足，社会保障体系也不够健全

我国精神卫生工作在卫生服务的公平性方面和国家总体扶贫战略中体现出不足，社会保障体系也不够健全。很多精神障碍患者需要长期甚至是终生治疗。康复后，社会的偏见也使他们再就业困难重重。这一切促使精神病患者贫困化加速。精神障碍的低治疗率直接导致高残疾率，患者家庭和整个社会的照料负担增加，劳动力资源丧失加重，迫使国家财政不断加大对慢性严重精神残疾者康复和生活安排等方面的支出，因精神病患者病态行为所造成的损失以及国家为此付出的人力物力也不可避免地增加。可见，精神卫生问题不仅是重大的公共卫生问题，也是一个较为突出的社会问题。防治精神障碍、防范和减少精神病患者病态行为所致的不良后果，对于保障社会安定和物质文明建设稳步发展的重要性和必要性不言而喻。我国正处于快速经济转型的重大社会变革时期，这不可避免地弱化了以家庭为基础的传统社会支持网络，并增加了社会成员所经历的心理压力的水平。

本研究的意义及目标

一、研究意义

目前，精神障碍的患病率高，疾病负担严重。既往研究表明，世界上只有 10% 的医学研究解决了生活在低收入和中等收入国家（low- and middle-income country，LMIC）的全球 90% 人口的健康需求。高收入国家和中低收入国家之间的差距可能更大，因为心理健康受到社会文化因素的严重影响。人们对精神障碍和物质使用障碍的全球流行病学认识不足，与其他疾病相比，在确定最具成本效益的干预措施方面进展较慢。虽然这些疾病在所有国家都存在，但文化也会影响它们的发展和呈现。虽然发展中国家的精神障碍患病率低于美国，但有证据表明，发达国家 35.5% ~ 50.3% 的严重病例未接受治疗，而发展中国家这一比例为 76.3% ~ 85.4%。

2007 年，柳叶刀全球精神卫生协作组呼吁全球卫生界、政府、捐助者、多边机构和其他精神卫生利益攸关方扩大精神障碍服务的覆盖范围，特别是在发展中国家。如今，在发展环境中仍然存在扩大精神卫生服务的障碍。精神卫生的横断面调查可能无法直接促进医疗资源分配和公共卫生政策立法，但这些调查对于服务规划和建立干预研究非常重要。美国早期开始进行全国精神卫生调查，并进行了国家共病调查（NCS，1990—1992）和国家复测共病调查（NCS-R，2001—2002）。在 NCS-R 中，研究报告精神障碍的患病率在 10 年间变化很小，1990—1992 年为 29.4%，2001—2003 年为 30.5%，（$P = 0.52$），但治疗从 1990—1992 年的 12.2% 增加到 2001—2003 年的 20.1%（$P < 0.001$）。增加的原因可能是立法和政策通过分配资源为精神卫生提供融资支持，来增加精神卫生服务的可及性，以及制订社区计划以提高精神障碍意识和促进帮助 - 寻求精神障碍患者

的行为。对心理健康进行横断面调查对于评估精神障碍的患病率以及随时间推移检查模式、趋势和发生情况也很有价值。它是精神障碍流行病学研究进展的必要步骤，并为进一步的分析和实验流行病学研究奠定坚实的描述基础。世界精神卫生调查（WMHS）是最大和最广泛的调查。这项全球调查首次利用同一工具评估每个世卫组织区域精神障碍的现状，并从那时起为世界各国开展精神卫生调查提供了方法学。

在 20 世纪后期，中国 1982 年和 1993 年两次大样本的精神疾病流行病学调查，为随后的 10 ～ 20 年精神卫生政策的制定提供了依据。进入 21 世纪以来，卫生部（现卫健委）和地方政府已经意识到精神障碍的防治在中国的重要性，并逐渐优先考虑精神卫生政策立法和资源分配。2002 年卫生部、民政部、公安部和中国残疾人联合会签署了中国精神卫生联合工作计划（2002—2010）。2004 年，受卫生部疾病控制司委托，由中国疾病预防控制中心精神卫生中心承担的"中央补助地方卫生经费重性精神疾病管理治疗项目"（简称"686"项目），旨在建立社区精神卫生服务，为精神疾病严重者提供免费治疗，并且提高社区居民的精神健康知识。

自 21 世纪初以来，精神医学诊断术语的进展、完整结构化的诊断访谈以及复杂的家庭调查技术的应用已经在精神障碍的描述性流行病学方面取得了实质性进展。在此背景下，国内一些省市陆续开展了区域性的精神障碍流行病学调查。然而，由于研究的方法学差异，调查获得的精神障碍患病率的可比性不足。至于精神卫生服务的利用，近年来进行的中国卫生服务调查主要关注慢性病，很少关注精神卫生服务的利用。虽然过去几十年来精神障碍治疗已经发生了相当可喜的变化，但是并没有全国精神障碍服务利用的国家数据和研究。在有限的研究中，首先，没有使用标准化的调查方法，因此当前调查结果的真实性和可靠性仍然不清楚；其次，这些研究许多都是在省市区域内进行的，没有全国代表性的数据，无法进行横向和纵向的比较。

随着我国经济的发展，人民对高质量生活的追求日益增长。与此同时，在较快的生活节奏与社会发展变化下，心理压力与冲突也日益凸显，心理健康成为国家与人民日益关注的热点。对国民心理健康状况的基本了解是指导心理健康服务的重要基础。掌握国民总体心理健康水平、心理健康状况的变化趋势、不同人群的心理健康特征、群体层面与个体层面的心理健康影响因素、心理健康问题的影响因素等数据，对于制定有关政策、指导相关工作具有重要的参考价值。

近年来，越来越多的国内外学者开始重视中国国民的心理健康问题，但精神卫生领域的研究结果不尽相同。我国精神病与精神卫生学领域的三代研究者对不同地区和人群精神卫生状况进行了大量的研究，逐渐引进和改良西方的研究工具，结合自主研发的测量工具，对人群的心理健康水平进行了一系列有针对性的评估测量。

既往研究结果在一定程度上反映了中国区域性精神障碍患病率的增长。但这些结果的普遍性是有限的，因为中国的精神病学以现象学作为诊断依据的传统概念和测量难以标准化的不同影响。因此，获取具有全国代表性的精神障碍和服务使用数据是至关重要的，既要记录精神障碍及其严重程度，也要提供社会人口学信息。为了建立一个能够充分满足全国人群精神卫生和心理保健需求的服务体系提供信息，克服早期调查方法学的局限性，卫生部和科技部在 2012 年立项"中国精神障碍疾病负担及卫生服务利用的研究"，简称"中国精神卫生调查"（China Mental Health Survey，CMHS），由北京大学第六医院作为承担单位，联合全国 9 家合作单位、31 家协作单位，采用世界范围内最先进和最新的精神障碍流行病学调查技术和手段，在 2012—2015 年开展了史无前例的全国精神障碍流行病学调查。CMHS 是中国有史以来第一次全国代表性的精神障碍和精神卫生服务的横断面抽样调查，调查可以获得各类精神障碍的患病率及其分布特征、精神卫生服务的使用，以及针对干预措施的危险因素或相关因素。这些信息将为精神障碍的发生、发展、转归的研究提供机会，建立精神障碍发生的心理社会危险因素的假设，了解寻求帮助和服务利用的模式及阻碍，为检验假设的深入研究奠定基础，为精神卫生政策制定提供基线信息。显而易见，CMHS 系统地收集各类精神障碍、服务使用和危险因素的大量信息，而且有一部分受访者还获得了躯体疾病的额外数据，精神医学、公共卫生、社会学等不同领域的专业人士可以对丰富的数据进行分析，以加深和拓展对精神障碍及其影响因素的认识和理解，以利于制定防制措施，减轻我国精神障碍的疾病负担，对于我国精神卫生事业的发展具有重要意义。

二、研究目标

（一）调查的目的

1. 精神障碍患病率及其分布

准确描述我国社区成人心境障碍、焦虑障碍、酒精药物使用障碍、间歇性暴发性障碍、进食障碍、精神分裂症及其他精神病性障碍、老年期痴呆 7 大类 36 小类精神障碍的患病率及其分布特点，以伤残调整寿命年为指标测算各类精神障碍的疾病负担。

2. 服务利用

调查各类精神障碍患者利用精神卫生服务的现况及分布特点，探讨相关因素。

3. 影响因素

探讨影响精神障碍发生的人口学和心理社会因素，以利于有效而公平地利用国家卫生资源，为制定宏观卫生政策提供科学依据。

（二）调查的疾病

CMHS 旨在获得以下疾病的诊断：心境障碍、焦虑障碍、酒精药物使用障碍、间歇性暴发性障碍、进食障碍、精神分裂症及其他精神病性障碍、老年期痴呆 7 类精神障碍。

（三）调查的实施

为了获得上述各类数据，CMH 分为两个阶段。第一阶段由北京大学中国社会科学调查中心管理实施，由培训合格的访谈员使用 CIDI 进行面对面的访谈。现场程序和质量控制由调查中心负责严格执行。质量控制措施包括使用四种检查方法的综合策略，包括数据检查、电话检查、音频记录检查和现场检查，以确保数据的最佳质量。

第二阶段由精神卫生专业人员使用 SCID 诊断精神分裂症及其他精神病性障碍，使用 10/66 国际痴呆合作研究的诊断工具诊断老年期痴呆。现场调查质量控制由北京大学第六医院和天津市安定医院负责，全国 9 家合作单位、31 家协作单位共同努力，由训练有素的精神病医生进行面对面的访谈。严格实施质量控制措施，将系统误差降至最低。

参考文献

[1] 沈渔邨. 精神病学 [M]. 5 版. 北京：人民卫生出版社，2009.
[2] 黄悦勤. 临床流行病学 [M]. 2 版. 北京：人民卫生出版社，2006.

[3] World Health Organization.The World Health Report 1999 [R]. Geneva: WHO, 2000 : 98-109.

[4] PAYKEL E, ABBOTT R, JENKINS R, et al. Urban-rural mental health differences in Great Britain: findings from the National Morbidity Survey [J]. International Review of Psychiatry, 2003, 15 : 97-107.

[5] KESSLER R C, KATHLEEN R, Merikangas. The national comorbidity survey replication (NCS-R): background and aims [J]. International Journal of Methods in Psychiatric Research, 2004, 13 (2): 60-69.

[6] ROY-BYRNE P P, JOESCH J M, WANG P S, et al. Low socioeconomic status and mental health care use among respondents with anxiety and depression in the NCS-R [J]. Psychiatr Serv, 2009, 60 (9): 1190-1197.

[7] SHEN Y C, ZHANG M Y, HUANG Y Q, et al. Twelve-month prevalence, severity, and unmet need for treatment of mental disorders in metropolitan China [J]. Psychol Med, 2006, 36 (2): 257-267.

[8] ALONSO J, BURON A, BRUFFAERTS R, et al. Association of perceived stigma and mood and anxiety disorders: results from the World Mental Health Surveys [J]. Acta Psychiat Scand, 2008, 118 (4): 305-314.

[9] SCOTT K M, VON KORFF M, ALONSO J, et al. Mental-physical co-morbidity and its relationship with disability: results from the World Mental Health Surveys [J]. Psychol Med. 2009, 39 (1): 33-43.

[10] KESSLER R C, AMMINGER G P, et al. Age of onset of mental disorders: a review of recent literature [J]. Current Opinion in Psychiatry, 2007, 20 (4): 359-364.

[11] GUREJE, MICHAEL VON KORFF, LOLA KOLA, et al. The relation between multiple pains and mental disorders: Results from the World Mental Health Surveys [J]. Pain, 2008, 135 (1-2): 82-91.

[12] SCOTT M, VON KORFF M, ALONSO J, et al. Age patterns in the prevalence of DSM- Ⅳ depressive/ anxiety disorders with and without physical co-morbidity [J]. Psychological Medicine, 2008, 38 (11): 1659-1669.

[13] KESSLER R C, BERGLUND P A, DEMLER O, et al. Lifetime prevalence and age-of-onset distributions of DSM- Ⅳ disorders in the National Comorbidity Survey Replication (NCS-R) [J]. Archives of General Psychiatry, 2005, 62 (6): 593-602.

[14] HUANG Y, KOTOV R, DE GIROLAMO G, et al. DSM- Ⅳ personality disorders in the WHO World Mental Health Surveys [J]. Br J Psychiatry, 2009, 195 (1): 46-53.

[15] ORMEL J, KORFF M V, BURGER H, et al. Mental disorders among persons with heart disease — results from World Mental Health surveys [J]. General Hospital Psychiatry, 2007, 29 (4): 325-334.

[16] HE Y. Depression-anxiety relationships with chronic physical conditions: results from the World Mental Health Surveys [J]. Journal of Affective Disorders, 2007, 103 (1-3): 113-120.

[17] ZHANG M Y, et al. Mental disorders among adults with asthma: results from the World Mental Health Survey [J]. General Hospital Psychiatry, 2007, 29 (2), 123-133.

[18] LEE S, TSANG A, BRESLAU J, et al. Mental disorders and termination of education in high-income

and low-and middle-income countries: epidemiological study [J]. Br J Psychiatry, 2009, 194 (5): 411-417.

[19] WANG P S, ANGERMEYER M, BORGES G, et al. Delay and failure in treatment seeking after first onset of mental disorders in the World Health Organization's World Mental Health Survey Initiative [J]. World Psychiatry, 2007, 6 (3): 177-185.

[20] POSADA-VILLA J, CAMACHO J C, VALENZUELA J I, et al. Prevalence of suicide risk factors and suicide-related outcomes in the National Mental Health Study, Colombia [J]. Suicide Life Threat Behav, 2009, 39 (4): 408-424.

[21] BENJET C, BORGES G, MEDINA-MORA M E, et al. Youth mental health in a populous city of the developing world: results from the Mexican Adolescent Mental Health Survey [J]. J Child Psychol Psychiatry, 2009, 50 (4): 386-395.

[22] BENJET C, BORGES G, MEDINA-MORA M E, et al. Prevalence and socio-demographic correlates of drug use among adolescents: results from the Mexican Adolescent Mental Health Survey [J]. Addiction, 2007, 102 (8): 1261-1268.

[23] BORGES G, BENJET C, MEDINA-MORA M E, et al. Treatment of mental disorders for adolescents in Mexico City [J]. Bulletin of the World Health Organization, 2008, 86 (10): 757-764.

[24] Medina-Mora, Maria Elena, Borjes, et al. Psychiatric disorders in Mexico: lifetime prevalence in a nationally representative sample [J]. British Journal of Psychiatry, 2007, 190 (6): 521-528.

[25] BENJET C, BORGES G, MEDINA-MORA M E. DSM- IV personality disorders in Mexico: results from a general population survey [J]. Revista Brasileira de Psiquiatria, 2008, 30 (3): 227-234.

[26] KESSLER R C, CHIU W T, DEMLER O, et al. Prevalence, severity, and comorbidity of twelve-month DSM- IV disorders in the National Comorbidity Survey Replication (NCS-R) [J]. Archives of General Psychiatry, 2005, 62 (6): 617-627.

[27] KESSLER R C, COCCARO E F, FAVA M, et al. The prevalence and correlates of DSM- IV Intermittent Explosive Disorder in the National Comorbidity Survey Replication [J]. Archives of General Psychiatry, 2006, 63 (6), 669-678.

[28] ROTH T, JAEGER S, JIN R, et al. Sleep problems, comorbid mental disorders, and role functioning in the National Comorbidity Survey Replication (NCS-R) [J]. Biological Psychiatry, 2006, 60 (12): 1364-1367.

[29] HUDSON J I, HIRIPI E, POPE H G, et al. The prevalence and correlates of eating disorders in the National Comorbidity Survey Replication [J]. Biological Psychiatry, 2007, 61 (3): 348-358.

[30] KESSLER R C, ADLER L, BARKLEY R, et al. The prevalence and correlates of adult ADHD in the United States: results from the National Comorbidity Survey Replication [J]. The American Journal of Psychiatry, 2006, 163 (4): 716-723.

[31] KESSLER R C, FAYYAD J. The prevalence and effects of adult attention-deficit/hyperactivity

disorder (ADHD) on the performance of workers: results from the WHO World Mental Health Survey Initiative [J]. Occup Environ Med, 2008, 65 (12): 835-842.

[32] KESSLER R C, BIRNBAUM H, DEMLER O, et al. The prevalence and correlates of nonaffective psychosis in the National Comorbidity Survey Replication (NCS-R) [J]. Biol Psychiatry, 2005, 58 (8): 668-676.

[33] KENDLER K S, GALLAGHER T J, ABELSON J M, et al. Lifetime prevalence, demographic risk factors, and diagnostic validity of nonaffective psychosis as assessed in a United States community sample-The National Comorbidity Survey [J]. Arch Gen Psychiatry, 1996, 53 (11): 1022-1031.

[34] WANG P S, BERGLUND P A, KESSLER R C, et al. Failure and delay in initial treatment contact after first onset of mental disorders in the National Comorbidity Survey Replication (NCS-R) [J]. Archives of General Psychiatry, 2005, 62 (6): 603-613.

[35] WANG P S, LANE M, KESSLER R C, et al. Twelve-month use of mental health services in the United States: results from the National Comorbidity Survey Replication (NCS-R) [J]. Archives of General Psychiatry, 2005, 62 (6): 629-640.

[36] UEBELACKER L A, WANG P S, BERGLUND P, et al. Clinical differences among patients treated for mental health problems in general medical and specialty mental health settings in the National Comorbidity Survey Replication [J]. General Hospital Psychiatry, 2006, 28 (5): 387-395.

[37] KESSLER R C, DEMLER O, FRANK R G, et al. Prevalence and treatment of mental disorders, 1990 to 2003 [J]. The New England Journal of Medicine, 2005, 352 (24): 2515-2523.

[38] KOVESS-MASFÉTY V, ALONSO J. A European approach to Rural-Urban Differences in Mental Health: The ESEMeD 2000 Comparative Study [J]. Canadian Journal of Psychiatry, 2005, 50 (14): 926-936.

[39] ALONSO J, FERRER M, ROMERA B, et al. The European study of the Epidemiology of mental disorders (ESEMeD/MHEDEA 2000) project: rationale and methods [J]. International Journal of Methods in Psychiatric Research, 2002, 11 (2): 55-67.

[40] BONNEWYN A, BRUFFAERTS R, VILAGUT G, et al. Lifetime risk and age-of-onset of mental disorders in the Belgian general population [J]. Soc Psychiatry Psychiatr Epidemiol, 2007, 42 (7): 522-529.

[41] BERTREM C, BRUFFAERTS R, BONNEWYN A, et al. Mental and pain comorbidity of chronic somatic disorders in the general population in Belgium [J]. Arch Public Health, 2006, 64 : 199-214.

[42] HARO J M, PALACIN C, VILAGUT G, et al. Prevalence and associated factors of mental disorders in Spain: Results from the ESEMeD-Spain Study [J]. Medicina Clinica (Barcelona), 2006, 126 (12): 445-451.

[43] BROMETN E J. Epidemiology of psychiatric and alcohol disorders in Ukraine [J]. Soc Psychiatry Psychiatr Epidemiol, 2005, 40 (9): 681-690.

[44] KARAM E G, MNEIMNEH Z N, KARAM A N, et al. Prevalence and treatment of mental disorders in Lebanon: a national epidemiological survey [J]. Lancet, 2006, 367 (9515): 1000-1006.

[45] WILLIAMS D, HERMAN A, STEIN D, et al. Twelve-month mental disorders in South Africa: prevalence, service use and demographic correlates in the population-based South African Stress and Health Study [J]. Psychological Medicine, 2008, 38（2）: 211-220.

[46] STEIN D J, SEEDAT S, HERMAN A, et al. Lifetime prevalence of psychiatric disorders in South Africa [J]. Br J Psychiatry, 2008, 192（2）: 112-117.

[47] SULIMAN S, STEIN D J, WILLIAMS D R, et al. DSM-IV personality disorders and their axis I correlates in the South African population [J]. Psychopathology, 2008, 41（6）: 356-364.

[48] TOMLINSON M, GRIMSRUD A T, STEIN D J, et al. The epidemiology of major depression in South Africa: results from the South African stress and health study [J]. S Afr Med J, 2009, 99（5 Pt 2）: 367-373.

[49] SEEDAT S, WILLIAMS D R, HERMAN A A, et al. Mental health service use among South Africans for mood, anxiety and substance use disorders [J]. S Afr Med J, 2009, 99（5 Pt 2）: 346-352.

[50] MOOMAL H, JACKSON P B, STEIN D J, et al. Perceived discrimination and mental health disorders: the South African Stress and Health study [J]. S Afr Med J, 2009, 99（5 Pt 2）: 383-389.

[51] SEEDAT S, STEIN D J, HERMAN A, et al. Twelve-month treatment of psychiatric disorders in the South African Stress and Health Study（World Mental Health Survey Initiative）[J]. Soc Psychiatry Psychiatr Epidemiol, 2008, 43（11）: 889-897.

[52] TOMLINSON M, GRIMSRUD A T, STEIN D J, et al. The epidemiology of major depression in South Africa: results from the South African stress and health study [J]. S Afr Med J, 2009, 99（5 Pt 2）: 367-373.

[53] FINCHAM D, GRIMSRUD A, CORRIGALL J, et al. Intermittent explosive disorder in South Africa: Prevalenct, correlates and the role of traumatic exposures [J]. Psychopathology, 2009, 42（2）: 92-98.

[54] TSUCHIYA M, KAWAKAMI N, ONO Y, et al. Lifetime comorbidities between phobic disorders and major depression in Japan: results from the World Mental Health Japan 2002-2004 Survey [J]. Depress Anxiety, 2009, 26（10）: 949-955.

[55] TAKASAKI Y, KAWAKAMI N, TSUCHIYA M, et al. Heart disease, other circulatory diseases, and onset of major depression among community residents in Japan: results of the World Mental Health Survey Japan 2002-2004 [J]. Acta Med Okayama, 2008, 62（4）: 241-249.

[56] KAWAKAMI N, TAKESHIMA T, ONO Y, et al. Twelve-month prevalence, severity, and treatment of common mental disorders in communities in Japan: preliminary finding from the World Mental Health Japan Survey 2002-2003 [J]. Psychiatry and Clinical Neurosciences, 2005, 59（4）: 441-452.

[57] KOICHI R, MIYAMOTO Y, AKIYAMA M. Awareness of early warning signs and help-seeking behaviours among patients with schizophrenia who utilize social rehabilitation facilities in Japan [J]. J Psychiatr Ment Health Nurs, 2009, 16（8）: 694-702.

[58] OAKLEY BROWNE M A, WELLS J E, MCGEE M A. Twelve-month and lifetime health service use in Te Rau Hinengaro: The New Zealand Mental Health Survey [J] . Australian and New Zealand Journal of Psychiatry, 2006, 40 (10): 855-864.

[59] OAKLEY BROWNE M A, WELLS J E, SCOTT K M, et al. Lifetime prevalence and projected lifetime risk of DSM- IV disorders in Te Rau Hinengaro: The New Zealand Mental Health Survey [J] . Aust N Z J Psychiatry, 2006, 40 (10): 865-874.

[60] KESSLER R C, BERGLUND P, CHIU W T, et al. The US National Comorbidity Survey Replication (NCS-R): design and field procedures [J] . International Journal of Methods in Psychiatric Research, 2010, 13 (2): 69-92.

[61] SAREEN J, COX BJ, AFIFI T O, et al. Mental health service use in a nationally representative Canadian survey [J] . Canadian Journal of Psychiatry Revue Canadienne De Psychiatrie,2005,50 (12): 753-761.

[62] SOBOCKI P, LEKANDER I, BORGSTROM F, et al. The economic burden of depression in Sweden from 1997 to 2005 [J] . Eur Psychiatry, 2007, 22 (3): 146-152.

[63] MARCINIAK M D, LAGE M J, DUNAYEVICH E, et al. The cost of treating anxiety: the medical and demographic correlates that impact total medical costs [J] . Depress Anxiety, 2005, 21 (4): 178-184.

[64] BECK C A, WILLIAMS J V A, WANG J L, et al. Psychotropic Medication Use in Canada [J] . Can J Psychiatry, 2005, 50 (10): 605-613.

[65] CHISOLM D J, KLIMA J, GARDNER W. et al. Adolescent behavioral risk screening and use of health services [J] . Adm Policy Ment Health, 2009, 36 (6): 374-380.

[66] BARTSCH D A, RODGERS V K. Senior reach outcomes in comparison with the Spokane Gatekeeper program [J] . Care Manag J, 2009, 10 (3): 82-88.

[67] FROSCH E, MCCULLOCH J, YOON Y, et al. Pediatric Emergency Consultations: Prior Mental Health Service Use in Suicide Attempters [J] . J Behav Health Serv Res, 2011, 38 (1): 68-79.

[68] COIA D, GLASSBOROW R. Mental health quality and outcome measurement and improvement in Scotland [J] . Curr Opin Psychiatry, 2009, 22 (6): 643-647.

[69] O'CAMPO P, KIRST M, Schaefer-McDaniel N, et al. Community-based services for homeless adults experiencing concurrent mental health and substance use disorders: a realist approach to synthesizing evidence [J] . J Urban Health, 2009, 86 (6): 965-989.

[70] BARROSO S M, BANDEIRA M, do Nascimento E, et al. Predictors of subjective burden for families of psychiatric patients treated in the public health care system in Belo Horizonte, Minas Gerais State, Brazil [J] . Cad Saude Publica, 2009, 25 (9): 1957-1968.

[71] FASSAERT T, HESSELINK A E, VERHOEFF A P, et al. Acculturation and use of health care services by Turkish and Moroccan migrants: a cross-sectional population-based study [J] . BMC Public Health, 2009, 9 : 332.

[72] KOICHI R, MIYAMOTO Y, AKIYAMA M, et al. Awareness of early warning signs and help-seeking behaviours among patients with schizophrenia who utilize social rehabilitation facilities in Japan [J]. J Psychiatr Ment Health Nurs, 2009, 16（8）: 694-702.

[73] CODONY M, ALONSO J, ALMANSA J, et al. Mental health care use in the Spanish general populations: results of the ESEMeD-Spain study [J]. Actas Esp Psiquiatr, 2007, 35（S2）: 21-28.

[74] WANG J, PATTEN S B, WILLIAMS J V, et al. Help-Seeking Behaviours of Individuals With Mood Disorders [J]. Can J Psychiatry, 2005, 50（10）: 652-659.

[75] SULLIVAN R B, WATANABE M, WHITCOMB M E, et al. The evolution of divergences in physician supply policy in Canada and the United States [J]. Jama the Journal of the American Medical Association, 1996, 276（9）: 704-709.

[76] MASOOD N, OKAZAKI S, TAKEUCHI D T, et al. Gender, family, and community correlates of mental health in South Asian Americans [J]. Cultur Divers Ethnic Minor Psychol, 2009, 15（3）: 265-274.

[77] ALONSO J, FERRER M, ROMERA B, et al. The European study of the Epidemiology of mental disorders（ESEMeD/MHEDEA 2000）project: rationale and methods [J]. International Journal of Methods in Psychiatric Research, 2002, 11（2）: 55-67.

[78] KESSLER R C, MERIKANGAS, KATHLEEN R, et al. Prevalence, comorbidity, and service utilization for mood disorders in the United States at the beginning of the twenty-first century [J]. Annual Review of Clinical Psychology, 2007, 3（1）: 137.

[79] KESSLER R C, DEMLER O, FRANK R G, et al. Prevalence and treatment of mental disorders, 1990 to 2003 [J]. The New England Journal of Medicine, 2005, 352（24）: 2515-2523.

[80] 江妙津. 中医心神学说与临床 [M]. 北京: 人民卫生出版社, 2009.

[81] 张维熙, 沈渔邨, 李淑然, 等. 中国七个地区精神疾病流行病学调查 [J]. 中华精神科杂志, 1998, 31（2）: 69-71.

[82] 陈昌惠, 沈渔邨, 张维熙, 等. 中国七个地区精神分裂症流行病学调查 [J]. 中华精神科杂志, 1998, 31（2）: 72-74.

[83] 涂健, 宁佐喜, 沈渔邨, 等. 中国七个地区脑血管病所致精神障碍和酒、药依赖流行病学调查 [J]. 中华精神科杂志, 1998, 31（2）: 107.

[84] 王金荣, 王德平, 沈渔邨, 等. 中国七个地区情感性精神障碍流行病学调查 [J]. 中华精神科杂志, 1998, 31（2）: 75-77.

[85] 翁正, 张敬悬, 马登岱, 等. 山东省精神疾病流行病学调查 [J]. 中华精神科杂志, 1998, 31: 222-224.

[86] 胡纪泽, 胡赤怡, 段卫东, 等. 深圳市户籍及非户籍居民精神疾病现况调查 [J]. 中华流行病学杂志, 2009, 30（6）: 543-548.

[87] HWU H G, YEH E K, CHANG L Y. Chinese Diagnostic Interview Schedule. I. Agreement with psychiatric diagnosis [J]. Acta Psychiatr Scand, 1986, 73: 225-233.

[88] HWU H G, YEH E K, CHANG L Y. et al. Prevalence of psychiatric disorder in Taiwan defined by the Chinese Diagnostic Interview Schedule [J]. Acta Psychiatr Scand, 1989, 79：136-147.

[89] HWU H G, YEH E K, CHANG L Y, et al. Chinese Diagnostic Interview Schedule. II. A validity study estimation of lifetime prevalence [J]. Acta Psychiatr Scand, 1986, 73：348-357.

[90] 杨怀珍, 周建华, 沈铭琪. 哈尔滨大型企业精神病流行学调查 [J]. 临床精神医学杂志, 2000, 10（2）：91-92.

[91] 林勇强, 张献共, 赵虎. 汕头市精神疾病流行病学调查 [J]. 中华精神科杂志, 1998, 31（2）：127.

[92] 黄悦勤. 我国精神障碍流行病学研究现状 [J]. 中国预防医学杂志, 2008, 9（5）：445-446.

[93] The WHO World Mental Health Survey consortium. Prevalence, severity, and unmet need for mental disorders in the World Health Organization World Mental Health Surveys [J]. JAMA, 2004, 291（21）：2581-2590.

[94] SHEN Y C, ZHANG M Y, HUANG Y Q, et al. Twelve month prevalence, severity, and unmet need for treatment of mental disorders in metropolitan China [J]. Psychol Med, 2006, 36：257-267.

[95] LEE S, GUO W J, TSANG A, et al. Impaired role functioning and treatment rates for mental disorders and chronic physical disorders in metropolitan China [J]. Psychosom Med, 2009, 71（8）：886-893.

[96] LEE S, TSANG A, HUANG Y Q, et al. The epidemiology of depression in metropolitan China [J]. Psychol Med, 2009, 39（5）：735-747.

[97] LEE S, TSANG A, ZHANG M Y. Lifetime prevalence and inter-cohort variation in DSM-IV disorders in metropolitan China [J]. Psychological Medicine, 2007, 37（1）：61-71.

[98] LEE S, GUO W J, TSANG A, et al. Prevalence and correlates of active and ever-smokers in metropolitan China [J]. Addictive Behaviors, 2009, 34（11）：969-972.

[99] TSANG A, KORFF M V, LEE S, et al. Common chronic pain conditions in developed and developing countries：gender and age differences and comorbidity with depression-anxiety disorders [J]. Journal of Pain, 2008, 9（10）：883-891.

[100] LEE S, GUO W J, TSANG A, et al. Associations of cohort and socio-demographic correlates with transitions from alcohol use to disorders and remission in metropolitan China [J]. Addiction, 2010, 104（8）：1313-1323.

[101] LEE S, ZHANG M Y, SHEN Y C, et al. Delay in initial treatment contact after first onset of mental disorders in metropolitan China [J]. Acta Psychiatrica Scandinavica, 2007, 116（1）：10-16.

[102] ORMEL J, KORFF M V, BURGER H, et al. Mental disorders among persons with heart disease—results from World Mental Health surveys [J]. General Hospital Psychiatry, 2007, 29（4）：325-334.

[103] HE, Y. Depression-anxiety relationships with chronic physical conditions：results from the World Mental Health Surveys [J]. Journal of Affective Disorders, 2007, 103（1-3）：113-120.

[104] ZHANG M Y. Mental disorders among adults with asthma：results from the World Mental Health Survey [J]. General Hospital Psychiatry, 2007, 29（2）：123-133.

[105] 石其昌，章健民，徐方忠．浙江省 15 岁及以上人群精神疾病流行病学调查［J］．中华预防医学杂志，2005，39（4）：229-236.

[106] 张淑娟，姜潮，王萍，等．辽宁省城乡居民情感性精神障碍流行病学调查［J］．中国慢性病预防与控制，2008，16（4）：378-381.

[107] 杨家义，阮冶，黄悦勤，等．昆明市精神障碍患病率与卫生资源利用研究［J］．现代医药卫生，2009，25（14）：2102-2105.

[108] 杨家义，阮冶，黄悦勤．各类精神障碍对自杀相关行为的影响［J］．中国健康心理学杂志，2009，（5）：522-524.

[109] LU J，RUAN Y，HUANG Y，et al. Major depression in Kunming：prevalence，correlates and co-morbidity in a south-western city of China［J］．J Affect Disord，2008，111（2-3）：221-226.

[110] 崔春青，陈红梅，刘翠欣，等．河北省抑郁症的流行病学调查［J］．临床精神医学杂志，2009，19（2）：94-96.

[111] 栗克清，崔泽，崔利军，等．河北省精神障碍的现况调查［J］．中华精神科杂志，2007，40（1）：36-40.

[112] 胡季明，李真，陈贻华，等．广东中山市精神疾病流行病学调查［J］．中国神经精神疾病杂志，2002，28（6）：456-458.

[113] 张迪然，贾良春，周曹，等．贵州省部分地区精神疾病流行病学调查比较研究［J］．贵阳医学院学报，2003，28（6）：515-518.

[114] 胡斌，卢小勇，魏波．江西省抑郁症患病率的流行病学调查［J］．中华精神科杂志，2003，36（4）：242-245.

[115] 卢小勇，陈贺龙，胡斌．江西省精神分裂症患病率流行病学调查［J］．上海精神医学，2004，16（4）：234-236.

[116] 陈贺龙，胡斌，陈宪生，等．2002 年江西省精神疾病患病率调查［J］．中华精神科杂志，2004，37（3）：172-175.

[117] 朱贤荀，万纯，兰胜作，等．江西省宜春市精神疾病流行病学调查［J］．中华流行病学杂志，2005，25（6）：526-527.

[118] 吴洪军，罗颖，丁跃庆．九江市精神疾病 10 年前后流行病学调查分析［J］．九江医学，2002，17（4）：205-208.

[119] 吴洪军，丁跃庆，罗颖．九江市精神疾病及其残疾流行病学调查［J］．临床精神医学杂志．2003，13（1）：22-25.

[120] 魏赓，刘善明，张伟，等．西藏自治区精神障碍流行病学调查I：重型精神障碍［J］．中国神经精神疾病杂志，2008，34（10）：601-604.

[121] 马辛，李淑然，向应强，等．北京市抑郁症的患病率调查［J］．中华精神科杂志，2007，40（2）：100-103.

[122] PHILLIPS M R，ZHANG J，SHI Q，et al. Prevalence，treatment，and associated disability of mental

disorders in four provinces in China during 2001-2005 : an epidemiological survey [J]. Lancet, 2009, 373 (9680): 2041-2053.

[123] 张毅宏，胡纪泽，胡赤怡，等．深圳市神经症流行病学调查 [J]．中国公共卫生，2006，22 (7): 866 -867.

[124] 赵振环，黄悦勤，李洁，等．广州地区常住人口精神障碍的患病率调查 [J]．中国神经精神疾病杂志，2009，35 (9): 530-534.

[125] 董爱玲，张岩，王善松，等．威海市精神疾病流行病学调查 [J]．临床精神医学杂志，2008，18 (4): 241-243.

[126] 甘记兴，肖信，黄海彬，等．广西玉林市精神疾病流行病学调查 [J]．中国民康医学，2008，20 (17): 2005-2009.

[127] 陈敏敏，林锦彦，林彬彬，等．广州市某城区社区居民卫生服务利用的现况调查 [J]．实用医学杂志，2009，25 (4): 2364-2366.

[128] 赵阿勐，崔光成，刘吉成，等．我国精神卫生工作现状对精神医学教育的启示 [J]．中华医学教育杂志，2008，28 (6): 10-12.

[129] 张明园．全球化和中国的精神卫生及其政策．上海精神医学，2009，21 (1): 1-6.

[130] 图雅．我国精神卫生工作的现状及发展策略研究 [J]．卫生软科学，2008，22 (2): 103-104.

[131] 中华人民共和国卫生部，等．全国精神卫生工作体系发展指导纲要（2008年-2015年）[Z]．2008.

[132] 中华人民共和国卫生部．2009 年中国卫生统计提要 [EB/OL]．（2009-05-20）[2010-06-23]．http://www.moh.gov.cn/publicfiles/business/htmlfiles/mohbgt/s8274/200905/40765.htm.

[133] 朱紫青，何燕玲，张明园．中国精神卫生服务人员的现状 [J]．上海精神医学，2002. 14 (增刊): 10-12.

[134] 操小兰，黄悦勤．北京市焦虑障碍门诊患者费用及影响因素分析 [J]．中国公共卫生，2009，25 (增刊): 1-2.

[135] 操小兰，黄悦勤，刘肇瑞．北京市城区精神病医院焦虑障碍患者疾病经济负担的初步调查 [J]．中华精神科杂志，2008，41 (4): 216-219.

[136] 黄宣银，王荣科，向虎，等．四川省精神卫生服务机构现况调查 [J]．四川精神卫生，2009，(2): 81-84.

[137] 韦少俊，陈强，黄荣秋．广西精神卫生专科服务机构的调查分析 [J]．广西医学，2006，28 (5): 761-763.

[138] 张敬悬，秦启亮，翁正．精神卫生服务需求与资源利用研究 [J]．中华医院管理杂志，1999，15 (3): 134-136.

[139] 魏赓，刘协和，何侠．西藏精神卫生服务现状的初步调查 [J]．中华精神科杂志，2004，37 (2): 102.

[140] 姚坚，王明，何志清．云南省精神卫生工作现状调查 [J]．四川精神卫生，2001，14 (3): 180-183.

[141] 于德华，吴文源，张明园．上海市综合医院精神卫生服务现状调查 [J]．中华精神科杂志，2004，

37（3）：176-178.

[142] 张明园. 二十一世纪中国精神病学的思考——由《全球疾病负担研究》引发的联想 [J]. 上海精神病学，2000，12（1）：1-2.

[143] WHITEFORD H A, FERRARI A J, DEGENHARDT L, et al. The global burden of mental, neurological and substance use disorders: an analysis from the Global Burden of Disease Study 2010 [J]. PLoS One, 2015, 10（2）：e0116820.

[144] SAXENA S, PARAJE G, SHARAN P, ET al. The 10/90 divide in mental health research: trends over a 10-year period [J]. The British Journal of Psychiatry, 2006, 188（1）：81-82.

[145] ELHAI J D, FORD J D. Correlates of mental health service use intensity in the National Comorbidity Survey and National Comorbidity Survey Replication [J]. Psychiatric Services, 2007, 58（8）：1108-1115.

[146] KOHN R, SAXENA S, LEVAV I, et al. The treatment gap in mental health care [J]. Bulletin of the World Health Organization, 2004, 82（11）：858.

[147] PATEL V, KLEINMAN A. Poverty and common mental disorders in developing countries [J]. Bulletin of the World Health Organization, 2003, 81（8）：609-615.

[148] DEMYTTENAERE K, BRUFFAERTS R, POSADA-VILLA J, et al. Prevalence, severity, and unmet need for treatment of mental disorders in the World Health Organization World Mental Health Surveys [J]. JAMA, 2004, 291（21）：2581-2590.

[149] Lancet Global Mental Health Group, CHISHOLM D, FLISHER A J, et al. Scale up services for mental disorders: a call for action [J]. Lancet, 2007, 370（9594）：1241-1252.

[150] WANG P S, AGUILARGAXIOLA S, ALONSO J, et al. Worldwide use of mental health services for anxiety, mood, and substance disorders: results from 17 Ccountries in the WHO World Mental Health Surveys [J]. Lancet, 2007, 370（9590）：841-850.

[151] CLARK H W, POWER A K, LE FAUVE C E, et al. Policy and practice implications of epidemiological surveys on co-occurring mental and substance use disorders [J]. Journal of Substance Abuse Treatment, 2008, 34（1）：3-13.

[152] WHITEFORD H, GROVES A. Policy implications of the 2007 Australian National Survey of Mental Health and Wellbeing [J]. Australian and New Zealand Journal of Psychiatry, 2009, 43（7）：644-651.

[153] PHILLIPS, MICHAEL R. Can China's new mental health law substantially reduce the burden of illness attributable to mental disorders? [J]. Lancet, 2013, 381（9882）：1964-1966.

[154] KESSLER R C. Lifetime and 12-month prevalence of DSM-III-R psychiatric Disorders in the United States [J]. Archives of General Psychiatry, 1994, 51（1）：8.

[155] KESSLER R C, BERGLUND P, CHIU W T, et al. The US National Comorbidity Survey Replication(NCS-R): design and field procedures [J]. International Journal of Methods in Psychiatric Research, 2010, 13

（2）: 69-92.

[156] KESSLER R C, MERIKANGAS K R. The National Comorbidity Survey Replication（NCS-R）: background and aims [J] . International Journal of Methods in Psychiatric Research, 2010, 13（2）: 60-68.

[157] KESSLER R C, DEMLER O, FRANK R G, et al. Prevalence and Treatment of Mental Disorders, 1990 to 2003 [J] . New England Journal of Medicine, 2005, 352（24）: 2515-2523.

[158] FRANK R, GLIED S. Better but not well: mental health policy in the United States since 1950 [M] . Baltimore: Johns Hopkins University Press, 2006.

[159] BENDER E. Better Access to Geriatric MH Care Goal of New House Bill [J] . Psychiatric News, 2002, 37（16）: 2-5.

[160] STURM R. Tracking changes in behavioral health services: how have carve-outs changed care? [J] . Journal of Behavioral Health Services & Research, 1999, 26（4）: 360-371.

[161] ALONSO J, ANGERMEYER M C, BERNERT S, et al. Sampling and methods of the European Study of the Epidemiology of Mental Disorders（ESEMeD）project. [J] . Acta Psychiatrica Scandinavica, 2010, 109（s420）: 8-20.

[162] JENKINS R, LEWIS G, BEBBINGTON P, et al. The National Psychiatric Morbidity Surveys of Great Britain--initial findings from the Household Survey [J] . Psychol Med, 1997, 27（4）: 775-789.

[163] JENKINS R, LEWIS G, BEBBINGTON P, et al. The National Psychiatric Morbidity Surveys of Great Britain--initial findings from the Household Survey [J] . International Review of Psychiatry, 2003, 15（1-2）: 29-42.

[164] ANDREWS G. Prevalence, comorbidity, disability and service utilisation: overview of the Australian National Mental Health Survey [J] . The British Journal of Psychiatry, 2001, 178（2）: 145-153.

[165] KESSLER R C, AGUILAR-GAXIOLA S, ALONSO J, et al. The global burden of mental disorders: an update from the WHO World Mental Health（WMH）surveys. [J] . Epidemiol Psichiatr Soc, 2009, 18（1）: 23-33.

[166] SOREL E. The WHO World Mental Health Surveys: Global Perspectives on the Epidemiology of Mental Disorders [J] . International Journal of Social Psychiatry, 2010, 58（2）: 224-224.

[167] KESSLER R C, ÜSTÜN, T. Bedirhan. The World Mental Health（WMH）Survey Initiative Version of the World Health Organization（WHO）Composite International Diagnostic Interview（CIDI）[J] . International Journal of Methods in Psychiatric Research, 2010, 13（2）: 93-121.

[168] ALONSO J. Burden of Mental Disorders based on the World Mental Health Surveys [J] . Revista Brasileira de Psiquiatria, 2012, 34（1）: 7-11.

[169] 12 地区精神疾病流行学调查协作组 . 国内 12 地区精神疾病流行学调查的方法学及资料分析 [J] . 中华神经精神科杂志, 1986, 19（2）: 66-69.

[170] 张维熙, 李淑然, 陈昌惠, 等 . 中国七个地区精神疾病流行病学调查 [J] . 中华精神科杂志, 1998, 31（2）:

69-71.

[171] 卫生部民政部公安部等 . 中国精神卫生工作规划（2002-2010）[J] . 上海精神医学，2003，15（2）：125-128.

[172] 马弘，刘津，何燕玲，等 . 中国精神卫生服务模式改革的重要方向：686 模式 [J] . 中国心理卫生杂志，2011，25（10）：725-728.

[173] GUAN L, LIU J, WU X M, et al. Unlocking patients with mental disorders who were in restraints at home: a national follow-up study of China's new public mental health initiatives [J] . Plos One, 2015, 10（4）: e0121425.

[174] 赵振环，黄悦勤，李洁，等 . 广州地区常住人口精神障碍的患病率调查 [J] . 中国神经精神疾病杂志，2009，35（9）：530-534.

[175] 潘国伟，姜潮，杨晓丽，等 . 辽宁省城乡居民精神疾病流行病学调查 [J] . 中国公共卫生，2006，22（12）：1505-1507.

[176] LEE S, TSANG A, ZHANG M Y, et al. Lifetime prevalence and inter-cohort variation in DSM-Ⅳ disorders in metropolitan China [J] . Psychological Medicine, 2007, 37（1）: 61.

[177] 刘肇瑞，黄悦勤，陈曦，等 . 北京市社区人群心境障碍、焦虑障碍及物质使用障碍的现况调查 [J] . 中国心理卫生杂志，2013，27（2）：102-110.

[178] PHILLIPS M R, ZHANG J, SHI Q, et al. Prevalence, treatment, and associated disability of mental disorders in four provinces in China during 2001-05 : an epidemiological survey [J] . Lancet, 2009, 373（9680）: 2041-2053.

[179] 阮冶，黄悦勤，许勇刚，等 . 昆明市精神与行为障碍的流行病学研究 [J] . 现代预防医学，2010，37（4）：628-632.

[180] SHENG Y, ROSZAK S, LESZCZYNSKI J. Twelve-month prevalence, severity, and unmet need for treatment of mental disorders in metropolitan China [J] . Psychological Medicine, 2006, 36（2）: 257-267.

[181] 石其昌，章健民，徐方忠，等 . 浙江省 15 岁及以上人群精神疾病流行病学调查 [J] . 中华预防医学杂志，2005，39（4）：229-236.

[182] 徐广明，吴宪，田红军，等 . 天津市 18 岁以上居民精神障碍流行病学调查 [C] . 中华医学会第十次全国精神医学学术会议论文汇编 . 2012.

[183] 王朝君 . 第四次国家卫生服务调查分析表明：服务需求利用增加慢病防治形势严峻 [J] . 中国卫生，2009，（4）：36-39.

[184] 卫生部统计信息中心 . 第三次国家卫生服务调查分析报告 [J] . 中国医院，2005，9（1）：3-11.

[185] 卫生部统计信息中心 . 第二次国家卫生服务调查主要结果的初步报告 [J] . 中国卫生质量管理，1999（1）：40-48.

[186] 栗克清，孙秀丽，张勇，等 . 中国精神卫生服务及其政策：对 1949—2009 的回顾与未来 10 年的展望 [C] . 中华医学会精神病学分会第九次全国学术会议论文集 . 2011.

[187] 王俊成，张瑞岭，周芹．中国精神卫生服务现状与建议［J］．中国卫生事业管理，2009，26（5）：348-350.

[188] 唐牟尼，郁俊昌，黄悦勤，等．广州地区城乡居民选择卫生服务人员流行病学调查［C］．中华医学会精神病学分会第九次全国学术会议论文集．2011.

[189] 位照国，刘铁榜，胡赤怡，等．深圳市精神卫生服务利用现况调查［J］．中国心理卫生杂志，2010，24（8）：597-603.

[190] 杨桂伏，杜长军，崔炳喜，等．天津市医疗机构精神卫生服务资源和利用状况调查［J］．中国慢性病预防与控制，2010，18（3）：267-269.

[191] 李奕．大连市精神疾病患者就医意向与卫生服务利用的研究［D］．大连：大连医科大学，2009.

[192] 茹建国，马金凤，刘继文．2010年乌鲁木齐市社区居民精神障碍流行病学调查［J］．新疆医科大学学报，2010，（4）：448-450.

[193] 马辛，闫芳，郭红利，等．2010年北京市精神疾病流行病学调查［C］．中华医学会第十次全国精神医学学术会议论文汇编．2012.

[194] 陈晓莉．西安市社区居民精神卫生流行病学调查［D］．西安：第四军医大学，2012.

[195] 黄悦勤，刘肇瑞，程辉，等．北京市常见精神障碍流行病学现况调查［C］．中华医学会精神病学分会第九次全国学术会议论文集．2011.

[196] 张敬悬，卢传华，唐济生，等．山东省18岁及以上人群精神障碍流行病学调查［J］．中国心理卫生杂志，2010，24（3）：161-167.

[197] 丁志杰，王刚平，裴根祥，等．甘肃省天水市18岁及以上人群精神障碍流行病学调查［J］．中国心理卫生杂志，2010，24（3）：183-190.

[198] 韦波，陈强，冯启明，等．广西壮族自治区城乡居民精神疾病流行病学调查［J］．广西医科大学学报，2010，27（6）：735-737.

[199] PRINCE M，FERRI C P，ACOSTA D，et al. The protocols for the 10/66 dementia research group population-based research programme［J］. BMC Public Health，2007，7（1）：165-170.

（寇长贵　于雅琴　黄悦勤）

第二章 | 研究设计和内容

流行病学研究常用的设计类型

一、观察性研究

（一）横断面研究

横断面研究（cross-sectional study）是通过对特定时点和特定范围内人群中的疾病或健康状况和有关因素的分布状况的资料收集、描述，从而为进一步的研究提供病因线索。它是描述流行病学中应用最为广泛的方法。

1. 概念

横断面研究又称横断面调查，因为所获得的描述性资料是在某一时点或在一个较短时间区间内收集的，所以它客观地反映了这一时点的疾病分布以及人们的某些特征与疾病之间的关联。由于所收集的资料是调查当时所得到的现况资料，故又称现况研究或现况调查（prevalence survey）；又因横断面研究所用的指标主要是患病率，又称患病率调查。

2. 目的

（1）描述疾病或健康状况的三间分布情况：通过对某一地区或人群的调查，获得某种疾病在时间、地区和人群中的分布，从而发现高危人群或发现有关的病因线索，为疾病的防治提供依据。

（2）描述某些因素或特征与疾病的关联，寻找危险因素：如通过对冠心病及其危险因素的调查，发现高血压、高血脂、超重、吸烟及有关职业与冠心病的关系，从而为降低危险因素、减少冠心病发生提供依据。

（3）为评价防治措施及效果提供有价值的信息：如在采取措施一定时间后，重复进行横断面研究，根据患病率差别的比较，可以考核所施行措施的效果。

（4）为疾病监测或其他类型流行病学研究提供基础资料。

3．应用

（1）描述疾病或健康状况的分布。

（2）评价一个国家或地方的健康水平。

（3）研究影响人群健康和与疾病有关的因素。

（4）用于卫生服务需求的研究。

（5）用于医疗或预防措施及其效果的评价。

（6）用于有关卫生标准的制定和检验。

（7）用于检查和衡量既往资料的质量。

（8）用于社区卫生规划的制定与评估。

4．调查方法

（1）普查：普查是指为了解某病的患病率或某人群的健康状况，在一定时间内对一定范围内的人群中的每一成员做调查或检查。这里强调的是"一定范围内的人群中的每一个成员"。例如某居民点的全体居民。一定时间可以是 1～2 天或 1～2 周，大规模的普查也可在 2～3 个月内完成。普查的时间不能拖得太长，以免人群的疾病或健康状况发生变动，而影响普查的质量。

普查的主要目的是为了早期发现病例并给予及时治疗。普查的疾病最好是患病率比较高的，以便短时间内调查能得到足够的病例。

普查由于是调查某一人群的所有成员，所以确定调查对象比较简单；而且所获得的数据可以了解疾病的三间分布特征，因此对疾病的流行因素能有一定的启示。

但普查不适用于病程短、患病率低或检查方法复杂的疾病调查。由于普查对象多，难免漏诊、误诊；因参加普查的工作人员多，掌握调查技术和检验方法的熟练程度不等，调查员质量不易控制；同时由于工作量大，很难做到深入细致。

（2）抽样调查：在实际工作中通常是从总体中随机抽取部分观察单位（统计学上称

为样本）进行调查称为抽样调查。抽样调查是根据抽取样本所调查的结果来估计出样本所代表总体的某些特征，因此抽样调查必须遵循随机化原则，才能获得较好代表性样本。抽样调查可以节省人力、物力、时间。因其调查范围小，故调查工作易做得细致。但抽样调查的设计、实施与资料分析较复杂，重复和遗漏不易发现，不适用于变异过大的研究对象。

常用的随机抽样方法如下。

1）简单随机抽样（simple random sampling）：即先将调查总体的全部观察单位编号，再用随机数字表或抽签等方法随机抽取部分观察单位组成样本，这样可以使每个抽样单位被选为样本的机会相等，常用的有随机数字表法及计算机或计算器随机法。简单随机抽样是实施其他抽样方法的基础，样本量的估计也多基于这种抽样方法。

2）系统抽样（systematic sampling）：又称等距抽样或机械抽样。即先将总体的观察单位按某一顺序号分成 n 个部分，再从第一部分随机抽取第 K 号观察单位，依次用相等间隔，机械地从每一部分各抽一个观察单位组成样本。该方法操作简便易行，缺点是系统误差较大。

3）分层抽样（stratified sampling）：又称分类抽样。即先按影响观察值变异较大的某种特征（例如性别、年龄、经济、卫生、文化及居住条件等），将总体分为若干类型或组别（统计学上叫"层"，strata），再从每一层内随机抽取一定数量（可按比例或最优分配确定）的观察单位，合起来组成样本。由于考虑了各层次之间的影响，所以最大限度地保证了样本的代表性。

4）整群抽样（cluster sampling）：在整群抽样中，被抽样的不是一个一个的个体，而是由一个一个的个体组成的若干个集团（群）。整群抽样是先将总体划分为 K 个"群"组（如 K 个地区等），每个群包括若干观察单位。再从 K 个群中随机抽取若干个群，并将被抽取的各个群的全部观察单位组成样本。这种抽样方法的优点是易实施，节约人力、物力，可操作性强，但缺点是系统误差较大。采用整群抽样方法抽取的群数越多，精密度就越好，因此，所需样本量也较其他抽样方法更大一些。

5）多阶段抽样（multistage sampling）：此种抽样是上述多种抽样的综合应用，较常用于大规模的人群调查。具体操作如下：首先从总体中确定初级抽样单位（例如省、自治区、直辖市等），再从抽中的初级抽样单位中抽取范围相对较小的二级抽样单位（例如县或区一级），以此类推，最后抽取到最小的调查单位（居委会或村委会）作为调查单位，对所有调查单位的对象可以普查，也可以抽样调查。规模较大的现况调查多采用此种方法。

6）按容量比例概率抽样（probability proportionate to population size，PPS）：指按概率比例抽样，属于概率抽样中的一种。是指在多阶段抽样中，尤其是二阶段抽样中，初级抽样单位被抽中的概率取决于其初级抽样单位的规模大小，初级抽样单位规模越大，被抽中的机会就越大，初级抽样单位规模越小，被抽中的概率就越小，也就是每个初级抽样单位被抽到的概率与抽样单位的人数成比例。PPS 的特点是总体中含量大的部分被抽中的概率也大，可以提高样本的代表性。PPS 的主要优点是：使用了辅助信息，减少抽样误差；主要缺点是：对辅助信息要求较高，方差的估计较复杂等。

因抽样调查是从总体中随机抽取部分观察单位作为调查对象，所以抽样调查不可避免产生抽样误差，抽样误差的大小因抽样方法不同而异，一般情况下，抽样误差从小到大的顺序为分层抽样、系统抽样、简单随机抽样、整群抽样。

（二）病例对照研究

病例对照研究（case-control study）以确诊的患有某特定疾病的患者作为病例，以不患有该病但具有可比性的个体作为对照，通过询问、实验室检查或复查病史，收集既往各种可能的危险因素的暴露史，测量并比较病例组与对照组中各因素的暴露比例，经统计学检验，若两组差别有意义，可认为因素与疾病之间存在着统计学上的关联。

1. 概念

病例对照研究亦称回顾性研究，是比较患某病者与未患某病的对照者暴露于某可能危险因素的百分比差异，分析这些因素是否与该病存在联系。是分析流行病学方法中最基本的、最重要的研究类型之一。

2. 应用

（1）探索疾病的可疑危险因素：在疾病的病因未明时，可以广泛地筛选机体内外环境中可疑的危险因素。

（2）验证病因假设：通过描述性研究或探索性病例对照研究，初步产生了病因假设后，可以通过精良的病例对照研究来验证假说。

（3）提供进一步研究的线索。

3. 优缺点

（1）优点

1）特别适用于罕见疾病的研究。

2）省力、省时、省钱，容易组织实施。

3）不仅用于病因的探讨，而且广泛用于许多方面。

4）可同时研究多个因素与某种疾病的联系，特别适合于探索性病因研究。

5）对研究对象多无损害。

（2）缺点

1）不适于研究人群中暴露比例很低的因素。

2）选择研究对象时，难以避免选择性偏倚。

3）信息的真实性难以保证，暴露于疾病的先后常难以判断。

4）获取既往信息时，难以避免回忆性偏倚。

5）不能测定暴露组和非暴露组疾病的率。

4. 病例对照研究类型

（1）病例对照不匹配

（2）病例对照匹配

1）频数匹配：要求配比的因素所占的比例两组一致。

2）个体匹配：以个人为单位进行的匹配。

（3）病例对照研究的衍生类型

1）巢式病例对照研究（nested case-control study）：也称为嵌入式病例对照研究、套叠式病例对照研究、队列内病例对照研究，主要研究设计是在一个队列基础上的病例对照研究或队列研究与病例对照研究结合的形式。具体设计思路如下：建立队列，在研究开始时，按照队列研究的方法进行设计，选择一定条件的人群作为研究队列，收集研究对象的基线资料，然后开始进行随访；确定病例和对照，随访结束后，将新发的病例全部挑选出来，作为病例组。然后按照 1∶1 或 1∶n 的比例，以病例进入队列的时间、疾病出现的时间以及年龄、性别等信息作为匹配条件进行匹配，再从同一队列中随机抽取未发生疾病的研究对象作为对照组；提取信息进行分析，当病例组和对照组确定后，提取他们的基线资料及生物学样本信息，最后按照病例对照研究的分析方法进行统计分析。

2）病例 - 队列研究（case-cohort study）：又称病例参比式研究（case-base reference study），也是一种队列研究与病例对照研究结合的设计形式。队列研究开始时，在队列中按一定比例随机抽样或分层随机抽样选出一个有代表性的子队列作为对照组，观察结束时，队列中出现的所研究疾病的全部病例作为病例组，与上述随机对照组进行比较。病例 - 队列研究是队列设计和病例对照研究设计的相互交叉与融合。

3）病例交叉研究（case-crossover study）：是选择发生某种急性事件的病例，分别调查事件发生时及事件发生前的暴露情况及程度，以判断暴露危险因子与某事件有无关联及关联程度大小的一种观察性研究方法。病例交叉设计的研究对象包含病例和对照两个部分，但两部分的信息均来自同一个体。"病例部分"被定义为危险期，该期是疾病或事件发生前的一段时间；"对照部分"为对照期，该期是指危险期外特定的一段时间。研究就是对个体危险期和对照期内的暴露信息（如服药、运动等）进行比较。

4）病例 - 时间 - 对照研究：病例交叉设计仅适用于短暂效应的研究，因为信息完全来源于病例。如果将该设计扩展至慢性暴露，效应估计值（OR）可能会受到影响。病例交叉设计另设一组对照，对照组中每个研究对象也观测两次，则可以消除该影响。这种在病例交叉设计中结合传统病例对照研究设计即为病例 - 时间 - 对照设计（case-time-control design）。病例 - 时间 - 对照研究是传统病例对照研究与病例 - 交叉研究的结合。在该设计中，需要遵循经典病例对照研究方法，选择一个独立的对照组来测定暴露的时间趋势，并以此对病例 - 交叉研究中的效应估计值（OR）进行调整，以控制暴露 - 时间趋势偏倚，得到无偏的效应估计值。

5）单纯病例研究（case-only study）：是应用于疾病病因研究中评价基因与环境交互作用的一种方法，主要应用于测定病因的异质性，并能评估机体对环境暴露的生物效应。该方法仅通过某一疾病患者群体来评价二者间的交互作用，但不能评价二者各自的主效应。应用的前提条件是：在正常人群中基因型与环境暴露各自独立发生，且所研究疾病为罕见病。

（三）队列研究

队列研究是将某一特定人群按是否暴露于某可疑因素或暴露程度分为不同的亚组，追踪观察两组或多组成员结局（如疾病）发生的情况，比较各组之间结局发生率的差异，从而判定这些因素与该结局之间有无因果关联及关联程度的一种观察性研究方法。根据特定条件，可分为出生队列和暴露队列；根据人群进入队列的时间不同，可分为：①固定队列：是指人群都在某一固定时间或一个短时期之内进入队列，之后对他们进行随访观察，直到观察期结束，成员没有因为结局事件以外的其他原因退出，也不再加入其他新队员，即在观察期内保持队列相对固定。②动态队列：即在某队列确定后，原有的队列成员可以不断退出，新的观察对象可以随时加入。

队列研究的基本特点：①属于观察法；②设立对照组；③由因到果；④能确证暴露与结局的因果关系。

1. 目的

（1）检验病因假设。

（2）评价预防效果。

（3）研究疾病自然史。

（4）新药上市后的监测。

2. 研究类型

根据研究对象进入队列时间及终止观察的时间不同，可分为前瞻性队列研究、历史性队列研究和双向性队列研究。

（1）前瞻性队列研究：是队列研究基本形式。研究对象的分组是根据研究对象现时的暴露状况而定的，此时研究的结局还没有出现，需前瞻观察一段时间才能得到。

（2）历史性队列研究：研究对象的分组是根据研究开始时研究者已掌握的有关研究对象在过去某个时点的暴露状况的历史资料作出的。

（3）双向性队列研究：也称混合性队列研究，即在历史性队列研究的基础上，继续前瞻性观察一段时间。它是将前瞻性队列研究与历史性队列研究结合起来的一种模式，因此，兼有前瞻性队列研究和历史性队列研究的优点，且相对地在一定程度上弥补了各自的不足。

3. 优缺点

（1）优点

1）资料可靠，一般不存在回忆偏倚。

2）可直接获得暴露组和对照组人群的发病率或死亡率，可直接计算 RR、AR 等反映疾病危险强度的指标。

3）由于病因在前，疾病在后，因此检验假设的能力较强，可证实病因联系。

4）有助于了解疾病的自然史，有时还可能获得多种预期以外的疾病结局资料，可分析一因多种疾病的关系。

（2）缺点

1）不适于发病率低疾病的病因研究。

2）容易产生失访偏倚。

3）研究耗费人财物和时间较多。

4）在随访过程中，未知变量引入人群，或人群中已知变量的变化等，都可使结局受到影响，使分析复杂化。

二、实验性研究

（一）随机对照试验

随机对照试验（randomized controlled trial，RCT），即将研究对象按随机化的方法分为试验组与对照组，然后，试验组给予治疗措施，对照组给予对照措施或安慰剂（placebo），前瞻性观察两组转归结局的差别。也可以事先按照已知的对研究结果影响较大的因素对研究对象进行分组，再通过随机化的方法将各不同组的研究对象随机分配到试验组和对照组。在使用随机化的方法时，RCT 的设计要遵循三个基本原则，即设置对照组（control），研究对象的随机化分组（randomization）和盲法试验（blind）。盲法试验主要包括单盲（single-blinded）试验、双盲（double-blinded）试验等。单盲试验是仅研究者知道每个患者用药的具体内容，而患者不知道。单盲试验虽可以避免来自患者主观因素的偏倚，但仍未能防止来自研究者方面的影响。双盲试验是研究者和患者都不知道每个患者分在哪一组，也不知道何组接受了试验治疗。此法的优点是可以避免来自受试者与研究者的偏倚。随机的意义在于控制研究的选择偏移和混杂偏移，增加组间的可比性，经统计学处理可以获得可靠真实的结果。

（二）社区试验

社区试验（community trial）是以自然人群作为研究对象、在现场环境下进行的干预研究，接受干预措施的基本单位是整个社区，或某一人群的各个亚人群。如果某种疾病的危险因素分布广泛，不易确定高危人群，也可采用社区试验。其目的为评价预防措施的效果、病因或危险因素评估、评价卫生服务措施质量和评价公共卫生策略。

社区试验分为解释性试验和示范性试验。

1. 解释性试验

指新干预措施的早期小规模的研究，主要目的是在理想的条件下验证它的效果，或形成某种原则，如有效的最低干预强度。这时对于干预措施在社区水平上是否可行，考虑很少。如高危险的特定人群或志愿者构成研究人群，使得潜在的效应最大限度地发挥，并保证了较好的依从性。这样的结果对验证效果能产生有价值的信息，但推论到一般人群就可能存在一定的局限。

2. 示范性试验

初步证实有效的干预措施，在后期的大规模的研究，主要目的是在现实的条件下确定普遍应用的可行程序或模式，也称实用性研究，可为大范围推广提供示范。示范性试验是有效干预措施为公共卫生规划全面开展提供的试点性研究，着重考虑的是干预措施在推广人群中的可行性和实际有效性。

三、研究设计的原则

（一）明确研究目的和意义

研究首先应明确研究的目的和意义，要阐明为什么开展此研究、研究它有什么价值，能解决什么问题。研究目的回答的是为什么要进行这样的研究，而研究意义阐述的是通过这样的研究，要达到什么目标、要解决哪些具体问题、要达成哪些预期的效果，也就是研究有什么实际作用，以及研究的理论价值和实践价值。目的必须十分明确及具有针对性，设计是为目的服务的，目的明确才能选择合适的研究方法。

（二）确定研究设计类型

当研究假说提出及研究目的、意义确定后，就应该考虑采用什么样的研究设计类型来验证假说，即如何选择研究设计的方案。上面已经提到临床研究设计类型有很多种类，每种方案均有各自的特点和适用条件。在研究设计方案的选择中，由于解决同一个科学问题的方案并不唯一，但结论的真实性和实施难度却相差巨大，往往让研究者感到无所适从。因此，应综合考虑科学问题对真实性的需求和研究者实际能力来选择方案。一般可以根据两个条件来选择具体的研究设计方案：第一，所要探索问题的性质；第二，研究人员和现有的研究条件。前者主要包括药物临床疗效及所产生的副作用的评价、预后研究、病因或者致病人数的探索等。后者包括研究人员的设计能力、临床专业知识及流行病学及统计学等专业知识的熟悉程度，同时也包括研究人员所在单位的硬件及软件条件、经费和协作单位情况等。

具体选择过程可根据有无人为设计的干预措施分为实验性研究和观察性研究。实验性研究根据有无随机分组，分为 RCT 和非 RCT；观察性研究根据有无对照组，分为分析性研究和描述性研究。分析性研究中再根据暴露因素与结局测量的时间方向，分为队列研究、病例对照研究；描述性研究是指没有对照的观察性研究，主要包括病例报告、病例分析和横断面研究。

研究人员在研究开始之前应该非常清楚自己的研究设计类型，对该研究类型的适用性、局限性、重要偏倚的控制方法、下结论时是否可以确定因果联系及论证强度等问题应该非常清楚，也就是在提出有价值有意义的研究问题后，要根据自己期望得到的结果、因果联系强度、可行性等来确立研究设计方案。

（三）确定研究现场及研究对象

必须根据研究目的和要求选择研究现场。选择现场时还应该考虑以下几个因素：①现场人口的流动性。研究现场人口相对稳定，流动性小，并且应该有足够多的数量。如果研究的目的是探讨人口流动性影响，则可以放宽人口流动性的条件限制。②研究的预期结局事件在研究现场有较高且稳定的发生率。主要是为了在研究结束时，能出现足够数量的结局事件，以达到有效的统计分析。③涉及评价疫苗免疫接种效果时，应选择近期内未发生该疾病流行的地区。④研究地区应该有较好的医疗卫生条件，医疗机构诊疗水平高，卫生防疫及保健机构健全，登记报告等制度较为完善，以便为研究开展提供必要的技术支撑。⑤研究现场领导的重视和支持也是非常重要的一环，同时，当地群众的支持和配合对于研究的顺利开展也至关重要。这些因素都应该在选择研究现场时综合考虑，尤其是样本量较大及周期较长的研究。

同样，根据研究目的确定研究目标人群，并进一步选择研究对象。研究对象的定义在整个研究期间必须统一和明确，同时要制定严格的入选标准和排除标准，以避免某些因素影响结果的真实效应或出现医学伦理问题。

（四）样本量估算

1. 原则

确定样本量是医学研究设计的一个重要内容。所谓样本量（sample size）是指实验研究和调查研究中样本的观察单位数。在实验研究与现场调查研究设计中必须确定研究对象的样本量。而样本量估算（sample size estimate）是指根据不同的设计要求，应用一定的统计方法在保证研究结论具有一定可靠性（精度与检验效能）的前提下所确定的最小样本例数。同时还应考虑研究过程中研究对象的无应答、失访和不依从行为，一般可在估算样本量的基础上适当增加 10% ～ 20%，这是在研究开始实施之前就应该完成的。在估计样本量的时候应该注意克服两种倾向：片面增加样本量，认为样本量越大越好，其结果导致人力、物力、财力及时间的浪费，同样，样本量过大时，对实验条件的严格控制也不易做到，可能增加系统误差；样本量不足，使应有的差别不能显示出来，导致检验效能偏低（容易增加第二类错误），不能有效排除偶然因素的影响，得到的研究结论缺乏充分依据。

样本量估计是个比较复杂的问题，不同的参考书上介绍的计算方法也不尽相同，同一问题所得的结果也可能有出入，因此，不论按哪种方法求得的结果，也只能是个近似的估计数。但是，估计样本量必须要明确一些条件和参数。

2. 确定显著性水平

即第一类错误概率（α），α 一般取 0.05 或 0.01，α 越小，所需要的样本量越大。

3. 确定把握度（1-β）

β 是第二类错误的概率，而（1-β）就是所希望达到的检验把握度。检验把握度也称为检验效能，把握度越高，则所需样本量也越大。检验效能是评估检验效果的重要指标之一。当研究者的结果为无统计学意义时，有必要评价研究的检验效能，以确定所获得的阴性结果是由于样本量不足导致的检验效能过低，还是两组之间差别确实没有统计学意义。

4. 确定参数

依据拟开展研究目的与收集资料的性质，事先确定一些参数。例如研究要比较的是计数资料，需要事先明确百分比或率（发病率及患病率等）；如研究要比较的是计量资料，需要事先明确均数及标准差。这些参数的获取可以参照既往的预试验，也可以参考文献资料中类似研究设计的参数。

5. 确定容许误差（δ）

由于抽样误差的影响，用样本指标估计总体指标常有一定的误差，因而要确定一个样本指标与总体指标相差所容许的最大限度。此容许误差越小，样本量要求越大。一般情况下，误差允许取 10%。

此外，估计样本量时还应当根据专业知识确定用单侧检验或双侧检验。同一研究，若既可用单侧检验又可用双侧检验，则前者所需样本量例数少。

6. 样本量估计的方法

目前主要有三种样本量估计的方法：公式法、查表法和软件法。既往的样本量多以公式法及查表法为主，这些方法用于一般研究设计时样本量计算尚可，但是应对复杂设计样本量计算时工作量较大。现在，随着更多功能强大的样本量计算软件的引进和使用，各种复杂设计研究的样本量计算更加方便，但前提是要求使用者具备一定统计专业知识。

7. PASS软件应用

目前应用较为广泛的样本量计算软件为 PASS（Power Analysis and Sample Size），该软件是用于效能分析和样本量估计的统计软件包，它能对数十种统计学检验条件下的检验效能和样本量进行估计，主要应用于区间估计、均数比较、率的比较、相关与回归分析和病例随访资料分析等情形。该软件界面友好，功能齐全，操作简便，但需要用户有基本统计学知识，通过菜单操作，估计出检验效能和样本量。目前 PASS 2021 版本已经发布，现通过 PASS 15 版本操作展示以下几种常用研究设计的样本量估算。

（1）软件主页面：见图 2-1。

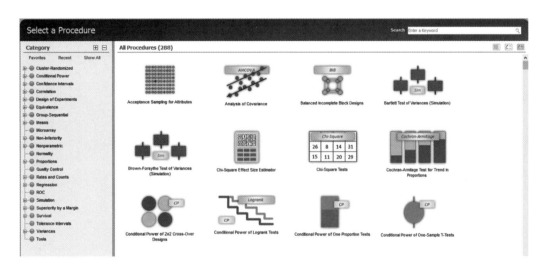

▲ 图 2-1　PASS 15 软件主页面

（2）常见研究设计的样本量计算 PASS 操作流程

1）估计总体均数时样本量估计

软件操作之前，请先根据研究设计确定样本量计算所需要的参数，然后逐个录入软件相应位置，点击软件左上角的 Calculate 按钮即可得到所需样本量。

① PASS 主菜单选择

Means → One Means → Confidence Intervals for One Mean

② PASS 软件参数设置：如图 2-2 所示。

Solve for：N（Sample Size）所求结果为样本量。

Interval Type：Two-Sided ▲双尾对称的置信区间。

Population Size：Infinite ▲抽样总体为无限大。

Confidence Level（1-Alpha）：0.95 ▲置信水平为 0.95。

Distance from Mean to Limit（s）：6 ▲误差半宽为 6。

S（Standard Deviation）：20 ▲标准差为 20。

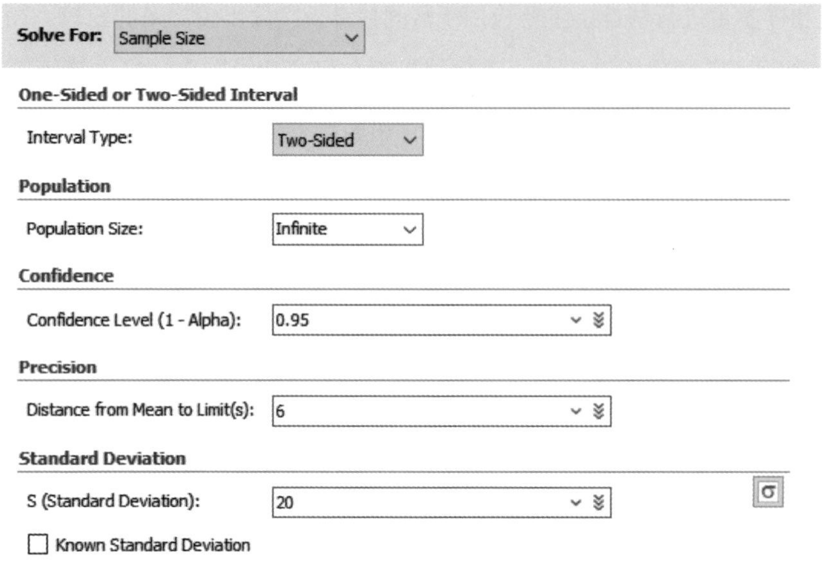

▲ 图 2-2 估计总体均数时样本量估算参数设置界面

Know Standard Deviation：✓▲勾选表示已知总体标准差。

③ 运行结果：需要调查 46 例研究对象，详见图 2-3。

PASS 15.0.5　　　　　　　　　　　　　　　　　　2021/6/28 14:25:46　1

Confidence Intervals for One Mean

Numeric Results for Two-Sided Confidence Intervals with Unknown Standard Deviation

Confidence Level	Sample Size (N)	Target Distance from Mean to Limits	Actual Distance from Mean to Limits	Standard Deviation (S)
0.950	46	6.000	5.939	20.000

References
Hahn, G. J. and Meeker, W.Q. 1991. Statistical Intervals. John Wiley & Sons. New York.

Report Definitions
Confidence level is the proportion of confidence intervals (constructed with this same confidence level, sample size, etc.) that would contain the population mean.
N is the size of the sample drawn from the population.
Distance from Mean to Limit is the distance from the confidence limit(s) to the mean. For two-sided intervals, it is also known as the precision, half-width, or margin of error.
Target Distance from Mean to Limit is the value of the distance that is entered into the procedure.
Actual Distance from Mean to Limit is the value of the distance that is obtained from the procedure.
The standard deviation of the population measures the variability in the population.

Summary Statements
A sample size of 46 produces a two-sided 95% confidence interval with a distance from the mean to the limits that is equal to 5.939 when the estimated standard deviation is 20.000.

Dropout-Inflated Sample Size

Dropout Rate	Sample Size N	Dropout-Inflated Enrollment Sample Size N'	Expected Number of Dropouts D
20%	46	58	12

▲ 图 2-3 估计总体均数时样本量估算结果界面

2）估计总体率时样本量的估计

① PASS 主菜单选择

Proportions → One Proportion → Confidence Intervals for One Mean

② PASS 软件参数设置：如图 2-4 所示。

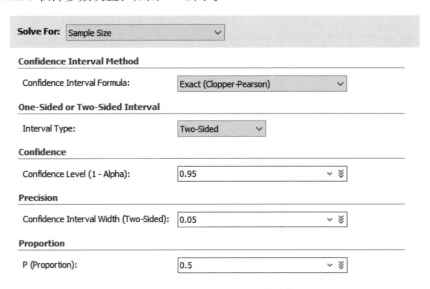

▲ 图 2-4 估计总体率时样本量估算参数设置界面

Solve for：N（Sample Size）所求结果为样本量。

Confidence Interval Formula：Exact（Clopper-Pearson）▲选择精确估计［当总体率接近 0.5 时，采用 Exact（Clopper-Pearson）进行估计；当总体率接近 0 或 1 时，Confidence Interval Formula 公式选择采用正态近似法］。

Interval Type：Two-Sided ▲双尾对称置信区间。

Confidence Level（1-Alpha）：0.95 ▲置信水平为 0.95。

Confidence Interval Width（Two-Sided）：0.05 ▲绝对误差限值 0.05（双侧）。

P（Proportion）：0.5 ▲患病率为 0.5。

③ 运行结果：需要调查 1574 例研究对象，详见图 2-5。

3）成组设计的均值比较样本量估算

i．成组设计均值差异性检验

① PASS 主菜单选择

Means → Two Independent Means → Test（Inequality）→ Two-Sample T-Tests Assuming Equal Variance

PASS 15.0.5   2021/6/28 14:59:24   1

Confidence Intervals for One Proportion

Numeric Results for Two-Sided Confidence Intervals for One Proportion
Confidence Interval Formula: Exact (Clopper-Pearson)

Confidence Level	Sample Size (N)	Target Width	Actual Width	Proportion (P)	Lower Limit	Upper Limit	Width if P = 0.5
0.950	1574	0.050	0.050	0.500	0.475	0.525	0.050

References
Fleiss, J. L., Levin, B., Paik, M.C. 2003. Statistical Methods for Rates and Proportions. Third Edition. John Wiley & Sons. New York.
Newcombe, R. G. 1998. Two-Sided Confidence Intervals for the Single Proportion: Comparison of Seven Methods.' Statistics in Medicine, 17, pp. 857-872.

Report Definitions
Confidence level is the proportion of confidence intervals (constructed with this same confidence level, sample size, etc.) that would contain the population proportion.
N is the size of the sample drawn from the population.
Width is the distance from the lower limit to the upper limit.
Target Width is the value of the width that is entered into the procedure.
Actual Width is the value of the width that is obtained from the procedure.
Proportion (P) is the assumed sample proportion.
Lower Limit is the lower limit of the confidence interval.
Upper Limit is the upper limit of the confidence interval.
Width if P = 0.5 is the maximum width for a confidence interval with sample size N.

Summary Statements
A sample size of 1574 produces a two-sided 95% confidence interval with a width equal to 0.050 when the sample proportion is 0.500.

Dropout-Inflated Sample Size

Dropout Rate	Sample Size N	Dropout-Inflated Enrollment Sample Size N'	Expected Number of Dropouts D

▲ 图 2-5　估计总体率时样本量估算结果界面

② PASS 软件参数设置：如图 2-6 所示。

Solve for：N（Sample Size）所求结果为样本量。

Alternative Hypothesis：Two-Sided ▲双侧检验。

Power（1-Beta）：0.90 ▲检验效能为 90%。

Alpha（Significance Level）：0.05 ▲检验水准为 0.05。

Group Allocation：Equal（N1=N2）▲两组样本比例。

Input Type：Means ▲效应值选择为均值。

μ1（Mean of Group 1）：1 ▲第一组均值。

μ2（Mean of Group 2）：0 ▲第二组均值。

σ（Standard Deviation）：1 ▲两组的标准差。

③ 运行结果：每组需要调查 23 例研究对象，详见图 2-7。

以上为等方差的样本量估算操作，另有方差不齐的操作，在此不做展示。

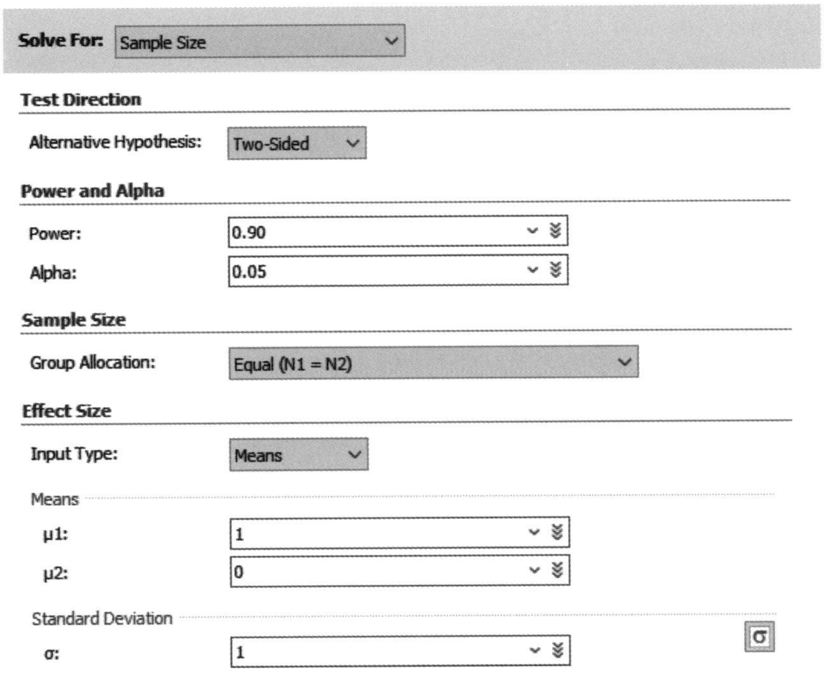

Solve For: Sample Size

Test Direction

Alternative Hypothesis: Two-Sided

Power and Alpha

Power: 0.90

Alpha: 0.05

Sample Size

Group Allocation: Equal (N1 = N2)

Effect Size

Input Type: Means

Means

μ1: 1

μ2: 0

Standard Deviation

σ: 1

▲ 图 2-6　成组设计均值差异性检验样本量估算参数设置界面

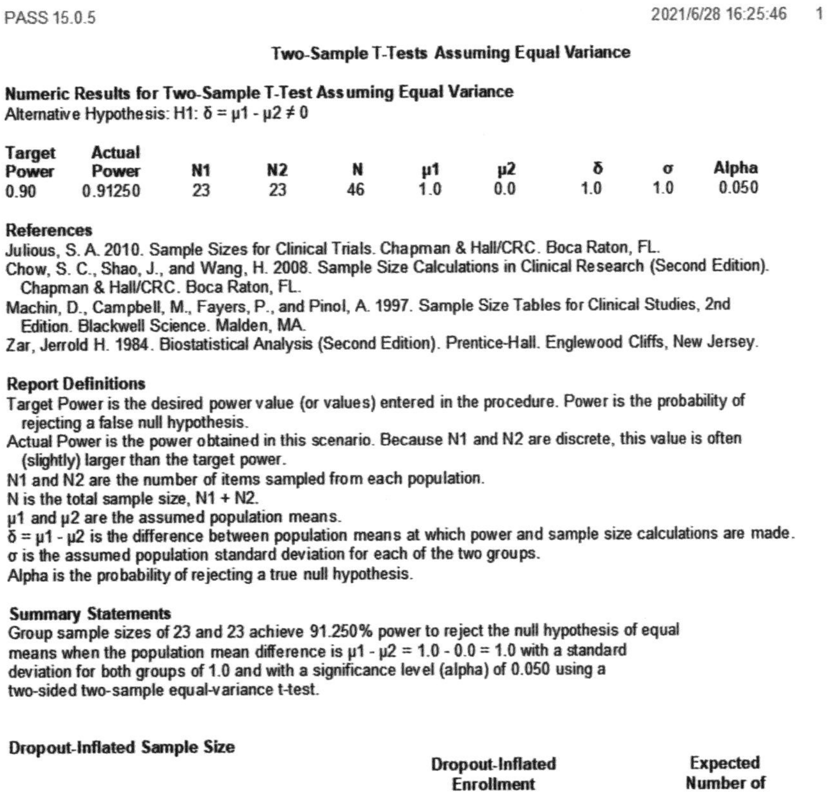

PASS 15.0.5　　　　　　　　　　　　　　　　　　2021/6/28 16:25:46　　1

Two-Sample T-Tests Assuming Equal Variance

Numeric Results for Two-Sample T-Test Assuming Equal Variance
Alternative Hypothesis: H1: $\delta = \mu1 - \mu2 \neq 0$

Target Power	Actual Power	N1	N2	N	μ1	μ2	δ	σ	Alpha
0.90	0.91250	23	23	46	1.0	0.0	1.0	1.0	0.050

References
Julious, S. A. 2010. Sample Sizes for Clinical Trials. Chapman & Hall/CRC. Boca Raton, FL.
Chow, S. C., Shao, J., and Wang, H. 2008. Sample Size Calculations in Clinical Research (Second Edition).
　　Chapman & Hall/CRC. Boca Raton, FL.
Machin, D., Campbell, M., Fayers, P., and Pinol, A. 1997. Sample Size Tables for Clinical Studies, 2nd
　　Edition. Blackwell Science. Malden, MA.
Zar, Jerrold H. 1984. Biostatistical Analysis (Second Edition). Prentice-Hall. Englewood Cliffs, New Jersey.

Report Definitions
Target Power is the desired power value (or values) entered in the procedure. Power is the probability of
　　rejecting a false null hypothesis.
Actual Power is the power obtained in this scenario. Because N1 and N2 are discrete, this value is often
　　(slightly) larger than the target power.
N1 and N2 are the number of items sampled from each population.
N is the total sample size, N1 + N2.
μ1 and μ2 are the assumed population means.
$\delta = \mu1 - \mu2$ is the difference between population means at which power and sample size calculations are made.
σ is the assumed population standard deviation for each of the two groups.
Alpha is the probability of rejecting a true null hypothesis.

Summary Statements
Group sample sizes of 23 and 23 achieve 91.250% power to reject the null hypothesis of equal
means when the population mean difference is μ1 - μ2 = 1.0 - 0.0 = 1.0 with a standard
deviation for both groups of 1.0 and with a significance level (alpha) of 0.050 using a
two-sided two-sample equal-variance t-test.

Dropout-Inflated Sample Size

	Dropout-Inflated Enrollment	Expected Number of

▲ 图 2-7　成组设计均值差异性检验样本量估算结果界面

ii. 成组设计均值等效性检验

① PASS 主菜单选择

Means → Two Independent Means → Equivalence → Equivalence Tests for the Differences Between Two means

② PASS 软件参数设置：如图 2-8 所示。

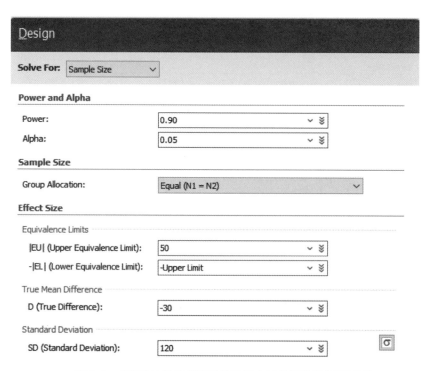

▲ 图 2-8 成组设计均值等效性检验样本量估算参数设置界面

Solve for：N（Sample Size）所求结果为样本量。

Power（1-Beta）：0.90 ▲检验效能为 90%。

Alpha（Significance Level）：0.05 ▲检验水准为 0.05。

Group Allocation：Equal（N1=N2）▲两组样本比例。

|EU|（Upper Equivalence Limit）：50 ▲等效界值上限 50。

-|EL|（Lower Equivalence Limit）：-Upper Limit ▲下限为上限的负数。

D（True Difference）：-30 ▲两组均数差值为 -30。

S（Standard Deviation）：120 ▲两组合并标准差为 120。

③ 运行结果：每组需要调查 617 例研究对象，详见图 2-9。

Equivalence Tests for the Difference Between Two Means

Testing Equivalence of Two Means Using a Parallel-Group Design

Target Power	Actual Power	N1	N2	N	D	SD	Lower Equiv. Limit	Upper Equiv. Limit	Alpha
0.90	0.90010	617	617	1234	-30.0	120.0	-50.0	50.0	0.050

References
Blackwelder, W.C. 1998. 'Equivalence Trials.' In Encyclopedia of Biostatistics, John Wiley and Sons. New York.
    Volume 2, 1367-1372.
Chow, S.C.; Shao, J.; Wang, H. 2003. Sample Size Calculations in Clinical Research. Marcel Dekker. New York.
Julious, Steven A. 2004. 'Tutorial in Biostatistics. Sample sizes for clinical trials with Normal data.'
    Statistics in Medicine, 23:1921-1986.
Julious, Steven A. 2010. Sample Sizes for Clinical Trials. Chapman & Hall / CRC. Boca Raton, Florida.
Phillips, Kem F. 1990. 'Power of the Two One-Sided Tests Procedure in Bioequivalence', Journal of
    Pharmacokinetics and Biopharmaceutics, Volume 18, No. 2, pages 137-144.
Schuirmann, Donald. 1987. 'A Comparison of the Two One-Sided Tests Procedure and the Power Approach for
    Assessing the Equivalence of Average Bioavailability', Journal of Pharmacokinetics and Biopharmaceutics,
    Volume 15, Number 6, pages 657-680.

Report Definitions
Target Power is the desired power value (or values) entered in the procedure. Power is the probability of
    rejecting a false null hypothesis.
Actual Power is the power obtained in this scenario. Because N1 and N2 are discrete, this value is often
    (slightly) larger than the target power.
N1 and N2 are the number of items sampled from each population.
N is the total sample size, N1 + N2.
D is the true difference between the means.
SD is the within-group standard deviation for the two groups.
The lower and upper equivalence limits are the maximum allowable differences that still result in equivalence.
Alpha is the probability of rejecting a true null hypothesis.

Summary Statements
An equivalence test of means using two one-sided tests on data from a parallel-group design
with sample sizes of 617 in the reference group and 617 in the treatment group achieves 90%
power at a 5.0% significance level when the true difference between the means is -30.0, the
standard deviation is 120.0, and the equivalence limits are -50.0 and 50.0.

▲ **图 2-9　成组设计均值等效性检验样本量估算结果界面**

ⅲ. 成组设计均值非劣效性检验。

① PASS 主菜单选择

Means → Two Independent Means → Non-Inferiority → Non-Inferiority Tests for the Difference Between Two Means

② PASS 软件参数设置：如图 2-10 所示。

Solve for：N（Sample Size）所求结果为样本量。

Higher Means Are：Better ▲ "高优" 指标。

Nonparametric Adjustment：Ignore ▲不使用非参数校正。

Power（1-Beta）：0.90 ▲检验效能为 90%。

Alpha（Significance Level）：0.05 ▲检验水准为 0.025（单侧检验）。

Group Allocation：Equal（N1=N2）▲两组样本比例。

NIM（Non-Inferiority Margin）：30 ▲非劣效界值为 30。

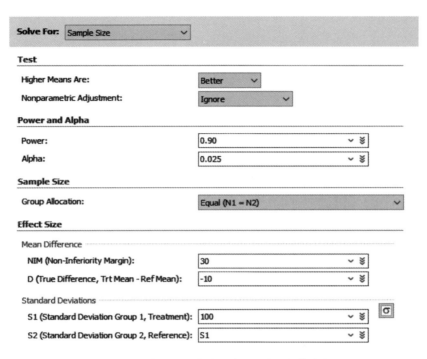

▲ 图 2-10　成组设计均值非劣效性检验样本量估算参数设置界面

D（True Difference，Trt Mean-Ref Mean）：-10 ▲试验组与对照组总体均值差值。

S1（Standard Deviation Group1，Treatment）：100 ▲试验组标准差为 100。

S2（Standard Deviation Group2，Reference）：S1 ▲两组标准差相同。

③ 运行结果：每组需要调查 526 例研究对象，详见图 2-11。

4）成组设计的率的比较样本量估算

i. 成组设计的率的比较差异性检验

① PASS 主菜单选择

Proportions → Two Independent Proportions → Test（Inequality）→ Tests for Two Proportions

② PASS 软件参数设置：如图 2-12 所示。

Solve for：N（Sample Size）所求结果为样本量。

Power Calculation Method: Normal Approximation ▲采用近似正态方法。

Alternative Hypothesis：Two-Sided ▲双侧检验。

Test Type：Z Test（Unpooled）▲选择检验方法。

Power（1-Beta）：0.90 ▲检验效能为 90%。

Non-Inferiority Tests for the Difference Between Two Means

Numeric Results for Non-Inferiority Test (H0: Diff ≤ -NIM; H1: Diff > -NIM)
Higher Means are Better
Test Statistic: T-Test

Target Power	Actual Power	N1	N2	N	-NIM	D	S1	S2	Alpha
0.90	0.90022	526	526	1052	-30.0	-10.0	100.0	100.0	0.025

References
Chow, S.C.; Shao, J.; Wang, H. 2003. Sample Size Calculations in Clinical Research. Marcel Dekker. New York.
Julious, Steven A. 2004. 'Tutorial in Biostatistics. Sample sizes for clinical trials with Normal data.'
　Statistics in Medicine, 23:1921-1986.

Report Definitions
Target Power is the desired power value (or values) entered in the procedure. Power is the probability of
　rejecting a false null hypothesis.
Actual Power is the power obtained in this scenario. Because N1 and N2 are discrete, this value is often
　(slightly) larger than the target power.
N1 and N2 are the number of items sampled from each population.
N is the total sample size, N1 + N2.
-NIM is the magnitude and direction of the margin of non-inferiority. Since higher means are better, this
　value is negative and is the distance below the reference mean that is still considered non-inferior.
D is the mean difference at which the power is computed. D = Mean1 - Mean2, or Treatment Mean - Reference
　Mean.
S1 and S2 are the assumed population standard deviations for groups 1 and 2, respectively.
Alpha is the probability of rejecting a true null hypothesis.

Summary Statements
Group sample sizes of 526 and 526 achieve 90% power to detect non-inferiority using a
one-sided, two-sample t-test. The margin of non-inferiority is -30.0. The true difference
between the means is assumed to be -10.0. The significance level (alpha) of the test is 0.025.
The data are drawn from populations with standard deviations of 100.0 and 100.0.

Dropout-Inflated Sample Size

	Dropout-Inflated Enrollment	Expected Number of

▲　图 2-11　成组设计均值非劣效性检验样本量估算结果界面

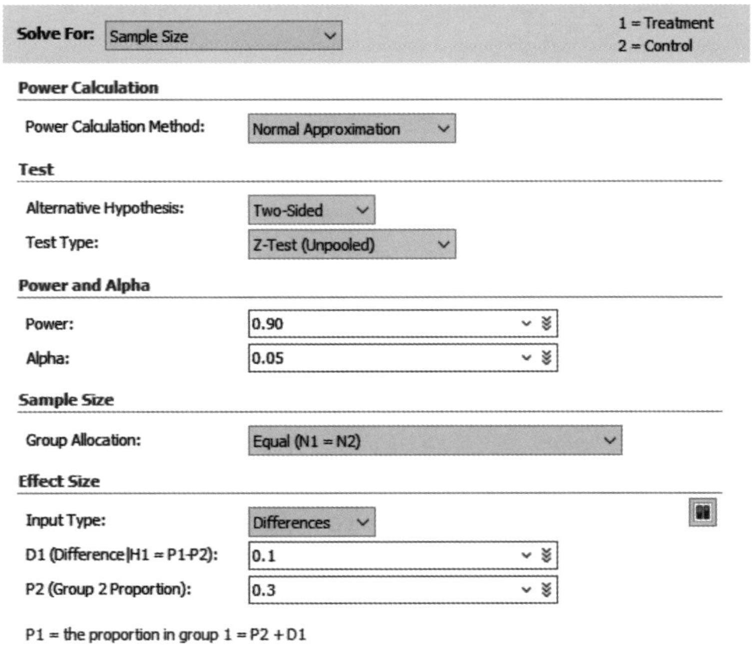

▲　图 2-12　成组设计的率的比较差异性检验样本量估算参数设置界面

Alpha（Significance Level）：0.05 ▲检验水准为 0.05。

Group Allocation：Equal（N1=N2）▲两组样本比例。

Input Type：Differences ▲效应值选择为差值。

D1（Difference|H1=P1-P2）：0.1 ▲两组率差为 0.1。

P2（Group 2 Proportion）：0.3 ▲对照组率。

③ 运行结果：每组需要调查 473 例研究对象，详见图 2-13。

PASS 15.0.5   2021/6/29 10:39:48   1

Tests for Two Proportions

Numeric Results for Testing Two Proportions using the Z-Test with Unpooled Variance
H0: P1 - P2 = 0. H1: P1 - P2 = D1 ≠ 0.

Target Power	Actual Power*	N1	N2	N	P1	P2	Diff D1	Alpha
0.90	0.90010	473	473	946	0.4000	0.3000	0.1000	0.0500

* Power was computed using the normal approximation method.

References
Chow, S.C., Shao, J., and Wang, H. 2008. Sample Size Calculations in Clinical Research, Second Edition. Chapman & Hall/CRC. Boca Raton, Florida.
D'Agostino, R.B., Chase, W., and Belanger, A. 1988. 'The Appropriateness of Some Common Procedures for Testing the Equality of Two Independent Binomial Populations', The American Statistician, August 1988, Volume 42 Number 3, pages 198-202.
Fleiss, J. L., Levin, B., and Paik, M.C. 2003. Statistical Methods for Rates and Proportions. Third Edition. John Wiley & Sons. New York.
Lachin, John M. 2000. Biostatistical Methods. John Wiley & Sons. New York.
Machin, D., Campbell, M., Fayers, P., and Pinol, A. 1997. Sample Size Tables for Clinical Studies, 2nd Edition. Blackwell Science. Malden, Mass.
Ryan, Thomas P. 2013. Sample Size Determination and Power. John Wiley & Sons. Hoboken, New Jersey.

Report Definitions
Target Power is the desired power value (or values) entered in the procedure. Power is the probability of rejecting a false null hypothesis.
Actual Power is the power obtained in this scenario. Because N1 and N2 are discrete, this value is often (slightly) larger than the target power.
N1 and N2 are the number of items sampled from each population.
N is the total sample size, N1 + N2.
P1 is the proportion for Group 1 at which power and sample size calculations are made. This is the treatment or experimental group.
P2 is the proportion for Group 2. This is the standard, reference, or control group.
D1 is the difference P1 - P2 assumed for power and sample size calculations.
Alpha is the probability of rejecting a true null hypothesis.

Summary Statements
Group sample sizes of 473 in group 1 and 473 in group 2 achieve 90.010% power to detect a

▲ **图 2-13　成组设计的率的比较差异性检验样本量估算结果界面**

ii. 成组设计的率的比较等效性检验

① PASS 主菜单选择

Proportions → Two Independent Proportions → Equivalence → Equivalence Tests for the Differences Between Two Proportions

② PASS 软件参数设置：如图 2-14 所示。

Solve for：N（Sample Size）所求结果为样本量。

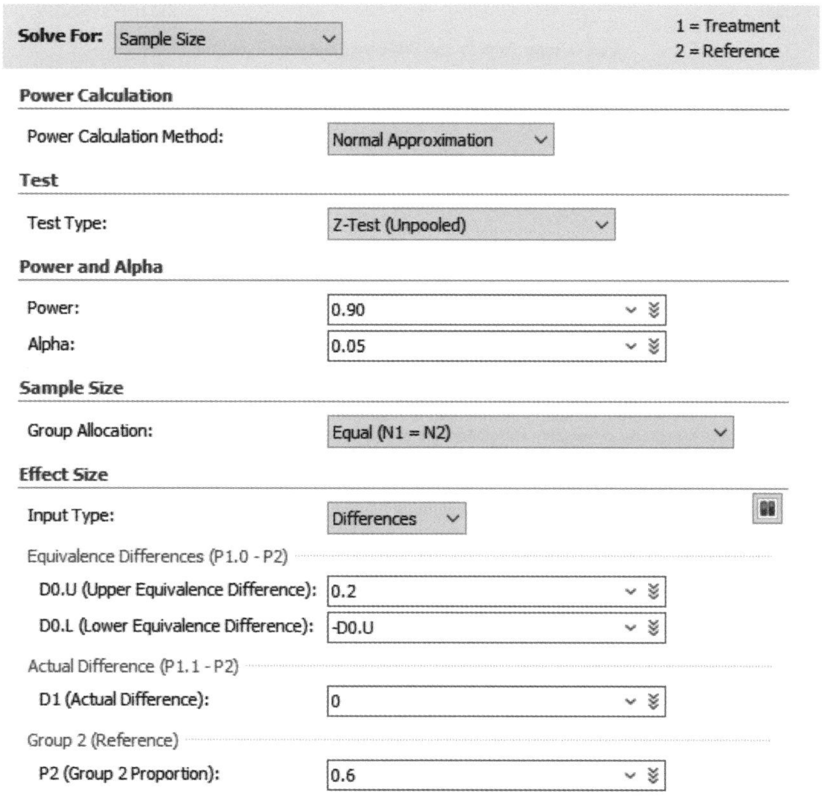

▲ 图 2-14 成组设计的率的比较等效性检验样本量估算参数设置界面

Power Calculation Method: Normal Approximation ▲采用近似正态方法。

Test Type：Z-Test（UnPooled）▲选择检验方法。

Power（1-Beta）：0.90 ▲检验效能为 90%。

Alpha（Significance Level）：0.05 ▲检验水准为 0.05（双侧检验）。

Group Allocation：Equal（N1=N2）▲两组样本比例。

Input Type：Differences ▲效应值选择为差值。

D0.U（Upper Equivalence Difference）：0.2 ▲等效界值上限为 0.2。

D0.L（Lower Equivalence Difference）：-D0.U ▲下限为上限的负数。

D1（Actual Difference）：0 ▲两组总体率相等。

P2（Group 2 Proportion）：0.6 ▲对照组有效率为 0.6。

③ 运行结果：每组需要调查 130 例研究对象，详见图 2-15。

PASS 15.0.5   2021/6/29 10:58:06   1

Equivalence Tests for the Difference Between Two Proportions

Numeric Results for Equivalence Tests for the Difference Between Two Proportions
Test Statistic: Z-Test with Unpooled Variance
H0: P1 - P2 ≤ D0.L or P1 - P2 ≥ D0.U.   H1: D0.L < P1 - P2 = D1 < D0.U.

Target Power	Actual Power*	N1	N2	N	Ref. P2	P1.0L	P1.0U	D0.L	D0.U	D1	Alpha
0.90	0.9003	130	130	260	0.600	0.400	0.800	-0.200	0.200	0.000	0.0500

* Power was computed using the normal approximation method.

References
Blackwelder, W.C. 1998. 'Equivalence Trials.' In Encyclopedia of Biostatistics, John Wiley and Sons. New York. Volume 2, 1367-1372.
Chow, S.C. and Liu, J.P. 1999. Design and Analysis of Bioavailability and Bioequivalence Studies. Marcel Dekker. New York.
Chow, S.C., Shao, J., and Wang, H. 2008. Sample Size Calculations in Clinical Research, Second Edition. Chapman & Hall/CRC. Boca Raton, Florida.
Farrington, C. P. and Manning, G. 1990. 'Test Statistics and Sample Size Formulae for Comparative Binomial Trials with Null Hypothesis of Non-Zero Risk Difference or Non-Unity Relative Risk.' Statistics in Medicine, Vol. 9, pages 1447-1454.
Fleiss, J. L., Levin, B., Paik, M.C. 2003. Statistical Methods for Rates and Proportions. Third Edition. John Wiley & Sons. New York.
Gart, John J. and Nam, Jun-mo. 1988. 'Approximate Interval Estimation of the Ratio in Binomial Parameters: A Review and Corrections for Skewness.' Biometrics, Volume 44, Issue 2, 323-338.
Gart, John J. and Nam, Jun-mo. 1990. 'Approximate Interval Estimation of the Difference in Binomial Parameters: Correction for Skewness and Extension to Multiple Tables.' Biometrics, Volume 46, Issue 3, 637-643.
Julious, S. A. and Campbell, M. J. 2012. 'Tutorial in biostatistics: sample sizes for parallel group clinical trials with binary data.' Statistics in Medicine, 31:2904-2936.
Lachin, John M. 2000. Biostatistical Methods. John Wiley & Sons. New York.
Machin, D., Campbell, M., Fayers, P., and Pinol, A. 1997. Sample Size Tables for Clinical Studies, 2nd Edition. Blackwell Science. Malden, Mass.
Miettinen, O.S. and Nurminen, M. 1985. 'Comparative analysis of two rates.' Statistics in Medicine 4: 213-226.
Tubert-Bitter, P., Manfredi,R., Lellouch, J., Begaud, B. 2000. 'Sample size calculations for risk equivalence testing in pharmacoepidemiology.' Journal of Clinical Epidemiology 53, 1268-1274.

Report Definitions

▲ **图 2-15　成组设计的率的比较等效性检验样本量估算结果界面**

iii. 成组设计的率的比较非劣效性检验

① PASS 主菜单选择

Proportions → Two Independent Proportions → Non-Inferiority → Non-Inferiority Tests for the Differences Between Two Proportions

② PASS 软件参数设置：如图 2-16 所示。

Solve for：N（Sample Size）所求结果为样本量。

Power Calculation Method: Normal Approximation ▲采用近似正态方法。

Higher Proportions Are：Better ▲"高优"指标。

Test Type：Z-Test（Unpooled）▲选择检验方法。

Power（1-Beta）：0.90 ▲检验效能为 90%。

Alpha（Significance Level）：0.025 ▲检验水准为 0.025（单侧检验）。

Group Allocation：Equal（N1=N2）▲两组样本比例。

Input Type：Differences。

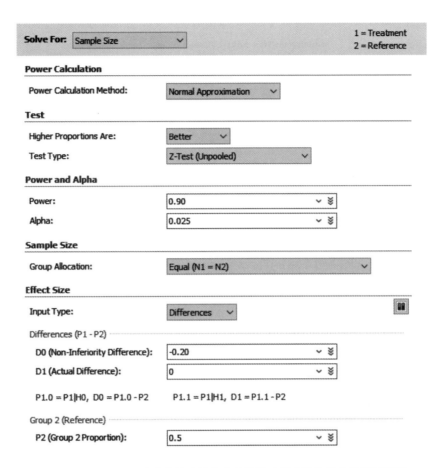

▲　**图 2-16　成组设计的率的比较非劣效性检验样本量估算参数设置界面**

D0（Non-Inferiority Difference）：-0.20 ▲非劣效界值为 -0.20。

D1（Actual Difference）：0 ▲两组总体有效率相等。

P2（Group 2 Proportion）：0.5 ▲对照组有效率为 0.5。

③运行结果：每组需要调查 132 例研究对象，详见图 2-17。

（五）确定观察指标

观察指标设置是研究实施方案设计中需要落实的重要内容。观察指标的数量、同质性和完整性是临床研究质量的重要组成部分，决定研究结果能否回答科学问题。观察指标设置应具有以下特征：关联性，所选指标与研究目的有本质联系，能有效反映各因素值之间的效应；客观性，定性与定量结合；合理性；特异性及灵敏性；准确性及稳定性。具体设置研究指标时应紧扣研究目的，以相关理论知识为依托，并结合统计学的要求设

PASS 15.0.5   2021/6/29 11:14:38   1

Non-Inferiority Tests for the Difference Between Two Proportions

Numeric Results for Non-Inferiority Tests for the Difference Between Two Proportions
Test Statistic: Z-Test with Unpooled Variance
H0: P1 - P2 ≤ D0 vs. H1: P1 - P2 = D1 > D0.

Target Power	Actual Power*	N1	N2	N	Ref. P2	P1|H0 P1.0	P1|H1 P1.1	NI Diff D0	Diff D1	Alpha
0.90	0.90141	132	132	264	0.5000	0.3000	0.5000	-0.2000	0.0000	0.025

* Power was computed using the normal approximation method.

References
Chow, S.C., Shao, J., and Wang, H. 2008. Sample Size Calculations in Clinical Research, Second Edition.
    Chapman & Hall/CRC. Boca Raton, Florida.
Farrington, C. P. and Manning, G. 1990. 'Test Statistics and Sample Size Formulae for Comparative Binomial
    Trials with Null Hypothesis of Non-Zero Risk Difference or Non-Unity Relative Risk.' Statistics in
    Medicine, Vol. 9, pages 1447-1454.
Fleiss, J. L., Levin, B., Paik, M.C. 2003. Statistical Methods for Rates and Proportions. Third Edition. John
    Wiley & Sons. New York.
Gart, John J. and Nam, Jun-mo. 1988. 'Approximate Interval Estimation of the Ratio in Binomial Parameters: A
    Review and Corrections for Skewness.' Biometrics, Volume 44, Issue 2, 323-338.
Gart, John J. and Nam, Jun-mo. 1990. 'Approximate Interval Estimation of the Difference in Binomial
    Parameters: Correction for Skewness and Extension to Multiple Tables.' Biometrics, Volume 46, Issue 3,
    637-643.
Julious, S. A. and Campbell, M. J. 2012. 'Tutorial in biostatistics: sample sizes for parallel group clinical
    trials with binary data.' Statistics in Medicine, 31:2904-2936.
Lachin, John M. 2000. Biostatistical Methods. John Wiley & Sons. New York.
Machin, D., Campbell, M., Fayers, P., and Pinol, A. 1997. Sample Size Tables for Clinical Studies, 2nd
    Edition. Blackwell Science. Malden, Mass.
Miettinen, O.S. and Nurminen, M. 1985. 'Comparative analysis of two rates.' Statistics in Medicine 4: 213-226.

Report Definitions
Target Power is the desired power value (or values) entered in the procedure. Power is the probability of
    rejecting a false null hypothesis.
Actual Power is the power obtained in this scenario. Because N1 and N2 are discrete, this value is often
    (slightly) larger than the target power.
N1 and N2 are the number of items sampled from each population.
N is the total sample size, N1 + N2.

▲ 图 2-17 成组设计的率的比较非劣效性检验样本量估算结果界面

置。例如，队列研究设计需要报告发生结局事件的数量或根据时间总结发生结局事件的数量，病例对照研究则需要报告各暴露类别的数量或暴露的综合指标，横断面研究报告结局事件的数量或总结暴露的测量结果。

（六）伦理审查

伦理审查是一件非常重要的事情。科学技术是双刃剑，它给人类带来福祉的同时，也可能存在某些潜在的风险和危险。我国要发展成为科技大国，除了在技术层面要有所突破，更重要的是要能够让科技造福人类。目前，伦理审查已成为科研的一个重要的组成部分，同时对于违反伦理规定的处罚也在逐年加强，尤其对从事科研活动及参与科技管理服务的主体，将对存在严重失信行为记录或违背科研伦理的责任主体实行"一票否决"制。国家卫健委关于伦理审查的最新意见也指出了哪些研究活动应该接受伦理审查，哪些机构应该设立伦理审查委员会，伦理委员会如何审查，并强调对受试者的保护。尊重和保障受试者的知情权和参加研究的自主决定权，严格履行知情同意程序，不允许使用欺骗、利诱、胁迫等手段使受试者同意参加研究，允许受试者在任何阶段无条件退出研究。同时，对受试者参加研究不得收取任何研究相关的费用，对于受试者在研究过程中支出的合理费用应当给予适当补偿。受试者受到研究相关损害时，应当得到及时、免费治疗，并依据法律法规及双方约定得到补偿或者赔偿。对儿童、孕妇、老年人、智力低下者、精神障碍患者等特殊人群的受试者，以及受精卵、胚胎、胎儿或其他辅助生殖技术涉及的潜在受试者，应当予以特别保护。在项目研究过程中，项目研究者应当在获知严重不良事件发生的 24 小时内将发生的严重不良事件向机构伦理审查委员会报告；伦理审查委员会应当及时审查，以确定研究者采取的保护受试者人身安全与健康权益的措施是否充分，并对研究风险与受益比进行重新评估，提出具体审查意见。

研究设计应考虑的问题还有很多，如研究的抽样问题，如何选择抽样框，如何选择抽样方法；调查工具的选择，如何选择操作便捷、灵敏度与特异度高的调查工具；采用何种调查的方法及资料收集的方法，如采用网络调查方式还是现场面访，采用纸质版问卷还是电子版问卷等；质量控制，如何控制各类型系统误差，减少偏倚；采用什么软件收集及整理数据，采用什么统计分析方法进行数据分析；研究期间的人员配置及分工如何安排；经费与预算的来源及研究期间的执行；研究的进度安排及监督，按照研究周期确定进度安排，按照进度安排完成研究；还要注意研究的预期成果及其应用和推广价值如何，是否体现其经济效益和社会效益。以上各方面均为研究设计期间应该系统全面考虑的问题，这些问题的明确对于后期研究的顺利和科学开展至关重要。

中国精神卫生调查研究方案的设计原则

为实现中国精神障碍队列的研究目标，项目组在制定中国精神障碍疾病负担及卫生服务利用的研究方案时，充分考虑了研究方法对研究结果的影响，分析各个重要因素并确定了研究方案。设计原则包括以下六个方面。

一、研究结果的全国代表性

中国精神卫生调查通过与中国疾病预防控制中心慢性非传染性疾病预防控制中心（简称慢病中心）合作，在全国疾病监测点（disease surveillance point，DSP）系统的框架上进行复杂的二重抽样，借助 2013 年进行的第四次慢性病及其危险因素监测的行政力量和组织管理，确保了抽样的全国代表性，首次获得了有全国代表性的社区居民身体和心理健康的双重数据，具有重大的科学意义。

二、研究工具的一致性与跨文化可比性

本研究采用与国际接轨的 CIDI、SCID，系统评价我国精神障碍疾病负担和卫生服务利用现况，有利于调查结果的国际跨文化比较。CIDI 是一个高度定式的访谈问卷，培训合格的访谈员按照统一规范的方式进行提问，在大规模的精神障碍流行病学调查中，可以保证访谈员使用调查工具的一致性。SCID 是由精神科医生使用的半定式访谈问卷，培训合格的医生根据临床经验和专业水平全面收集临床信息，对精神分裂症及其他精神病性障碍进行正确的诊断。采用 CIDI 作为研究工具获得的结果将具有国

际跨文化的可比性。同时，CIDI 的诊断试验也证实，与 SCID 相比，CIDI 具有良好的信度和效度，因此确定以 CIDI 和 SCID 相结合的方法进行本次精神障碍流行病学调查。

三、调查内容的全面性

本调查的目标不仅是获得精神障碍的患病率，还要获得精神障碍的卫生服务利用信息。在调查病种方面，CIDI 可以对心境障碍、焦虑障碍、物质使用障碍、间歇性暴发性障碍、进食障碍 5 类精神障碍进行筛查和诊断，采用 SCID 作为精神分裂症及其他精神病性障碍的确诊工具和 10/66 痴呆诊断工具作为老年期痴呆的确诊工具，按照两阶段调查的设计分别获得精神分裂症及其他精神病性障碍和老年期痴呆的患病率。

四、精神分裂症及其他精神病性障碍筛查问卷的创新性

根据以往的调查经验，为了在社区调查进行 CIDI 访谈时避免漏诊因精神病性症状所致的拒访或中途退出访谈的受访者，以及因重病住院或智力问题而不具备回答问题能力的受访者，本研究专门设计了受访者无法访谈和中途退出的原因问卷，对全部拒访和退出的受访者及随机抽取的相同数量的筛查阴性受访者进行 SCID 访谈，从而减少因漏诊对这类精神障碍患病率真实性的影响。

五、调查质量控制措施的及时性和有效性

本项目组与北京大学中国社会科学调查中心（简称调查中心）合作，共同组织开展 CIDI 调查，因为调查中心具备国际领先的成熟质量控制体系，掌握完备的现场执行和质量控制技术，并且有采用 CIDI 进行精神障碍流行病学调查的经历，可以在全国范围内及时有效地对现场调查质量进行全程实时监控。

六、计算机辅助个人访谈模式的先进性

本研究采用的 CIDI 是计算机辅助个人访谈（computer assisted personal interview，CAPI）版本，有严格的跳转规则和质量核查节点，可以记录纸笔版访谈（paper and pencil interview，PAPI）无法实现的对访谈员全部访问行为的实时监控和纠错，从而确保调查质量。

中国精神卫生调查研究方案的整体设计

一、研究对象

（一）研究总体

中国 31 个省、自治区、直辖市（不包括香港、澳门、台湾）的 18 岁及以上的常住人口。常住人口为实际居住在某地区半年以上的人口，判定标准是：过去 12 个月累计居住满 6 个月的居民；排除居住在功能社区（如企业和事业单位、施工区、军队、学校、医院、养老院等）中的居民。

（二）样本量计算

本研究样本量估算按照 95% 精度要求，允许误差控制在患病率的 15% 以内，以各类精神障碍中患病率较低且具有重要性的精神分裂症的患病率 0.6% 为参数，按照允许误差 0.15× 患病率计算，有效样本量为 178×（1–0.6%）÷ 0.6% ≈ 30 000 人，按照平均应答率 75% 估计，接触样本量为 40 000 人。

二、调查内容

（一）社会经济人口学信息

收集受访者社会人口学和相关信息，主要包括性别、年龄、教育程度、婚姻状况、居住地（城乡、东中西部经济区）。

（二）精神障碍的患病率及分布特征

本研究以 DSM-Ⅳ为诊断标准，获得以下各类精神障碍的患病率，并描述患病率高于 1‰的精神障碍在性别、年龄、城乡、东中西部经济区、婚姻状况、受教育程度等因素的分布特征。

1. 心境障碍

抑郁症、心境恶劣、抑郁障碍未特定、双相Ⅰ型障碍、双相Ⅱ型障碍、其他双相障碍、物质所致心境障碍、躯体疾病所致心境障碍。

2. 焦虑障碍

惊恐障碍、广场恐怖症（不伴惊恐）、特殊恐怖症、社交恐怖症、强迫障碍、创伤后应激障碍、广泛性焦虑障碍、焦虑障碍未特定、物质所致焦虑障碍、躯体疾病所致焦虑障碍。

3. 酒精药物使用障碍

酒精依赖、酒精滥用、药物依赖、药物滥用。

4. 间歇性暴发性障碍

间歇性暴发性障碍、物质所致间歇性暴发性障碍、躯体疾病所致间歇性暴发性障碍。

5. 进食障碍

厌食症、贪食症。

6. 精神分裂症及其他精神病性障碍

精神分裂症、精神分裂样障碍、分裂情感障碍、偏执性障碍、短暂精神病性障碍、物质所致精神病性障碍、躯体疾病所致精神病性障碍、未特定精神病性障碍。

7. 老年期痴呆

（三）精神障碍的残疾率和致残率

本研究根据《世界卫生组织残疾评定量表》（WHODAS-2.0）得分进行残疾评定，获得过去 12 个月精神障碍的残疾率、致残率以及残疾等级。

（四）精神障碍的伤残调整寿命年

伤残调整寿命年（disability adjusted life year，DALY）是从发病到死亡所损失的全部健康寿命年，包括因早死所致的寿命损失年（years of life lost，YLL）和残疾所致的健康寿命损失年（years lost due to disability，YLD）两部分，是一个定量计算因各种疾病造成的早死与残疾对健康寿命年损失的综合测量指标。以本调查获得的 12 月患病率数据为指标，根据 WHO 推荐的患病率法测算伤残调整寿命年（DALY），从而评估精神障碍的疾病负担。

（五）精神障碍的医疗服务利用

本研究中所指的卫生服务利用为受访者自我报告接受治疗的情况。调查的重点为精神障碍患者对精神障碍相关的卫生服务利用的意愿及实际接受卫生服务的情况，治疗情况中还对首次治疗的时间、治疗时选择的机构、求助的专业人员类型以及采取的治疗方式等信息进行了收集。由于老年期痴呆患者无法报告归因于老年期痴呆的就诊信息，本研究收集了所有受访者过去 1 年的治疗信息，以此反映老年期痴呆患者与非患者卫生服务利用的差异。此外，本研究还对老年期痴呆患者的日常生活照料信息进行了收集，并比较了患者与非患者照料需求的差异。

为了解精神障碍患者利用精神卫生服务的影响因素，本研究还调查了社区居民及精神障碍患者的求助意向、病耻感，以及对精神卫生服务治疗效果的认识。

三、调查抽样概况

（一）第一阶段抽样概况

在抽样设计方面，本次调查与中国疾病预防控制中心（Chinese Center for Disease

Control and Prevention，中国 CDC）慢性非传染性疾病预防控制中心（以下简称慢病中心）组织的"2013 年中国慢性病及其危险因素监测"调查共同进行，其抽样设计是全国疾病监测调查的二重抽样设计。

慢病中心组织的全国疾病监测调查是在 DSP 的 161 个全国疾病监测点上的抽样调查，DSP 是自 20 世纪 80 年代开始并经过不断完善建立的慢性病监测网络，抽样框以全国东中西经济区、城乡、GDP、人口密度、非农业人口比例为依据确定，具有良好的全国代表性，为国内外专家论证所肯定，其监测结果已被政府、国际组织和国内外研究机构等广泛使用。本次调查与该调查共同实施，有利于整合各方资源，充分利用各级 CDC 的行政力量、人力、物力，提高调查的数据质量。鉴于西藏人口稀少、交通不便、藏语及特殊民族习俗等限制，仅选择拉萨市进行调查，因此本调查抽样点为 157 个区县，将其作为初级抽样单位（PSU）。

全国疾病监测调查按照多阶段不等概率的抽样设计选取样本，采用在 157 个监测点上的四阶段不等概率的抽样设计。

（二）第二阶段抽样概况

第二阶段调查样本抽样是在第一阶段调查的基础上，根据家户问卷 CIDI、受访者无法访谈原因列表（简称 A1 问卷）、受访者中途退出原因列表（简称 A2 问卷）的完成情况及相应结果，抽取第二阶段 SCID 访谈样本以及 10/66 痴呆诊断样本。

四、调查病种

（一）第一阶段调查病种

第一阶段调查由访谈员使用复合性国际诊断交谈表（简称 CIDI）获得心境障碍、焦虑障碍、酒精药物使用障碍、间歇性暴发性障碍、进食障碍 5 类障碍的诊断结果，并获得精神分裂症及其他精神病性障碍的筛查结果。同时，以 10/66 痴呆诊断工具中的社区痴呆筛查表（简称 CSID）- 受访者问卷作为筛查工具获得痴呆的筛查结果。

（二）第二阶段调查病种

第二阶段调查由精神科医生采用美国精神病学协会诊断和统计手册第4版（简称DSM-Ⅳ）轴Ⅰ障碍定式临床检查（简称SCID）获得精神分裂症及其他精神病性障碍、物质躯体疾病所致精神病性障碍的诊断；采用10/66痴呆诊断工具获得老年期痴呆的诊断。对于在第一阶段调查中没有完成CIDI的受访者，还将使用精神科访谈补充问卷收集人口学、服务等信息。

五、调查工具及组织实施

（一）调查工具

1. 复合性国际诊断交谈表

复合性国际诊断交谈表（Composite International Diagnostic Interview，CIDI）为完全定式化的精神障碍诊断工具，是目前国际公认的适用于非精神卫生专业人员使用的精神障碍流行病学调查工具。CIDI可以按照DSM-Ⅳ和ICD-10两套诊断分类标准做出精神障碍诊断。CIDI包括疾病章节和非疾病章节两个部分。通过疾病章节的询问，配合计算机化的诊断程序，可以获得精神障碍的诊断或筛查结果。非疾病章节包含全面的社会人口学信息、卫生服务利用信息、残疾状况评估以及与各类精神疾病密切相关的因素调查，包括经济负担、家庭负担、婚姻经历、童年经历等，可以对精神障碍发生的危险因素以及疾病负担的影响因素进行深入细致的分析。其中，残疾状况评估采用WHODAS-2.0进行，该量表是由WHO开发的用于评定健康和残疾的量表，可用于包括精神障碍在内的所有疾病。量表共有36题，评定6项功能，分别为认知、活动性、自我照护、与他人相处、与生活相关的各项活动、社会参与。

在本研究中，CIDI应用于第一阶段调查，目的是获得心境障碍、焦虑障碍、酒精药物使用障碍、间歇性暴发性障碍、进食障碍、物质躯体疾病所致精神障碍（不含物质躯体疾病所致精神病性障碍）等疾病的诊断结果，以及精神分裂症及其他精神病性障碍的筛查结果。

2. 定式临床访谈诊断表

DSM-Ⅳ轴Ⅰ障碍定式临床检查（Structured Clinical Interview for DSM-Ⅳ Axis I Disorders，SCID-Ⅰ）为精神病专科医生使用的半定式问卷，可以对 DSM-Ⅳ轴Ⅰ的大多数障碍，包括心境障碍、精神病性障碍、酒精药物使用障碍、焦虑障碍、躯体形式障碍、进食障碍、适应障碍等进行诊断；SCID-Ⅱ是 DSM-Ⅳ轴Ⅱ人格障碍的诊断问卷。SCID 可供熟悉 DSM-Ⅳ分类和诊断标准的临床精神科医生或受过训练的精神卫生专业人员使用，是目前精神科诊断的金标准。

在本研究中，SCID 应用于第二阶段调查，根据研究需要，仅采用 SCID-Ⅰ 的概述部分、心境发作（A 节）、精神病性及相关症状（B 节）、精神病性鉴别（C 节）以及心境障碍（D 节），目的是获得精神分裂症及其他精神病性障碍以及物质躯体疾病所致精神病性障碍的诊断结果。

3. 10/66痴呆诊断工具

10/66 痴呆诊断工具为 10/66 国际痴呆研究中采用的研究工具，其跨文化可比性、效度评价以及相关研究结果已在《柳叶刀》等国际知名杂志发表，获得了国际阿尔茨海默病协会以及 WHO 的认可。在诊断老年期痴呆时，该套工具通过收集社区痴呆筛查表（CSID）以及老年精神状况量表（GMS）的相关信息，结合受访者教育程度，采用计算机化诊断程序获得老年期痴呆的诊断结果。此外，该工具中还包括了受访者生活照料以及医疗服务相关信息。

4. 社区痴呆筛查表

社区痴呆筛查表（Community Screening Interview for Dementia，CSID）为老年期痴呆的筛查工具，包括受访者认知功能测试以及知情人信息收集两个部分。CSID- 受访者问卷的内容包括检查受访者的瞬时记忆和延迟回忆的能力，以及理解力、定向力、语言能力和判断力等的多个认知功能的维度。CSID- 知情人问卷的内容为由受访者的知情人对受访者的记忆力、定向力、理解力以及日常生活活动状况进行评价。

在本研究中，CSID- 受访者问卷应用于第一阶段调查，目的是结合受访者 WHODAS 得分和教育程度信息，获得老年期痴呆的筛查结果。而 CSID- 知情人问卷应用于第二阶段调查，目的是结合其他 10/66 痴呆诊断工具，获得老年期痴呆诊断。

5. 老年精神状况量表

老年精神状况量表（Geriatric Mental Status Examination，GMS）是 1976 年由利物浦大学的 John Copeland 教授开发的。10/66 研究中采用的是社区简版，该版本目前应用最广，其条目涵盖了社区常见的老年期精神病的重要症状。

在本研究中，GMS 应用于第二阶段调查，目的是结合其他 10/66 痴呆诊断工具，获得老年期痴呆诊断。

6. 生活照料以及医疗服务信息

在本研究中，该部分信息在第二阶段调查中收集。

7. 信息收集补充问卷

（1）受访者无法访谈原因列表（简称 A1 问卷）

该问卷分为两个部分。第一部分为受访者自我报告无法参加的原因；第二部分为访谈员根据与受访者交流的情况自行填写，根据自我观察或知情人的报告，记录受访者是否有严重的躯体健康问题，明显的精神症状，或者影响沟通交流的其他心理行为异常表现。在本研究中，A1 问卷应用于第一阶段调查，目的是作为依据进行第二阶段调查样本的抽样。

（2）受访者中途退出原因列表（简称 A2 问卷）

该问卷与 A1 问卷类似，也分为两个部分。第一部分为受访者自我报告中途退出的原因，第二部分为访谈员根据与受访者交流的情况自行填写，根据自我观察或知情人的报告，判断受访者是否由于患有精神障碍而中途退出访谈。在本研究中，A2 问卷应用于第一阶段调查，目的是作为依据进行第二阶段调查样本的抽样。

（3）精神科访谈补充问卷

该问卷的条目来自于 CIDI。用于由于身体原因无法接受 CIDI 访谈，以及因重性精神问题拒绝或中断 CIDI 访谈的受访者一般资料、服务、伤残程度等信息的补充。对于 55 岁及以上的受访者，该部分问卷还包括了 CSID- 受访者问卷的内容。在本研究中，精神科访谈补充问卷应用于第二阶段调查，目的是补充第一阶段调查缺失的重要数据。

（二）调查组织实施

本研究与国家卫生与计划生育委员会（简称卫计委）、中国疾病预防控制中心（简称中国 CDC）组织的"2013 年中国慢性病及其危险因素监测"整合，在国家卫计委和中国 CDC 的领导下，由北京大学第六医院／中国疾病预防控制中心精神卫生中心（以下简称北大六院）作为承担单位，聘请陈育德教授作为总顾问，联合了国内外精神卫生、流行病学、卫生统计学、卫生政策与管理学、社会学、卫生经济学等多领域专家组成顾问团队和执行团队，联合了国内多个精神病学和流行病学领域科研领先的相关机构及院校共同完成调查工作。项目的合作单位及主要协作单位包括中南大学公共卫生学院（现中南大学湘雅公共卫生学院）、中南大学湘雅二医院、上海市精神卫生中心、四川大学华西医院心理卫生中心、昆明医科大学第一附属医院、吉林大学公共卫生学院、中国人民解放军第四军医大学（现空军军医大学）流行病学教研室、宁夏医科大学公共卫生学院、乌鲁木齐市第四人民医院、中国疾病预防控制中心慢性非传染性疾病预防控制中心、北京大学中国社会科学调查中心、天津市安定医院。

在研究实施中，北大六院联合各合作单位共同制定研究方案，并组织协调现场调查工作。本研究分为两个阶段组织实施。第一阶段调查以北京大学中国社会科学调查中心为协调中心，全面负责现场实施和内部质量控制工作，承担单位及各合作单位负责外部质量控制工作。第二阶段调查由北大六院和天津市安定医院以及项目的 9 个合作单位共同组成协调中心，组织精神科医生开展现场调查工作，并对各单位工作进行质量控制。中国 CDC 及各省 CDC 主要负责调查的宣传及协调工作，协助各阶段访谈员开展现场调查。

（三）调查质量控制

在以人群为研究对象的流行病学研究中，无论设计如何严谨和具有科学性，总会在不同水平发生变异所致的误差，在个体水平上有个体变异和测量变异，在群体水平上有遗传变异、环境变异和测量变异，而在抽样水平上可以在抽样方法、样本量和测量方法等环节中发生变异。在测量变异中有随机误差（机遇）和系统误差（偏倚），随机误差包括抽样误差和随机测量误差。本研究的抽样方案可以通过降低抽样方差，减少抽样误差，以提高抽样效率的方式来控制抽样误差。通过对 CIDI 访员统一规范化培训，提高受访者补助，联系社区居委会和村委会人员配合调查，制定严格的失访、拒访标准来增加应答率，降低选择偏倚；采用定式访谈的方式收集信息、对调查员调查规范严格要求、采用多种质量控制形式监测访员访问规范、完善 CIDI 调查问卷并对 CIDI 诊断程序进行优化来减少信息偏倚；通过限制、随机化、匹配等手段来控制混杂偏倚。以下将详细介绍误差控制的具体方案。

1. 抽样误差的控制

（1）抽样设计：本次调查与中国 CDC 慢性非传染性疾病预防控制中心（简称慢病中心）组织的"2013 年中国慢性病及其危险因素监测"调查共同进行，其抽样设计是全国疾病监测调查的二重抽样设计。

在全国 2864 个区县层次抽取初级抽样单位的效率更高，抽样设计将初级抽样单位定为区县，按照分层多阶段不等概率的抽样方式抽取 157 个区县，分布在 31 个省、自治区、直辖市（不包括香港、澳门、台湾），使调查样本更具有全国代表性。

（2）样本量：以各类精神障碍中患病率较低的精神分裂症的患病率 0.6% 为参数，按照允许误差 0.15× 患病率计算，本次调查的有效样本量为 30 000 人，按照平均应答率为 75% 估计，接触样本量是 40 000 人，分布在 157 个区县（放弃可行性差的西藏 4 个监测点）、628 个街道乡镇、1256 个村委会 / 居委会、40 000 个住址内。因此，本次调查在研究目标、研究内容、样本量、考核指标和课题经费不变的情况下，采用严格的多阶段概率抽样方法，使最终的样本有全国代表性；同时，借助北京大学中国社会科学调查中心专业的调查执行队伍，采用 CAPI 调查方法，从调查的各个环节控制系统误差，采用末端扩大样本量的方法，可以获得准确的抽样权重系数，正确地计算最终的应答率、接触率、拒访率等，具有国际可比性。

2. 系统误差的控制

CMHS 为横断面调查，由经过统一培训的 CIDI 访员使用计算机入户访问并获取中国 31 个省、自治区、直辖市的成人精神障碍患病率的相关资料。在流行病学调查中的系统误差主要包括选择偏倚、信息偏倚以及混杂偏倚。为提高本研究所获得的患病率资料的真实性，本项目设计了一系列的相关措施以减少包括选择偏倚、信息偏倚以及混杂偏倚在内的系统误差，主要如下。

（1）选择偏倚及其控制方案：选择偏倚主要指被选入研究中的研究对象与没有被选入者特征上的差异所导致的系统误差。在此次中国成人精神障碍流行病学调查中，选择偏倚主要为无应答偏倚，即选择了由于种种原因没有对调查信息予以应答的研究对象所造成的偏倚。CIDI调查问卷耗时较长且问卷中部分精神健康问题较为敏感，因此相对于其他种类的调查无应答偏倚较为突出，同时受访者的情绪变化也是较为重要的影响因素。

本调查主要通过以下方案控制无应答偏倚。

1）对CIDI访员统一规范化培训

为确保调查质量，所有访员正式开始上岗调查之前都会接受由本项目组组织的CIDI访员培训。培训内容包括项目意义、CIDI使用规范、精神科疾病简介、访员调查规范、访员调查技巧等。并且必须经过最后培训考试合格方可上岗进行正式调查，若考核不通过则需继续培训重新考核或弃用。

2）提高受访者补助

为提高受访者的配合程度，本调查设计了较高的受访者补助标准。因CIDI调查时长及CIDI调查内容因人而异，因此项目根据不同的CIDI调查时长设计了不同的补助标准，以提高受访者配合程度。

3）联系社区居委会、村委会人员

在流行病学调查中，社区人员的配合与否也是影响调查能否顺利进行的重要因素。因此本调查在执行过程中采取各种手段争取社区工作人员的配合，通过社区人员的联系工作提高应答率。

4）制定严格的失访、拒访标准

为确保应答率，本研究制定了严格的失访与拒访标准。在项目执行过程中，连续6次无法联系到受访者才能够算作失访；连续3次遭到受访者拒访才能够算作拒访。

（2）信息偏倚及其控制方案：信息偏倚亦称观察偏倚，指在研究实施过程中，获取研究所需信息时产生的系统误差。在此次中国成人精神障碍流行病学调查中，信息偏倚主要包括：回忆偏倚（即研究对象在回忆以往信息时，由于准确性或完整性上的差异导致的系统误差）、报告偏倚（在收集信息时，研究对象有意夸大或缩小某些信息而导致的系统误差）、诊断怀疑偏倚（研究者在主观上倾向于应该或不应该出现某种结局而导致错误结论）、暴露怀疑偏倚（研究者在主观上倾向于应该或不应该接受某种暴露而导致错误结论）。

本调查主要通过以下方案控制信息偏倚。

1）采用定式访谈的方式收集信息

CIDI 是高度定式的调查问卷，并采用计算机辅助个人访谈（CAPI）技术，在访谈调查中完全由计算机程序控制调查章节和提问的跳转，消除了大量逻辑错误。同时，由于 CIDI 问卷的使用者要求必须为经过统一培训的非精神卫生专业人员，因此在进行数据收集时要求 CIDI 访员统一采用定式访谈的方式进行访谈，即访员必须严格按照问卷内容进行提问，不能够使用自己理解的方式进行访问，从而控制信息偏倚。

2）对调查员调查规范严格要求

对于调查过程中可能出现的多种问题，在 CIDI 培训时都有明确的规定，如发病次数的多少、发病时间的记录；对于调查过程中受访者不明白问题时的澄清以及访员不明白问题时的探寻技巧都有明确的规定，以确保信息收集的真实性。由于 CIDI 问卷中包含诸多较为敏感的信息，因此为使调查员掌握敏感信息的调查技巧，在 CIDI 培训过程中进行了有针对性的培训，从而确保了敏感信息的真实性。

3）采用多种质量控制形式监测访员访问规范

对于访员的调查规范，项目设计了多种监测方式以确保访员收集信息的真实性。监测方式主要包括：电话核查、录音核查、问卷核查、访问时长核查、平均单题时间核查、筛查章节阳性率核查、诊断疾病率核查、实地核查等。通过以上多种核查方式监测访员规范，从而确保数据真实性，降低信息偏倚。

4）完善 CIDI 调查问卷

在项目准备阶段，项目组投入了巨大的人力、物力对 CIDI 问卷重新进行了优化，咨询精神科专家对 CIDI 问卷中不利于诊断的诸多因素进行重新优化，包括：有歧义的翻译用词的重新替换、较难理解的精神科专业用语的替换、非本土用语的替换等，从而提高信息收集的真实性。

5）CIDI 诊断程序的优化

为了确保调查结果的真实可靠性，项目组对诊断程序进行了相关的优化，邀请精神科专家根据 ICD-10 以及 DSM-Ⅳ 诊断标准对诊断程序进行了相关的优化，从而确保诊断的真实可靠性。

（3）混杂偏倚及其控制方案：混杂偏倚指在流行病学研究中由于一个或多个潜在的

混杂因素的影响，掩盖或夸大研究因素与疾病之间的联系。在本研究的分析阶段探讨疾病可能的危险因素时采用以下方式对混杂偏倚进行控制。

1）限制

即通过对研究对象的入选标准进行限制以获得同质性的研究人群，以避免某些混杂因素的混杂作用。

2）随机化

在多级抽样的各个环节中使用随机化原则抽取研究对象，使受访者以同等的概率被抽样选中，从而使潜在的混杂变量在受访者之间分布均匀，控制已知和未知的混杂因子的正混杂或负混杂作用。

3）匹配

即为病例组研究对象选择对照时，针对一个或多个潜在的混杂因素，使其与研究对象保持同质性，从而消除已知和未知的混杂因素对研究结果的影响。

（四）数据管理

1. 调查信息系统的建立

（1）第一阶段调查的信息系统：本研究根据调查流程设计开发了访谈员招聘、访问数据采集、访问管理、数据分析转换、数据质量核查、财务管理等各环节的 CAPI 调查系统。根据研究任务的要求，所有工作流程以信息化的方式实现，从而提高项目执行的工作效率及质量。该系统包括的主要功能如下：①招聘系统实现访谈员 / 核查员的在线招聘，录用访谈员 / 核查员自动编号；②访问管理系统实现访问样本地址加载、Kish 问卷加载、CIDI 问卷加载、联系情况采集、完成统计、支付统计以及并行数据采集等功能；③调查支持系统实现了样本发放、样本调配、特殊样本处理等功能；④数据核查系统完成了对数据筛查结果进行质控分类，与电话系统相结合自动实现了核查员在线完成电话核查与录音核查的功能；⑤支付系统实现了访谈员劳务及受访者礼品的自动计算，并在线生成劳务表单；⑥数据转换系统完成了问卷数据、样本管理数据、核查数据等多种数据在各业务服务器之间的分发、复制和转换，最终将各种不同格式数据统一转换为SAS 格式数据；⑦并行数据分析系统完成了对访问过程中鼠标、键盘操作记录的分析，自动计算出单题访问时长以及问卷中断退出情况等信息。

（2）第二阶段调查的信息系统：第二阶段调查的信息系统可以实现面对面访谈、访谈数据记录、上报、汇总以及质量控制等各种功能。该系统的主要功能为：在该系统中，访谈员携带笔记本电脑，使用访谈客户端与受访者面对面沟通并记录回答数据。访谈完成后，访谈员在网络畅通的情况下将访谈数据上报到管理平台。管理平台的管理人员依据访谈数据对访谈结果进行评定。电话核查人员与受访者进行电话沟通，记录沟通结果，实现对访谈员的质控。管理人员对总体访谈数据进行汇总统计并能够进行数据分析。

2. 数据管理

数据管理对于各阶段调查工作的现场执行和质量控制至关重要。数据管理是对这4类原始数据，包括抽样信息数据、调查问卷数据、调查并行数据和质量核查数据进行整理、检测、筛选、分析和清理的过程。

数据管理工作内容包括以下方面。

（1）调查样本管理方面：对概率抽样抽取的样本进行编码并整合地址信息。

（2）每日检查：为了保障并行数据的准确和完整，检测访问管理数据、支付系统数据和采访痕迹数据，每日运行检查，并反馈检查结果。

（3）依托调查信息报告系统，每日对传回调查并行数据和调查问卷数据进行分析，使项目负责人（principal investigator，PI）团队和执行团队能够及时掌握调查进度、发现调查实施过程中出现的系统设置、问卷设计问题，监察访谈员的不规范行为，并及时进行数据清理。

（4）对于一户多样本、结果代码与完成状态不符、非最终结果代码、问卷上下级逻辑关系不一致、用错问卷这5类情形，每日清理结果代码等。

（5）在完访县 / 区中定期筛选精神科医生访谈样本，以便第二阶段调查的顺利进行；通过核查变量值定义、异常值、跳转以及开放性问题再编码，对调查问卷数据进行及时清理。

六、资料分析方法

（一）加权

1. 第一阶段调查的加权方法

本研究为全国性的分层多阶段不等概率的复杂抽样设计，为了较好地估计目标变量，需要对其进行加权调整。加权调整包含抽样设计权数、无应答调整权数、事后分层调整权数和权数的极值调整。第一阶段调查加权方法如下。

（1）抽样设计权数：本研究的抽样设计权数与抽样过程密切相关，包含第一步的县/区和调整县/区抽样设计权数、第二步的乡镇/街道抽样设计权数、第三步的村/居抽样设计权数、第四步的居民小组抽样设计权数、第五步的地址抽样设计权数、第六步的地址内的户的抽样设计权数和调整设计权数、第七步的户内 Kish 抽样的抽样设计权数。其中第六步的抽样设计权数主要是为了弥补末端抽样框不完善，即同一个抽样地址下有多个满足条件的家户导致的抽样框误差，本研究采用随机抽取一户的方法弥补该误差。

（2）无应答调整权数：本研究为全国性的分层多阶段不等概率的复杂抽样设计，在实际调查中不可避免地存在无应答，导致样本量减少，估计精度降低，需要进行相应的无应答调整。无应答包含单元无应答和项目无应答 2 类，加权调整主要针对单元无应答进行无应答调整。

单元无应答可能包含各个步骤的无应答，例如县/区、乡镇/街道、村/居、地址、家户、个体层次的无应答，包含的无应答类型有无法到达访谈区域、无法入户调查、无法联系、拒绝访谈、受访者身体原因无法回答等。在问卷层面同样包含上述无应答以及由于数据传输、数据清理导致的数据丢失和数据无效等无应答。

在本研究中根据可获得辅助信息和无应答的类型采用不同的无应答加权方法。在实际调查中，由于县/区、乡镇/街道没有无应答，在村/居层面，由于特殊原因，有一个村/居没有进行任何调查，因此本研究的无应答包含村/居层面的无应答、Kish 过滤（住户层面的无应答、地址层面的无应答和 Kish 问卷层面的无应答合并处理为住户层面的无应答）和 CIDI 问卷层面的无应答，其中在村/居 Kish 过滤阶段由于没有更多详细的辅助信息，采用加权组调整的方法。CIDI 阶段由于有一些家庭层面和住户层面的辅助信息，采用基于 Logistic 回归的倾向应答的方法进行加权调整。

（3）事后分层调整权数：由于抽样设计的复杂性、实地调查过程的复杂性和样本无应答的存在，在某些关键变量上存在样本结构性偏差，导致最终的估计量有偏差。为了调整该结构性偏差，提高估计精度，需要对 CIDI 问卷数据进行事后分层调整。

在本研究中，性别、年龄、城乡是非常重要的指标。因此，选用城乡（分为城市和农村）、性别（分为男和女）、年龄变量（分为 18 ~ 29 岁，30 ~ 39 岁，40 ~ 49 岁，50 ~ 59 岁，60 ~ 69 岁，70 岁以上，共 6 类）进行完全事后分层调整。

对于问卷数据的年龄、性别极少数据的项目无回答采用中位数插补方法。

（4）权数的极值调整：在实际利用权数进行目标变量的估计过程中，由于复杂抽样设计、抽样框误差、无应答调整、事后分层调整等，导致权数差异太大，造成过大的方差，影响估计的效率，因此需要对最终的权数进行极值调整。但是，权数的极值调整会带来一定的偏差，导致均方误差发生变化，因此一方面要进行极值调整，同时要使均方误差降低。

极值权数调整的方法有很多，此处采用简单的利用中位数进行调整的方法。通过对最终的事后分层调整权数分布的分析以及经验研究，用事后分层权数分布的 0.01 和 0.99 分位数作为最小最大值的极值点是比较好的方法。

（5）最终权数：最终权数是上述权数的乘积，公式为：

$$W = W_{ijkhlop} W_{ijkhlodp}^{non} W_s^{post}$$
$$= w_{ij}' w_{ijk} w_{ijkh}' w_{ijkhl} w_{ijkhld} w_{ijkhldo} w_{ijkhldop} w_{ijkh}^{non} w_{ijkhlod}^{non} w_{ijkhlodp}^{non} \frac{1}{p_s^{post}} w^{extr}$$

（6）分城乡、年龄、性别的权数分布图：本研究分城乡、年龄、性别的权数分布见图 2-18。由图 2-18 可见，调查样本中农村样本多于城市，女性样本多于男性，老年人的样本多于 18 ~ 30 岁的年轻人。这是因为在调查过程中，农村样本和女性样本的应答率较高，在经过了抽样设计权数、无应答权数、事后分层权数和极值调整后，加权后的样本与第六次全国人口普查的总体十分接近，减少了偏差，提高了估计精度。

2. 第二阶段调查的加权方法

第二阶段调查的加权原理、步骤和方法与第一阶段类似，在此不再重复叙述。不同

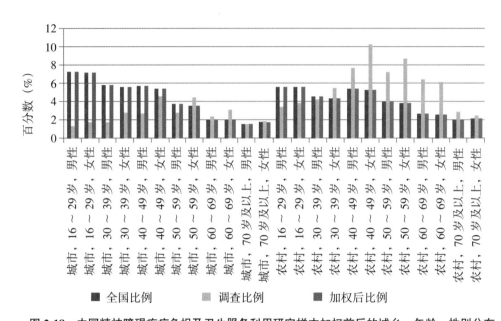

▲ **图 2-18** 中国精神障碍疾病负担及卫生服务利用研究样本加权前后的城乡、年龄、性别分布

的是在第二阶段中，研究对象不仅包括全部完成 CIDI 调查的研究对象，还包括第一阶段无法完成访谈及中途退出者。对于老年期痴呆，研究对象仅包括 65 岁及以上老人。

（二）结果指标

本研究的预期结果要准确描述我国社区成人心境障碍、焦虑障碍、酒精药物使用障碍、间歇性暴发性障碍、进食障碍、精神分裂症及其他精神病性障碍、老年期痴呆 7 类主要精神障碍的患病率及其分布特点，以伤残调整寿命年为指标测算各类精神障碍的疾病负担，分析各类精神障碍患者利用精神卫生服务的现况及分布特点，探讨人口学和心理社会影响因素，为有效而公平地利用国家卫生资源、制定宏观卫生政策提供科学依据。具体结果计算方法如下。

1. 疾病负担

（1）患病率

① 患病率为全部调查对象在给定期间内检出为病例的概率。

患病率 =（某期间）被调查者中的患病人数 / 被调查人数（百分率或千分率）

本研究描述每一个研究变量的频数分布，按照精神障碍的诊断标准和特征，计算各类精神障碍期间患病率，并描述在不同社会人口学特征的分布。

② 终生患病率：在调查人群中，从调查之日起，有生以来曾罹患过某种精神障碍的人群作为病例，该病例数占总人群数的比例。因为多数精神障碍具有反复发作、病程较长的特点，因此为了满足病程的诊断标准，国际上常采用终生患病率指标描述流行强度。

③ 12 月患病率及其人群地区分布：12 月患病率为在调查人群中，从调查之日起，之前 12 月（精神分裂症及其他精神病性障碍的调查时限为过去 30 天）曾罹患过某种精神障碍的人群作为病例，该病例数占总人群数的比例。采用 12 月患病率描述患病率的性别、年龄、城乡、东中西部经济区、受教育程度及婚姻状况的分布特征。

（2）精神障碍的残疾率及致残率

精神障碍残疾率为调查人群中罹患精神障碍且达到残疾的患者所占的比例。精神障碍致残率为罹患精神障碍的患者中达到残疾的患者所占的比例。

精神残疾根据《世界卫生组织残疾评定量表》（WHODAS-2.0）得分进行评定，评分越高，残疾程度越重。具体精神残疾评定标准如下：

① 无残疾：WHODAS-2.0 得分 ≤ 51 分。

② 四级残疾：WHODAS-2.0 得分 52 ～ 95 分。

③ 三级残疾：WHODAS-2.0 得分 96 ～ 105 分。

④ 二级残疾：WHODAS-2.0 得分 106 ～ 115 分。

⑤ 一级残疾：WHODAS-2.0 得分 ≥ 116 分。

（3）伤残调整寿命年

DALY 是 WHO 推荐评价疾病负担的指标。因精神障碍具有高致残率、低病死率的特点，WHO 在计算各类精神障碍 DALY 时对于极低病死率的精神障碍忽略了其早死所致的寿命损失年，仅以残疾所致的健康寿命损失年（YLD）作为 DALY 估计值。本研究未调查各类精神障碍病死率，因此采用 WHO 最新提出的以患病率为基础计算 YLD 的方法对 DALY 进行估计。具体方法为：YLD= 患病率 × 疾病伤残权重系数，伤残权重系数参考"全球疾病负担研究"（global burden of disease，GBD）推荐的系数。对于某类精神障碍（如心境障碍、焦虑障碍、酒精药物使用障碍）的 DALY，由于其所包含的二级分类障碍的残疾权重不同，无法直接以各大类患病率计算获得，则以其二级分类障碍的 DALY 求和而获得该大类精神障碍的 DALY。因 GBD 未计算间歇性暴发性障碍和物质躯体疾病所致精神障碍的残疾权重，故本研究未计算这 2 类疾病。最终，任何一种精神障碍的 DALY 通过求和法获得。

2. 医疗服务利用

精神卫生服务的信息来自 CIDI 中各疾病诊断章节、卫生服务章节和慢性病章节，SCID、10/66 痴呆诊断工具，以及精神科访谈补充问卷中与诊断和服务相关题目。具体指标见表 2-1。

表 2-1　医疗服务利用评价指标

指标名称	指标定义	指标意义
咨询率	在精神障碍患者中，自发病以后至调查之日，咨询各类专业人员的人数的比例	反映患者自发病后因为自己精神症状而咨询求助各类专业人员的状况
治疗率	在精神障碍患者中，自发病以后至调查之日，自我报告曾因为精神问题接受治疗的人数的比例	反映患者自发病后接受治疗的状况
及时治疗比例	在曾接受治疗的精神障碍患者中，于首次发病后 1 年内接受治疗的患者人数的比例	反映患者能够及时接受治疗的状况
延误治疗时间	将首次发病后 1 年内未治疗定义为延误治疗，首次发病后的延误治疗时间指曾接受治疗的精神障碍治疗延误患者从首次发病起，至接受治疗的时间间隔，以年为单位计算	描述患者延误治疗的时间
在某机构接受治疗的比例	指在曾接受过治疗的精神障碍患者中，自发病以后至调查之日，自我报告曾在某机构接受治疗的人数的比例	反映患者自发病后接受治疗的不同机构的种类
向某类专业人员求助的比例	在曾接受过治疗的精神障碍患者中，自发病以后至调查之日，自我报告曾向某类专业人员求助的人数的比例	反映患者自发病后求助的不同专业人员的种类
接受某种治疗方式治疗比例	在接受过治疗的精神障碍患者中，自发病以后至调查之日，自我报告曾接受某类治疗方式治疗的人数的比例	反映患者自发病后接受不同治疗方式的种类

老年期痴呆患者除收集卫生服务利用外，还包括了其过去 1 个月的照料需求及时间，该信息由知情人报告过去 24 小时的照料情况，随后乘以 30 天获得 1 个月的估计值。照料的种类包括基本日常生活照料（穿衣、吃饭、照顾外表、上厕所、洗澡）、工具性日常活动照料（沟通和使用交通工具）以及监督。通过统计分析可以获得老年期痴呆患者与非患者相比所需的额外照料时间。

（陈红光　黄悦勤）

第三章 | 抽样方法和权重

抽样是一种方法，是基于样本的统计信息来获取总体信息，而无须调查总体中的所有个体。抽样是为了从样本中得出关于群体的结论，能够通过直接观察群体的一部分(样本）来确定群体的特征。若想了解一个拥有 4000 万人口的地区居民的某种疾病的患病率，全部人群都调查是不可能的，亦无必要，可以通过抽取一个有代表性的子人群（样本）进行调查获取样本患病率，然后估计全部人群的患病率。选择一个样本比选择总体中的所有个体所需的时间更少，更经济有效，对样本的分析比对整个群体的分析更方便、更实用。

抽样方法概述

通过随机抽样的方法，可以对特定时点、特定范围内人群的一个代表性样本进行调查，以样本的统计量来估计总体参数所在范围，即通过对样本中的研究对象的调查研究，来推论其所在总体的情况。抽样分为概率抽样和非概率抽样两种类型。概率抽样也称随机抽样，指总体中的每个个体都有相等的被选中的机会。概率抽样有机会去选择一个真正代表总体的样本。非概率抽样也称非随机抽样，指所有个体被选中机会都不相等，最终得到的样本难以用统计学的理论方法推论到总体。例如，某个总体由 20 个人组成，个体的编号从 1 到 20，并由特定的颜色（红色、蓝色、绿色或黄色）表示。在概率抽样中，完全随机抽样则每个人被选中的概率是 1/20；而对于非概率抽样，这些概率是不相等的，一个人被选中的机会可能比另外一个人大。

一、概率抽样

概率抽样（probability sampling）是流行病学研究中常用的方法，是指总体中的每一个体都有某种已知的机会（概率）可以被选进研究样本中。在不知道样本与母群体之间的概率关系的情况下，我们便无法对该份样本的抽样误差进行估算，也就是说我们没有任何概念或数据可以去判断从该样本所得到的推估结果与母群体真正的情况有多接近，或有多大的差别。如果是采用概率抽样，我们便可以根据统计学理论，去获得这些抽样所可能导致的误差程度，知道样本统计值的推估区间与可信赖程度。基本概率抽样方法包括简单随机抽样、系统抽样、分层抽样、整群抽样。实际应用中常结合现况调查具体情况选择合适的抽样方法，如结合多种基本方法的多阶段抽样。

（一）概率抽样方法

1. 简单随机抽样

简单随机抽样（simple random sampling）也称单纯随机抽样，是最基本的抽样方法，也是其他抽样方法的基础。简单随机抽样即先将被研究对象编号，再用随机数字表或用电子计算机产生随机数字，根据随机数字大小选号，直到选够预期的样本量为止，也可采用抽签、摸球、抓阄等随机方法选号。简单随机抽样适用于总体和样本均不太大的小型调查或用于实验室研究时的抽样。这种抽样方法的优点是简便易行，可减少选择偏差。缺点是抽样范围较大时，工作量太大难以采用；抽样比例较小而样本量较小时，样本代表性差；在个体差异比较大的医学研究中，样本的数量要足够大，以保证较好的代表性。

举例：在不同颜色的 20 个球中，按照随机数字法抽取 5 个球作为样本，抽样结果如图 3-1。

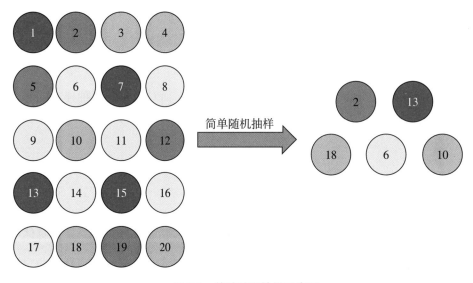

▲ **图 3-1　简单随机抽样示意图**

2. 系统抽样

系统抽样（systematic sampling）又称机械抽样，是按照一定顺序给总体中的个体编号，随机抽取一个编号为第一个调查对象，然后机械地每隔若干单位抽取一单位组成样本。在这种类型的抽样中，第一个个体是随机选择的，其他个体是使用固定的"抽样间隔"选择的。假设我们的总体大小是 x ,我们必须选择一个样本大小为 n 的样本,然后,我们要选择的下一个个体将是距离第一个个体的 x/n 个间隔。我们可以用同样的方法选择其余的。假设总体大小是 20,我们从第 3 个人开始,样本容量是 5。因此,我们要选择的下一个个体间隔将是(20/5)= 4,从第 3 个人开始,即 7(3+4),依此类推。系统抽样的优点是事先不需要知道总体内的单位数;在总体很大时较方便;样本在整个人群中的分布均匀;较简单随机抽样的误差小。系统抽样的缺点是当总体有一定的规律时,用该方法抽样可能导致偏差(尽管这种情况发生的概率非常低),代表性差。

举例:在 20 个不同颜色的球中抽取 5 个球作为样本,按照系统抽样方法,先在第一排抽取随机 1 个球,结果抽取的是第 3 号,然后从第 3 个球开始,每间隔 4 个(20/5)抽取 1 个,即依次抽取的是 7 号球、11 号球、15 号球、19 号球。见图 3-2。

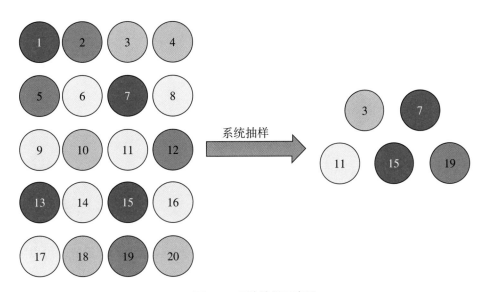

▲ 图 3-2 系统抽样示意图

3. 分层抽样

分层抽样(stratified sampling)是先将总体按照某一特征(年龄、民族、地域、教育水平等)分为若干层,然后在每层内可以进行简单随机抽样抽取若干单位组成一个样本。分层抽样又分为 2 类:一类是按比例分配(proportional allocation)分层随机抽样,各层内抽样比例相同;另一类是最优分配(optimum allocation)分层随机抽样,各层内抽样比例不同,变异小的层抽样比例小,变异大的层抽样比例大。分层可以提高总体指标估计值的精确度，它可以将一个内部变异很大的总体分成一些内部变异较小的层（次总体）。每一层内个体变异越小越好，层间变异则越大越好。分层抽样的优点是较其他抽样方法引起的抽样误差小，代表性好；在精确度相同的前提下，所需样本数小于简单随机抽样。但分层抽样需要适当的人口特征的知识。

举例：在 20 个不同颜色的球中抽取 5 个球作为样本，按照分层抽样方法，先将 20 个球按照颜色分为 5 层，在每一层中随机抽取 1 个球，结果抽取的是 1 号球、1 号球、1 号球、9 号球、1 号球。见图 3-3。

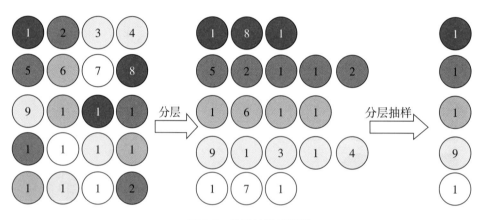

▲ 图 3-3 分层抽样示意图

4. 整群抽样

当总体是由若干个相似的群体（如县、乡、村、学校、家庭等）组成，可以随机抽取其中部分群体作为样本，这种抽样方法称为整群抽样（cluster sampling）。若被抽到的群体中的全部个体均作为调查对象，称为单纯整群抽样（simple cluster sampling）；若调查部分个体，称为二阶段抽样（two stages sampling）。用此法抽样时，抽到的不是个体，而是由个体所组成的集体（群体）。优点是便于组织，实施方便，节约人力、物力，多用于大规模调查；如群体间差异越小，抽取的群体越多，则精密度越好。缺点是抽样误差较大，故样本量比其他方法要增加 1/2，分析工作量也较大。

举例：将 20 个不同颜色的球分为 5 个群，每个群由 4 个球组成，随机抽取一个群，为 13 号球、14 号球、15 号球和 16 号球。见图 3-4。

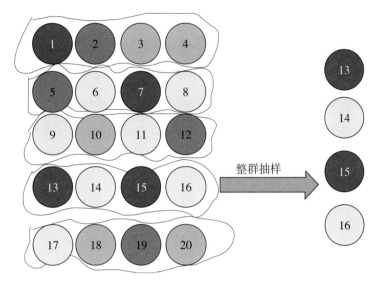

整群抽样

▲ 图 3-4　整群抽样示意图

5. 多阶段抽样

多阶段抽样（multistage sampling）是从总体中先抽取范围较大的单位，称为一级抽样单位（例如县、市），再从抽中的一级单元中抽取范围较小的二级单位（如区、街），这就是二阶段抽样，还可依次再抽取范围更小的单位，即为多阶段抽样。常用于大型流行病调查，具体指将抽样过程分阶段进行，每个阶段使用相同或不同的抽样方法。两级或多级抽样常与上述各种基本抽样方法结合使用。多阶段抽样方法的优点是易为群众所接受；比较方便；节约人力、物力和时间。缺点是抽样误差较大，故样本量比其他方法要增加。

举例：为了掌握我国成人主要慢性病及相关因素的流行现状及变化趋势，获得全国和分省代表性的监测数据，中国慢性病及其危险因素监测在 31 个省（自治区、直辖市）的 298 个县（区）和新疆生产建设兵团的 4 个单位开展，采用多阶段分层整群抽样方法抽取调查对象，即每个监测点抽取 3 个乡镇（街道、团）、每个乡镇（街道、团）抽取 2 个行政村（居委会、连）、每个行政村（居委会、连）按照村民（居民）小组抽取 45 户村民（居民），户内居住 6 个月及以上的 18 岁及以上常住居民全部纳入调查。

（二）概率抽样样本量计算

描述性研究常使用抽样调查设计，样本量过少不能代表总体的特征，过多会浪费不必要的人力、物力和财力，估算合适的样本量是抽样调查的关键步骤，意义在于保证在一定可靠性和精确度的前提下所需要的最小观察单位数。

影响样本量估算的因素主要包括：①预期的现患率（p），患病率越高，样本量越小。②调查结果精度的要求，即允许误差（d）越大，所需样本量越小，一般由研究者自己决定。③第一类错误的概率α，检验水准α越小，所需样本量越大。对于相同检验水准，双侧检验比单侧检验所需的样本量更大。α通常取 0.05 或 0.01。

患病率调查可采用式 3-1 估算样本量：

$$n = \frac{Z_\alpha^2 P\,(1-P)}{d^2} \tag{3-1}$$

式中，n：样本量；

P：估计的总体阳性率；

d：相对容许误差；

Z_α：某水平置信区间的 Z 统计量。当双侧 α 为 0.05 时（95% CI），$Z_{\frac{\alpha}{2}} = 1.96$；当 α 为 0.01 时，（99% CI），$Z_{\frac{\alpha}{2}} = 2.58$。

在实际工作中，常常把 α 定为 0.05，d 定为 10%。此时：

$$n = 400 \times \frac{1-P}{P} \tag{3-2}$$

当患病率或阳性率大于 1% 时，可以参照表 3-1 中计算出来的数据估算样本量。

表 3-1　不同预期患病率和容许误差时现况调查样本量

预期患病率	容许误差		
	$0.1p$	$0.15p$	$0.2p$
0.050	7600	3382	1900
0.075	4933	2193	1328
0.100	3600	1602	900
0.150	2264	1000	566
0.200	1600	712	400
0.250	1200	533	300
0.300	930	415	233
0.350	743	330	186

二、非概率抽样

非概率抽样（non-probability sampling）是指抽样时，对于样本中的个体从总体中被抽到的概率完全不得而知或不等，主要类型包括便利抽样、配额抽样、判断抽样和滚雪球抽样。非概率抽样无法保证样本的代表性。虽然概率抽样比非概率抽样更为理想，可是有时候或有些情况无法让我们进行概率抽样，或者有些研究的目的不在于推论总体的情况或讲究样本的代表性，而是希望获得一组内涵最丰富，对探讨的主题最有帮助的样本数据，这时非概率抽样便有其必要性。

常见的非概率抽样方法有三种：便利抽样、立意抽样、配额抽样。

1. 便利抽样

顾名思义，便利抽样（convenience sampling）是指研究者以自己最容易取得的一组样本作为研究的数据。便利抽样又称为偶遇抽样（accidental sampling），是基于样本的可用性和参与意愿选择样本。这种抽样方法简便、经济、可行。但是获得的样本不具备普遍性和代表性。

举例：某位研究人员想用访谈的方式研究我国医院院长对医疗改革的看法与意见，按照科学严谨的研究，应该从全国的医院院长中随机抽样出足够的人数，来进行访谈。可是该研究员的时间与研究经费有限，因此就退而求其次，就其目前所在的地区附近20位认识的医院院长个别进行访谈。这样便可以省去大笔的交通费与往返的时间，并且通过交情也容易征得这些院长们接受访谈的同意。

另外，使用二手数据的研究事实上非常倚重便利抽样的研究样本。在美国进行医院相关的研究，学者经常使用美国医院协会（American Hospital Association，AHA）每年对其会员医院与非会员医院的调查数据库。这个数据库近似美国所有医院的普查数据，涵盖面相当广，可是并不是每一家医院都有填写资料回报，特别是非会员医院的资料相当不齐全。因此，严格来说，此数据库中的医院样本并非美国所有医院的一份概率抽样样本，而是一个方便抽样的样本。但是因为其所涵盖的医院样本数很大，有相当程度的代表性，而且资料丰富，方便取得，因此受到研究人员的喜爱。

2. 立意抽样

立意抽样（purposive sampling）有时称为专家抽样（expert sampling）或判断抽样（judgment sampling），是指研究人员根据某种目的，刻意寻找具备某种特质的个体来组成研究样本。医保局为管控医院的申报费用，在进行申报案件审查时，大量运用立意抽样的方法，比如医保局先通过医保信息系统了解哪些医院医保信息上报完整，然后针对这些医院的医保进行密集抽取相关信息来做审查。

立意抽样也是定性研究相当重视的抽样方法，比如在扎根理论（grounded theory）的定性研究中，研究资料的取得并非通过随机取样，而是根据资料的丰富性来决定，研究人员所考虑的是哪一些研究对象最能够提供完整且足够的研究资料。如果要研究糖尿病患者血糖控制不好的原因，理想的访谈对象是血糖控制最不理想的患者，而不是从所有糖尿病患者中随机抽样。这里所谓的立意取样是指考虑哪些对象能够提供对理论的建构或了解问题本质深入且直接的帮助。

3. 配额抽样

配额抽样（quota sampling）是指根据一定的配额去组成样本。例如研究者想比较美国公立、非营利与营利这三种属性的医院的效率，而研究者知道，整体来看，美国每10家医院当中，公立医院约占2家，非营利医院约占5家，营利医院约占3家。如果研究者希望研究样本包括50家医院，那就照比例配额，去找10家公立医院、25家非营利医院，以及15家营利医院的数据来进行分析。配额抽样可以保证让我们的研究样本中包含我们所感兴趣的各种性质的研究个体，不过其本质上仍然是非概率抽样的样本，因此我们还是无法做估算及抽样误差与进行统计推论。

调查抽样方法研究对象的确定

一、背景

根据国家统计局数据，截至 2019 年我国总人口数接近 14 亿。从流行病学角度能够获取我国精神障碍患病率的准确的方法为普查，即在短期时间内对全国范围内所有人群中每一个人进行调查，但这在目前的条件下很明显是不现实的。因此，本研究选用抽样调查的方式来获取调查对象。所谓抽样调查即在特定时点、特定范围内的某人群总体中，按照一定的方法抽取一部分有代表性的个体组成样本进行调查分析，以此推论该人群总体某种疾病的患病率及某些特征的一种调查。可见，准确科学的抽样方法以及权重设计是确保本研究结果具有全国代表性的基础。

1982 年和 1993 年卫生部曾经分别组织了两次全国大样本的精神障碍流行病学调查，获得了当时全国大样本精神障碍数据，成为了解 20 世纪 80 年代到 90 年代我国精神障碍患病状况及卫生决策部门制定防控措施的重要参考资料。其中 1982 年第一次调查依托全国 12 个单位，共调查了 12 000 户的 51 982 名 15 岁及以上居民。1993 年第二次调查在上述地区中的 7 个地区中开展，共调查 7000 户的 23 333 名居民。

结合前两次全国范围的精神障碍流行病学调查，为了确保本研究结果的全国代表性，本次研究抽样方法的确定经过陈育德教授等国内多位著名流行病学家以及北京大学概率统计专家的论证。最初设计的研究方案为将我国的省份首先分为东部、中部、西部 3 个大区，然后从这 3 个大区中分别挑选最具代表性的 3 个省份作为抽样省份，再从这 9 个省份中进行进一步抽样。由于中国省市差异性较大，省级层面的抽样效果较差，为了提高抽样的效率，一般在县 / 区层次抽样。在得知中国疾病预防控制中心慢性非传染性疾病预防控制中心（简称慢病中心）自 2004 年起建立了全国慢性病疾病监测系统，其全国代表性已获得国内外相关领域专家的广泛认可，并已经开展了三次慢性病及其危险因素监测研究后，本研究的抽样方案重新制定。结合慢病中心成熟的 162 个县 / 区慢病监测点进行样本选取，借助 2013 年进行的第四次慢性病及其危险因素监测的行政力量和组织管理进行调查研究，使样本更具代表性，确保了调查结果的全国代表性。调整后抽样方案的抽样方差是前者的 1/14，大大地降低了抽样方差，提高了抽样效率。

确定调查对象首先需要考虑研究目的。中国精神卫生调查研究的主要目的是获得中国常住居民的精神障碍患病率以及由于精神障碍所造成的疾病负担数据，因此就需要围绕该目的对研究对象包括研究总体以及调查总体等进行确定。

二、研究总体

中国精神卫生调查的研究总体为居住在中国 31 个省、自治区、直辖市（不包括香港、澳门、台湾）的 18 岁及以上的常住居民。

在研究总体的定义中，涉及对"常住"的定义。这个定义可以根据统计局的官方定义，也可以根据研究者的需要进一步确定范围。例如，可以将常住居民定义为：实际经常居住在某地区一定时间（半年及以上）的常住人口。在研究总体的定义中，还要考虑对"常住人口"和"户籍人口"的选择。由于中国精神卫生服务对象通常会根据居住地来选择服务，为此调查希望覆盖到流动人口，这里就选择了"常住人口"作为研究对象，而非户籍人口。

综合以上因素，中国精神卫生调查的常住人口为实际居住在某地区半年以上的人口，判定标准是：过去 12 个月累计居住满 6 个月的非聋哑、非怀孕的居民；排除居住在功能社区（如企业和事业单位、施工区、军队、学校、医院、养老院等）中的居民。

三、调查总体

除了研究总体之外，还需要定义调查总体。所谓调查总体就是在研究总体中排除那些不可及的人群，或者是研究者认为不必纳入抽样框的人群之后构成的抽样框总体。在中国精神卫生调查中，在研究总体中排除居住在工棚、军队、学生宿舍、养老院内的居民，从而构成调查总体。

样本量设计

样本量的计算根据精度要求和抽样方法而有不同的计算公式。每一个研究变量都因本身的离散程度不同而需要不同规模的样本量。

通常，样本量的计算方法可以先从简单随机抽样开始，然后考虑到复杂抽样设计的设计效应来估算复杂抽样下的样本量，之后根据样本的有效回答率来计算预抽的样本规模。

例如：

第一步，根据式 3-3 计算简单随机抽样下的样本量。

$$\frac{1}{n} = \frac{1}{N} + \frac{\Delta^2}{Z_{\frac{\alpha}{2}}^2 \sigma^2}$$

或
$$\frac{1}{n} = \frac{1}{N} + \frac{\Delta^2}{Z_{\frac{\alpha}{2}}^2 p(1-p)} \tag{3-3}$$

其中，n 为样本量；N 为总体规模；Z 为研究者设定的置信水平下的标准分，精神卫生调查可以设定置信水平为 95%，为此 $Z = 1.96$；Δ 为研究者设定的允许误差，可以设定允许误差为 3%，即 $\Delta=0.03$；p 为某个分类变量中选择"是"的比例，由于一项调查中分类变量比较多，通常可以将 $p(1-p)$ 取最大值，即 $p(1-p)=0.25$。

例如，按照 95% 精度要求，3% 的允许误差，将 $p(1-p)$ 取最大值，那么简单随机抽样所需的样本量就是 1067 个。

第二步，根据全国多阶段复杂抽样的设计效应值，估算复杂抽样下的样本量。

根据以往的全国多阶段调查的经验，设计效应取 3，即 $deff=3$，那么复杂抽样下的有效样本量 $=n \times deff=1067 \times 3=3201$ 人。

第三步，根据有效回答率，计算预抽样本量。

假定预计的有效回答率为 70%，那么预抽样本量 =3201÷0.7=4573 人。

另外一种计算样本量的方式是，在能够保证以上的精度要求的情况下，根据某一种疾病的患病率，希望获得足以做精确推断的阳性样本。例如，假设所关注疾病的患病率为 2%，为了保证有 600 个阳性诊断，计算而得的有效样本量为 30 000 人。

本研究样本量估算按照 95% 精度要求，允许误差控制在患病率的 15% 以内，以各类精神障碍中患病率较低且具有重要性的精神分裂症的患病率 0.6% 为参数，按照允许误差 0.15× 患病率计算，有效样本量为 178×（1–0.6%）÷ 0.6% ≈ 30 000 人，按照平均应答率 75% 估计，接触样本量为 40 000 人。

抽样的总体思路

抽样必须遵循随机化的原则和样本大小适当的原则，才能获得有代表性的样本，并能够通过样本信息推断总体的特征。随机化原则是指研究总体中每个个体均有同等的机会被抽到并组成样本。本研究抽样设计方法如下所述。

本研究与中国疾病预防控制中心慢性非传染性疾病预防控制中心（简称慢病中心）组织的"2013 年中国慢性病及其危险因素监测"（简称慢病监测）同时进行，抽样设计以有全国代表性的全国慢病监测点 162 个县 / 区为基础，因一些具体原因新疆生产建设兵团的 1 个监测点和西藏难以实施的 4 个监测点未纳入，本次调查在 157 个疾病监测点完成。

本研究的样本抽取根据各类精神障碍的特点和诊断方法分两阶段完成。

一、第一阶段调查的抽样方法

第一阶段调查由访谈员使用复合性国际诊断交谈表（CIDI）获得心境障碍、焦虑障碍、酒精药物使用障碍、间歇性暴发性障碍、进食障碍 5 类障碍的诊断结果，并获得精神分裂症及其他精神病性障碍的筛查结果。同时，以 10/66 痴呆诊断工具中的社区痴呆筛查表（CSID）- 受访者问卷作为筛查工具获得老年期痴呆的筛查结果。

第一阶段调查抽样过程共分为 7 个步骤。前 3 个步骤与慢病监测相同，即以疾病监测点作为调查地点；后 4 个步骤的抽样以疾病监测点为基础，进行多阶段不等概率分层抽样。抽样步骤如下。

1. 第一步抽样

第一步抽样的目标是抽取疾病监测县/区。2003年慢病中心利用2000年全国人口普查资料和国家统计局农村调查队2000年全国市县调查数据，按照东、中、西部的经济指标和县/区人口数，将全国所有县/区分成54层，对照全国各层中县/区的实际数，确定全国疾病监测点系统中相应各层的县/区理论数，然后对目前监测系统各层中监测点的数量和分布进行调整，最终确定了161个疾病监测县/区。经过评估，专家一致认为上述疾病监测县/区对全国具有很好的代表性。

疾病监测县/区样本中西藏自治区原有5个监测县/区，考虑到西藏的人口代表性且实际执行难度较大，本研究在西藏仅选择拉萨市城关区一个调查区，因此本研究共使用了157个疾病监测县/区（详见附表3-1）。

2. 第二步抽样

第二步抽样的目标是从157个疾病监测县/区中抽取乡镇/街道。在乡镇/街道抽样框中，为了提高代表性，按照街道、镇、乡进行排序。在排序后的乡镇/街道抽样框中，按照与乡镇/街道人口数成比例的按容量比例概率抽样（PPS）方式抽取样本乡镇/街道。每个疾病监测县/区中抽取了4个乡镇/街道，共抽取了628个乡镇/街道。

3. 第三步抽样

第三步抽样的目标是从628个样本乡镇/街道中抽取村/居。在样本乡镇/街道的村/居抽样框中，以村委会/居委会人口数为辅助变量，按照与村委会/居委会的人口数成比例的系统PPS抽样方式，抽取样本村委会/居委会。每个样本乡镇/街道中抽取3个样本村/居，共计1884个村/居。

4. 第四步抽样

第四步抽样的目标是从慢病监测的样本村/居中抽取本研究的调查村/居。在慢病监测样本街道/乡镇中抽取的3个样本村/居中，采用简单随机抽样方法选取2个作为本研究的样本村/居，共计1256个村/居。

5. 第五步抽样

第五步抽样的目标是从 1256 个样本村/居中抽取家户样本。慢病监测研究将样本村/居分成若干个居民小组，每个居民小组的有效样本是 50 个家户。在每个居民小组中包含满足条件的流动人口，并对其中的空户、非住户、商用、商住、一宅多户和一户多宅等的特殊问题进行处理。随后在每个样本村/居的整群中随机抽取 1 个居民小组，作为慢病监测的家户样本。

6. 第六步抽样

第六步抽样的目标是从慢病监测的家户样本中抽取本研究的家户样本。由于经费的限制，本研究以 25 个家户为有效样本目标。而接触样本的数量则根据当地的应答率，按照扩大样本量的方法随机抽取了 28 ～ 50 的家户样本。采取扩大样本量的方法，一方面扩大样本量方法相对于替代法，可以更为准确地计算调查中的各种率；另一方面能够与国际调查接轨，以便与国外同类调查比较。在这一阶段中，首先以家庭住址作为选择标准。如果同一地址有多个家庭居住，则随机选择一个家庭作为家户样本。本阶段最终抽取了 40 964 个地址样本，其中符合调查资格的样本为 38 593 个家户。

7. 第七步抽样

第七步抽样的目标为在家户样本中，按照 Kish 表抽取满足条件的一人作为调查对象。

Kish 表抽样方法的使用如下。

（1）填写住户成员情况

访员先要询问住户成员的基本情况，包括性别、年龄和与户主关系。然后，将成员进行排列并对符合被访问条件的成员编号，然后依次填入住户家庭成员情况登录表中。排序遵循的原则是：男性在前，女性在后；年龄大的在前，年龄小的在后。也就是说，要把年龄最大的男性排在第一位，次年长的男性排在第二，以此类推；年龄最大的女性排在年龄最小的男性后面，其他女性也按年龄从大到小依次排列。

（2）根据抽样表抽取受访者

每个样本的抽样表包括以下内容：抽样表的编号、住户中成年成员数目和抽取成年住户成员的号码。其中抽样表的编号分别为 A、B1、B2、C、D、E1、E2 和 F 这 8

种，即共有 8 种抽样表。每种抽样表占抽样表总数的比例分别为 1/6、1/12、1/12、1/6、
1/6、1/12、1/12 和 1/6。每一份问卷的抽样也都有一种抽样表，问卷也因此被分为 8 类（图
3-5）。访员访问时就是根据问卷抽样页上的抽样表，从住户家庭成员情况登录表上抽取
访问对象的。实际使用抽样表时，要事先用荧光笔按一定顺序，将抽样表的某一横行画
上记号，即为选定某一种抽样表。

抽选表 A	
该居住单位中合格成员的总数	入选的受访者的顺序号
1	1
2	1
3	1
4	1
5	1
6 或更多	1

抽选表 B1	
该居住单位中合格成员的总数	入选的受访者的顺序号
1	1
2	1
3	1
4	1
5	2
6 或更多	2

抽选表 B2	
该居住单位中合格成员的总数	入选的受访者的顺序号
1	1
2	1
3	1
4	2
5	2
6 或更多	2

抽选表 C	
该居住单位中合格成员的总数	入选的受访者的顺序号
1	1
2	1
3	2
4	2
5	3
6 或更多	3

抽选表 D	
该居住单位中合格成员的总数	入选的受访者的顺序号
1	1
2	2
3	2
4	3
5	4
6 或更多	4

抽选表 E1	
该居住单位中合格成员的总数	入选的受访者的顺序号
1	1
2	2
3	3
4	3
5	3
6 或更多	5

抽选表 E2	
该居住单位中合格成员的总数	入选的受访者的顺序号
1	1
2	2
3	3
4	4
5	5
6 或更多	5

抽选表 F	
该居住单位中合格成员的总数	入选的受访者的顺序号
1	1
2	2
3	3
4	4
5	5
6 或更多	6

▲ 图 3-5　Kish 表

本研究使用 CAPI 调查模式，Kish 表的抽选方法内嵌在计算机软件中，由系统自动
产生个人样本。访员对每个家户中的 Kish 样本进行 Kish 问卷的访谈，随后对完成 Kish
问卷的受访者进行下一步访谈。进入 Kish 表的受访者条件为：拥有中国国籍，在该家

户中累计居住 6 个月及以上的非聋哑、非怀孕的 18 岁及以上的成人。最终，共有 32 552 人被选为个人样本。

以下为简化后的五步抽样法：

第一步抽取县 / 区：即纳入全国慢病监测点的 157 个县 / 区。

第二步在各慢病监测县 / 区抽取乡镇 / 街道：按照按容量比例概率抽样（PPS）方法在每个县 / 区中抽取 4 个乡镇 / 街道，共计 628 个乡镇 / 街道。

第三步抽取样本村 / 居：按照系统 PPS 和简单随机抽样相结合的方法，在每个乡镇 / 街道抽取 2 个村委会 / 居委会，共计 1256 个村委会 / 居委会。

第四步抽取家户样本：每个村委会 / 居委会抽取 28 ～ 50 个家户，共抽取 40 964 户，最终获得符合要求的样本户 38 593 个。

第五步抽取受访者：按照 Kish 表随机抽样方法，在每个家户中抽取 1 名在该家户中满足入组标准的居住 6 个月及以上的 18 岁及以上成人，共抽取受访者 32 552 人。

第一阶段的样本是完成家户问卷、复合性国际诊断交谈表（Composite International Diagnostic Interview，CIDI）、受访者无法访谈原因列表（简称 A1 问卷）、受访者中途退出原因列表（简称 A2 问卷）和社区痴呆筛查表（Community Screening Interview for Dementia，CSID）。具体流程见图 3-6。

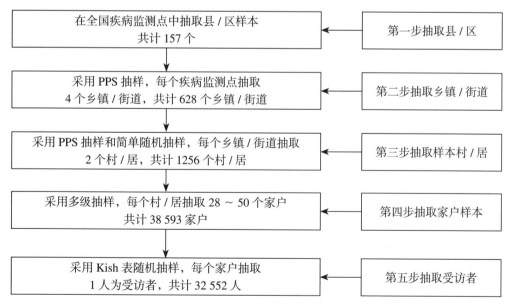

▲　**图 3-6　第一阶段调查抽样步骤流程**

二、第二阶段调查抽样

第二阶段调查由精神科医生采用美国精神病学协会诊断和统计手册第 4 版（DSM-Ⅳ）轴 I 障碍定式临床检查（SCID）获得精神分裂症及其他精神病性障碍、物质躯体疾病所致精神病性障碍的诊断；采用 10/66 痴呆诊断工具获得老年期痴呆的诊断。对于在第一阶段调查中，没有完成 CIDI 的受访者，还将使用精神科访谈补充问卷收集人口学、服务等信息。第二阶段调查样本抽样是在第一阶段调查的基础上，根据家户问卷、CIDI、受访者无法访谈原因列表（简称 A1 问卷）、受访者中途退出原因列表（简称 A2 问卷）的完成情况及相应结果，抽取第二阶段 SCID 访谈样本以及 10/66 痴呆诊断样本。

1. SCID 访谈样本抽样

根据 CIDI 结果，抽取第一阶段调查精神分裂症及其他精神病性障碍全部筛查阳性样本和随机选取 4% 的阴性复查样本；根据 A1 问卷和 A2 问卷结果，抽取由于重度躯体疾病、可疑精神病性障碍或具有引起交流障碍的精神症状而拒绝接受访谈或访谈中断的样本，以及同比例的阴性复查随机样本；抽取全部因重病或住院、智力问题无法完成CIDI 访谈的样本。SCID 访谈样本抽样步骤见图 3-7。各环节的具体抽样条件及选择人数如下。

（1）在完成 Kish 问卷后，根据 Kish 问卷选出的 CIDI 问卷受访者由于以下原因无法接受 CIDI 问卷访谈的样本，有以下两个抽样环节：

1）受访者或其家人重病 / 住院而无法接受 CIDI 问卷访谈的所有样本进行 SCID 访谈，此抽样环节称为 S02 环节，符合条件 92 人，完成调查 56 人。

2）受访者由于智力问题无法接受 CIDI 问卷访谈的所有样本进行 SCID 访谈，此抽样环节称为 S03 环节，符合条件 27 人，完成调查 23 人。

（2）第一阶段由于重度躯体疾病、可疑精神病性障碍或引起交流障碍的精神症状而拒绝接受访谈以及同比例阴性复查样本，有以下三个抽样环节：

1）根据 A1 问卷，知情人反映或者访谈员观察到受访者由于患有严重的躯体疾病，导致神情恍惚或口齿不清而拒绝接受 CIDI 问卷访谈，符合条件的全部样本进入 SCID 访谈样本，此抽样环节称为 S1 环节，符合条件 42 人，完成调查 25 人。

2）根据 A1 问卷，符合以下条件之一者进行 SCID 访谈：①知情人反映受访者患有

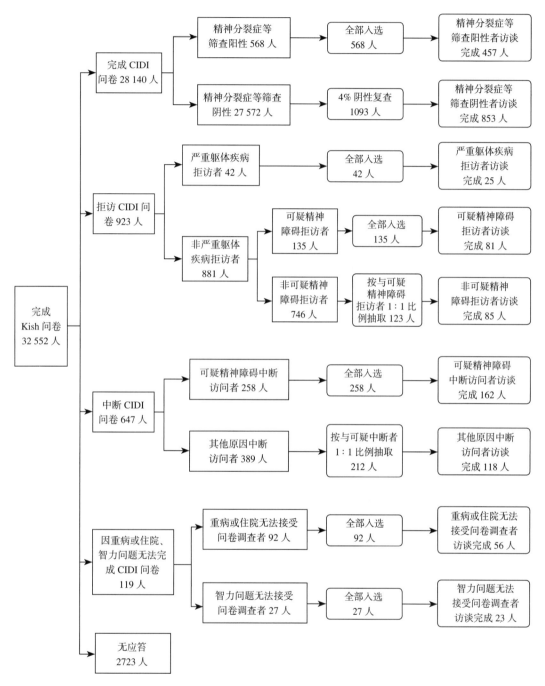

▲ 图 3-7 第二阶段调查 SCID 访谈样本抽样流程

精神障碍、智力问题，并且目前存在至少一种明显的精神症状，如兴奋紊乱、回避与人接触、无法有效交谈、理解能力差或记忆力衰退，使受访者无法配合访谈；②访谈员判断对问话不答或少答，或者思维贫乏、空洞，或者混乱导致无法交谈；③访谈员判断受访者目前表现出孤僻或回避陌生人而拒绝接受访谈。此抽样环节称为 S2 环节，符合条件 135 人，完成调查 81 人。

3）在完成 A1 问卷的样本中，随机抽取与 S2 环节入选者相同比例的不符合 S1、S2 环节的样本进行 SCID 访谈，此抽样环节称为 S3 环节，符合条件 123 人，完成调查 85 人。

（3）第一阶段由于重度躯体疾病、可疑精神病性障碍或引起交流障碍的精神症状而导致 CIDI 访谈中断以及同比例阴性复查对照样本，有以下三个抽样环节：

1）根据 A2 问卷，访谈员观察受访者可能因患有精神障碍，如有智力问题、理解力差、无法与陌生人沟通、紧张、敌意或攻击倾向、敏感警觉、话多或话少的表现或者有其他不可理解的原因而导致 CIDI 问卷访谈中断，符合条件的全部样本进入 SCID 访谈样本，此抽样环节称为 S4 环节，符合条件 258 人，完成调查 162 人。

2）在完成 A2 问卷的样本中，随机抽取与 S4 环节入选者相同比例的不符合 S4 的样本进入 SCID 访谈样本，此抽样环节称为 S5 环节，符合条件 212 人，完成调查 118 人。

3）如果中断样本已经完成 CIDI 问卷中的精神病性障碍筛查（PS）章节，根据 PS 章节的回答情况，符合 PS 章节筛查阳性的全部样本进入 SCID 访谈样本，此抽样环节称为 S6 环节，符合条件 0 人。

（4）在完成 CIDI 访谈的样本中，选择 PS 章节筛查阳性样本以及一定比例的阴性复查样本进入 SCID 访谈，有以下两个抽样环节：

1）根据 PS 章节的回答情况，符合 PS 章节筛查阳性的全部样本进入 SCID 访谈样本，此抽样环节称为 S7 环节，符合条件 568 人，完成调查 457 人。

2）随机抽取 4% 的 PS 章节阴性的受访者进入 SCID 访谈样本，此抽样环节称为 S8 环节，符合条件 1093 人，完成调查 853 人。

2. 10/66 痴呆诊断样本抽样

根据嵌入 CIDI 的 CSID- 受访者问卷（即 DS 章节）结果，选择全部筛查阳性样本及同比例的阴性复查样本；抽取全部 55 岁及以上拒绝接受访谈样本和访谈中断样本。10/66 痴呆诊断样本抽样步骤见图 3-8。各环节的具体条件及抽取人数、具体抽样方法如下。

（1）拒绝接受 CIDI 访谈的所有 55 岁及以上的样本全部进行 10/66 老年期痴呆诊断，

此抽样环节称为 D1 环节，符合条件 353 人，完成调查 249 人。

（2）CIDI 访谈中访谈中断的所有 55 岁及以上的样本全部进行 10/66 老年期痴呆诊断，此抽样环节称为 D2 环节，符合条件 316 人，完成调查 204 人。

（3）完成 CIDI 问卷的 55 岁及以上的样本中，痴呆章节（DS）筛查阳性的样本全部进行 10/66 老年期痴呆诊断，此抽样环节称为 D3 环节，符合条件 1385 人，完成调查 1153 人。

（4）随机抽取与 D3 环节入选者相同比例的未进入 D3 环节的样本进行 10/66 老年期痴呆诊断，此抽样环节称为 D4 环节，符合条件 1347 人，完成调查 1140 人。

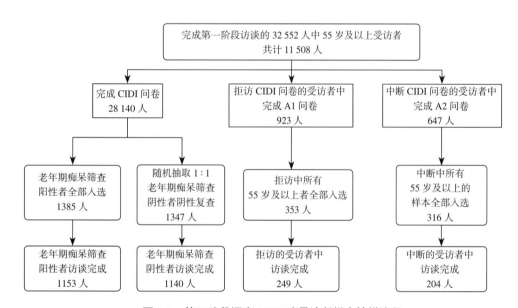

▲ 图 3-8　第二阶段调查 10/66 痴呆诊断样本抽样流程

第五节

抽样执行过程

本次 CMHS 的抽样执行过程是中国社会科学调查中心（Institute of Social Science Survey，ISSS）与 CDC 共同进行。

一、第一阶段抽样过程

（一）CDC相关工作

（1）抽取乡镇 / 街道样本，每个区县 4 个乡镇 / 街道样本。

（2）抽取村 / 居样本，每个乡镇 / 街道抽取 3 个村 / 居样本，其中每个乡镇 / 街道的前两个村 / 居为 CMHS 村 / 居样本。

（二）ISSS相关工作

1. 乡镇/街道样本

随时获取 CDC 提供的每个县 / 区抽取的乡镇 / 街道样本，核查每个乡镇 / 街道的样本编码是否正确，不正确的及时反馈修改。

随时将 CDC 提交的资料，根据国家统计局的资料，匹配省、市、县 / 区名称，提交 ISSS 执行部督导，以便督导根据乡镇 / 街道样本资料准备相关执行工作。

2. 村/居样本

对于 CDC 提供的村 / 居样本，按照分配的乡镇 / 街道样本信息等进行村 / 居样本编码（后期该工作由 CDC 完成，但 ISSS 同样按照规则生成样本编码，对于不正确的需要与 CDC 核实，在执行过程中同样存在一个乡镇 / 街道抽取 1 ~ 2 个或是大于 3 个村 / 居的情况，对于该种情况，与 CDC 协商样本并进行修改）。

根据国家统计局的资料，匹配省、市、县 / 区名称，提交 ISSS 执行部督导，以便他们根据乡镇 / 街道样本资料准备相关执行工作。

上述工作都是由 ISSS 的抽样专家吕萍通过邮件与 CDC 联系，并通过邮件将数据整理好后反馈给督导。

3. 家户样本

对于家户采用末端整群抽样的方式获取片区，该片区由 CDC 抽取并收集资料，提供每个村 / 居的 50 ~ 90 个地址，其中前 50 个为 CDC 的样本，其余为 CDC 的替换样本，该资料由 CDC 上传到 CDC 的网站系统 http：//221.6.106.200：8080/cdcis，然后由抽样专家吕萍下载，进行下一步的操作。

CMHS 对于末端采用扩大样本的方式，同时也为了能与 CDC 的样本结合使用，直接从 50 个地址中抽取 28 ~ 50 个地址作为 CMHS 的末端样本，并按照要求分配 Kish 码，并按照 CDC 的要求上传到系统中，然后按照执行部、技术部、数据部、质控部的要求提供数据资料。主要工作如下。

（1）从 CDC 网站下载村 / 居资料，按照 CMHS 的编码规则生成样本编码。

（2）核查 CDC 的数据资料：

1）CDC 自带的样本编码是否与 CMHS 的编码一致，是否正确。

2）样本编码是否有重复。

3）资料中乡镇 / 街道样本是否为 4 个，是否是之前抽取好的乡镇 / 街道样本（因为有时与之前给出的乡镇 / 街道样本不一致，为后期根据乡镇 / 街道的实际情况进行了替换）。

4）每个乡镇 / 街道的村 / 居样本是否为 3 个，其中有 2 个是 CMHS 的村 / 居样本。

5）每个村 / 居样本是否有至少 50 个家户样本。

6）家户样本是否有姓名、联系电话、地址等信息，是否有地址不详等现象。

7）其中地址信息是否与村 / 居信息一致（在核查过程中曾经出现过样本地址信息明显与村 / 居不同的情况）。

（3）对于完整的资料，匹配正确的省、市、县/区、乡镇/街道、村/居信息和各级编码。

（4）按照村/居的名称生成城乡属性的编码，其中1代表城市，0代表农村。然后按照事先制定的扩大样本的规则，生成各个村/居的所要抽取的样本量。

（5）按照事先规定的样本量在CDC家户样本中抽取CMHS家户样本。

（6）按照Kish码的生成规则生成每个县/区的CMHS家户样本的Kish码。然后分配CDC的非CMHS家户样本的Kish码。并验证样本的比例是否正确。

（7）将上述样本按照技术部、数据部、执行部的要求生成相应的表格并将核查正确后的数据，通过ISSS的内部邮件发给相关的部门，同时通过CDC的网站上传到CDC的系统中，并将CMHS的家户样本上传到技术部开发的网站中。

4. 重抽取末端样本

在各阶段的样本中，尤其是在末端家户样本中，由于CDC提供的资料有误核查不通过、实际调查中发现县/区提供资料有误、实际调查中该村/居无法调整、访员作弊、部分村/居应答率太低等情况的出现，对于部分村/居进行了替换或重新抽取，处理方式如下。

（1）对于CDC提供资料核查不通过的及时返回给CDC进行修正。

（2）对于抽样完成后，CDC由于资料有误需要重新抽样的，则需要技术部将上述资料删除，然后重新完成后再上传。这样的县/区有十几个。通过邮件、飞信或电话的形式反馈（图3-9）。

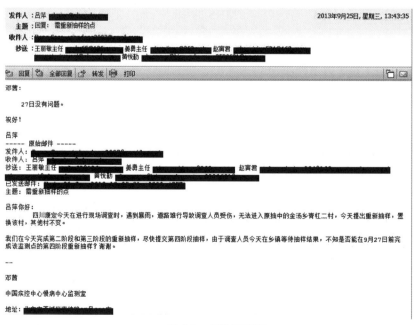

▲ **图 3-9　邮件示意图**

（3）对于抽样完成后，由于实地原因发现资料有误，或没有办法完成该村 / 居的执行，则由 CDC 替换其他村 / 居，对于替换后的村 / 居进行上述操作后，然后重新上传资料。

二、第二阶段抽样过程

1. 工作流程

精神科医生访谈样本抽样工作由项目执行团队具体负责，工作以数据部为中心，其他执行部门协助提供相关信息。① 执行部与数据部：执行部定期提供完访县 / 区列表，数据部根据完访县 / 区代码依照筛选流程定期筛选 SCID 样本和 10/66 痴呆样本。② 设质部与数据部：设质部根据数据部筛选出的 SCID 样本列表补充核查变量并另外提供实地核查样本列表。数据部则汇总实地核查样本生成最终的精神科医生访谈样本数据库，并制作分省份样本类型累计统计表。③ PI 团队与数据部：PI 团队制定筛选原则，并根据数据部提供的统计表以及第二阶段访谈任务量，定期评估访谈整体进度，进而根据实际抽样结果提出筛选流程修订意见。数据部根据 PI 团队提供的筛选原则编写筛选程序，且依照流程修订意见及时修改筛选程序。

2. 精神检查（SCID）样本筛选

精神检查（SCID）样本的筛选涉及访问管理数据、复合性国际诊断交谈表（CIDI）数据、受访者无法访谈原因列表（A1 问卷）数据、受访者中途退出原因列表（A2 问卷）数据以及知情人访谈（B 问卷）数据。根据调查样本所在省份的不同，共涉及以下筛选环节。

（1）对于长期住院或智障而无法完成 Kish 或 CIDI 问卷的受访者，直接选为 SCID 样本，并补充一般资料（即完成 DEM 问卷）。筛选条件为访问管理数据中 Kish 和 CIDI 问卷结果代码为"长期住院"（5902）和"智障"（5903）（图 3-10 中 S02、S03 环节）。

（2）对于拒绝接受 CIDI 问卷访谈的受访者，需完成受访者无法访谈原因列表（A1 问卷）。如果受访者因重性躯体疾病拒绝访谈，则选为 SCID 样本，并补充一般资料（即完成 DEM 问卷）（图 3-10 中 S1 环节）；对于不符合 S1 环节筛选条件的拒绝访谈受访者，如果访员判定受访者拒绝访谈原因为可疑精神分裂症及其他精神病性障碍，则选为 SCID 样本，并补充一般资料（即完成 DEM 问卷）（图 3-10 中 S2 环节）；对于不符合 S2 环节筛选条件的拒绝访谈受访者，按照与 S2 环节入选人数 1∶1 的比例随机选取 SCID 样本，并补充一般资料（即完成 DEM 问卷）（图 3-10 中 S3 环节）；其余不符合 S3 环节筛选条件的拒绝访谈受访者终止筛选流程。

（3）对于 CIDI 访谈时中断访问且不再继续完成访谈的受访者，需完成受访者中途退出原因列表（A2 问卷）。如果访员判定受访者中断访谈原因为可疑精神分裂症及其他精神病性障碍，则选为 SCID 样本，并补充一般资料（即完成 DEM 问卷）（图 3-10 中 S4 环节）；对于不符合 S4 环节筛选条件的中断访谈受访者，按照与 S4 环节入选人数 1∶1 的比例随机选取 SCID 样本，并补充一般资料（即完成 DEM 问卷）（图 3-10 中 S5 环节）；对于不符合 S5 环节筛选条件的中断访谈受访者，如果已完成 CIDI 问卷精神分裂症及其他精神病性障碍筛查（PS）且 PS 章节筛查阳性，则选为 SCID 样本，并补充一般资料（即完成 DEM 问卷）（图 3-10 中 S6 环节）；其余不符合 S6 环节筛选条件的中断访问受访者终止筛选流程。

（4）对于所有 CIDI 完访的受访者，如果 PS 章节阳性，则选为 SCID 样本（图 3-10 中 S7 环节）；对于不符合 S7 环节筛选条件的 PS 章节阴性受访者，则按照 4% 的入选概率随机选取 SCID 样本（图 3-10 中 S8 环节）；其余不符合 S8 环节筛选条件的 CIDI 完访的非河北省、天津市受访者终止筛选流程。

（5）如果 CIDI 完访的受访者来自河北省、天津市，除了进行 S7、S8 环节筛选外，还需根据知情人访谈（B 问卷）结果进一步判断是否需要进行 ICD-10-AM Checklist 的检查。筛选路径分为以下三种并行情况：

①如果知情人访谈（B 问卷）中知情人报告受访者有精神分裂症阳性或阴性症状，则选为 SCID 样本（图 3-10 中 S9、S10 环节）；对于不符合 S9、S10 环节筛选条件的受访者，按照与 S9、S10 环节入选人数 1∶1 的比例随机选取 SCID 样本（图 3-10 中 S11 环节）。

②如果受访者任一 CIDI 问卷 12 个月诊断结果与知情人访谈（B 问卷）诊断结果不一致，则选为 SCID 样本（图 3-10 中 S12 环节）。

③如果受访者任一 CIDI 问卷 13 种精神障碍 12 个月诊断为阳性，则选为 SCID 样本（图 3-10 中 S13 环节）。

其余不符合 S9 ~ S13 环节筛选条件的来自河北省、天津市的 CIDI 完访受访者终止筛选流程。

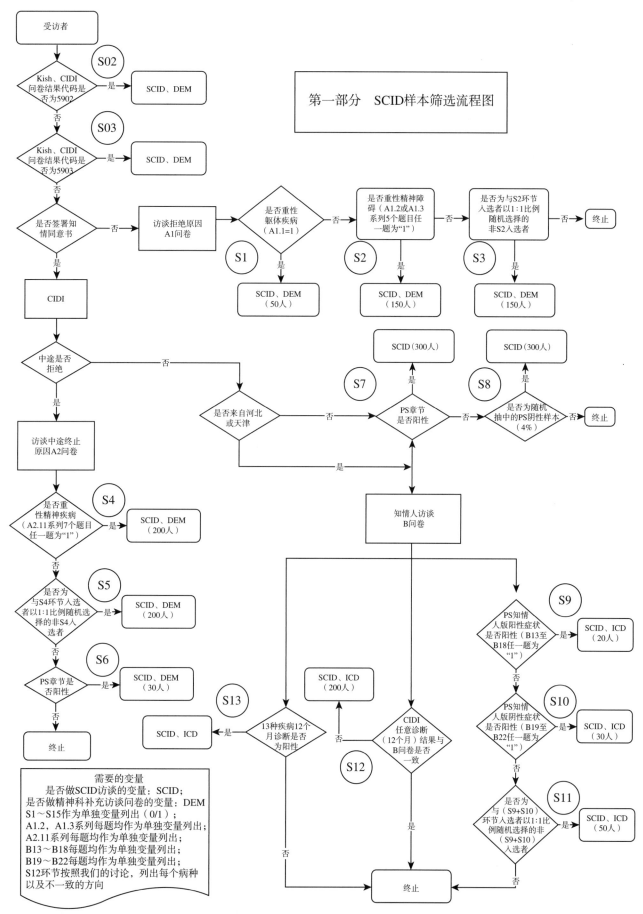

▲ 图3-10 精神检查（SCID）样本筛选流程

3. 10/66痴呆样本筛选

10/66痴呆样本筛查针对所有 Kish 问卷选出需要回答 CIDI 问卷的 65 岁及以上受访者，共包括以下筛选环节：

（1）对于拒绝接受 CIDI 问卷访谈的受访者，则选为 10/66 痴呆样本（图 3-11 中 D1 环节）；其余不符合 D1 环节筛选条件的拒绝访谈受访者终止筛选流程。

（2）对于 CIDI 访谈时中断访问且不再继续完成访谈的受访者，则选为 10/66 痴呆样本（图 3-11 中 D2 环节）；其余不符合 D2 环节筛选条件的中断访问受访者终止筛选流程。

（3）对于 CSID 问卷，即 CIDI 问卷中的痴呆筛查（DS）章节完访的受访者，如果痴呆筛查阳性，则选为 10/66 痴呆样本（图 3-11 中 D3 环节）。CMHS PI 团队根据 10/66 项目组回归分析结果制定的 10/66 痴呆样本筛查阳性判断标准。根据老年期痴呆预测模型，如果受访者预测患病概率大于 15%，则被认为痴呆筛查阳性；对于不符合 D3 环节筛选条件的受访者，按照与 D3 环节入选人数 1∶1 的比例随机选取 10/66 痴呆样本，（图 3-11 中 D4 环节）；其余不符合 D4 环节筛选条件的 CIDI 完访受访者终止筛选流程。

4. 实地核查样本筛选

实地核查样本筛选流程由本课题第一阶段项目执行团队设质部负责制定，实地核查样本共有五个来源：

（1）抽样框核查（图 3-11 中 C1 环节）。

（2）Kish 问卷未完访样本（图 3-11 中 C2 环节）。

（3）CIDI 问卷未完访样本（图 3-11 中 C3 环节）。

（4）存疑 CIDI 样本（图 3-11 中 C4 环节）。

（5）随机校验 CIDI 样本（图 3-11 中 C5 环节）。

三、抽样结果

北京大学中国社会科学调查中心（简称调查中心）根据第二阶段调查样本选择流程，定期向北大六院提供需要进行精神科医生访谈的人员名单数据库，并明确每位受访者所需开展的具体访谈内容。同时该数据库中还将包括如下信息：样本省份（数值型）、监

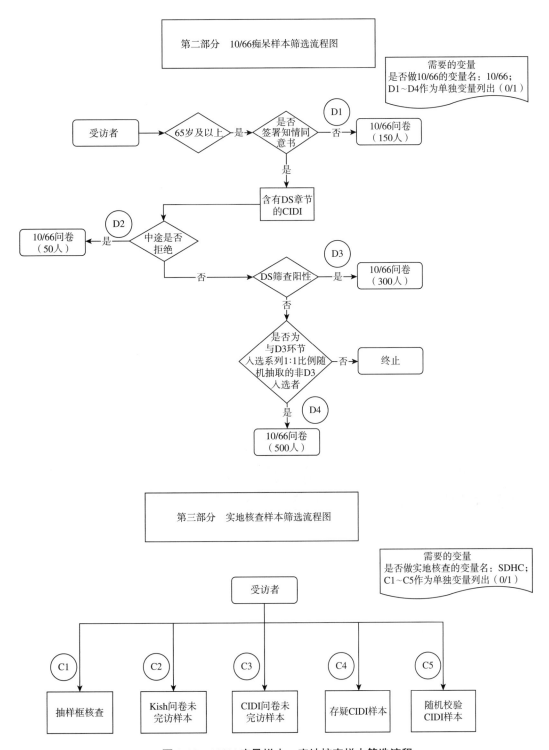

▲ 图 3-11　10/66 痴呆样本、实地核查样本筛选流程

测点（数值型）、样本编号、姓名、性别、年龄、住址、联系方法、首次敲门入户时间、Kish 表完成时间、CIDI 完成时间、精神科医生访谈最晚完成时间。

截至 2015 年 2 月 12 日，已完成抽样的县 / 区有 157 个，即完成全部抽样工作，总样本量为 6608 人，问卷总数量为 8510 份，需要完成 SCID- 节选问卷 2644 份，需要完成痴呆诊断问卷 3407 份，需要完成补充问卷 768 份，需要完成实地核查问卷 1691 份。北京大学第六医院（后简称北大六院）负责 584 人共 850 份问卷的调查，中南大学负责 595 人共 745 份问卷的调查；中南大学湘雅二医院（后简称湘雅二院）负责 702 人共 901 份问卷的调查；上海市精神卫生中心（后简称上海精卫）负责 763 人共 964 份问卷的调查；四川大学负责 815 人共 1144 份问卷的调查；昆明医科大学第一附属医院（后简称昆明医大）737 人共 957 份问卷的调查；吉林大学负责 737 人共 947 份问卷的调查；中国人民解放军第四军医大学（现空军军医大学，后简称四军大）813 人共 980 份问卷的调查；宁夏医科大学（后简称宁夏医大）负责 76 人 93 份问卷的调查；乌鲁木齐市第四人民医院（后简称乌鲁木齐四院）负责 166 人共 204 份问卷的调查；天津市安定医院（后简称天津安定）负责 620 人共 743 份问卷的调查。具体选取情况见表 3-2。

表 3-2　精神科医生访谈抽样情况表（按合作单位计）

协调中心	样本及问卷抽选数量					
	样本抽选数量（人）	问卷抽选数量（份）	SCID- 节选（份）	痴呆诊断（份）	补充问卷（份）	实地核查（份）
北京大学第六医院	584	850	265	269	125	191
中南大学	595	745	247	299	57	142
中南大学湘雅二医院	702	901	298	349	84	170
上海市精神卫生中心	763	946	263	403	66	214
四川大学	815	1144	306	465	139	234
昆明医科大学第一附属医院	737	957	320	403	95	139
吉林大学	737	947	301	353	89	204
中国人民解放军第四军医大学	813	980	304	491	49	136
宁夏医科大学	76	93	23	37	5	28
乌鲁木齐市第四人民医院	166	204	76	40	17	71
天津市安定医院	620	743	241	298	42	162
合计	6608	8510	2644	3407	768	1691

每个监测点抽出 7 ～ 78 人作为第二阶段的访谈对象，每个监测点需要做的问卷份数为 7 ～ 137 份。各个合作单位负责的省市区县的样本抽样结果详见表 3-3。

表 3-3 精神科医生访谈抽样情况表（按区县计）

协调中心	省(直辖市、自治区)	市	县／区	样本及问卷抽选数量					
				样本抽选数量（人）	问卷抽选数量（份）	SCID-节选（份）	痴呆诊断（份）	补充问卷（份）	实地核查（份）
湘雅二院	安徽	合肥	巢湖市	62	81	22	36	9	14
湘雅二院	安徽	宣城	泾县	25	30	13	13	1	3
湘雅二院	安徽	亳州	蒙城县	35	40	10	21	2	7
湘雅二院	安徽	滁州	天长市	33	40	11	18	2	10
湘雅二院	安徽	安庆	望江县	35	38	19	17	0	2
湘雅二院	安徽	马鞍山	雨山区	32	43	15	10	6	12
北大六院	北京	-	东城区	67	79	10	21	3	45
北大六院	北京	-	通州区	78	113	36	36	23	18
湘雅二院	福建	泉州	惠安县	37	57	23	14	12	8
湘雅二院	福建	南平	建瓯市	31	36	13	17	1	5
湘雅二院	福建	宁德	蕉城区	51	64	24	19	4	17
湘雅二院	福建	三明	梅列区	36	47	18	14	4	11
湘雅二院	福建	龙岩	永定县	50	64	15	26	8	15
四军大	甘肃	酒泉	敦煌市	34	38	13	15	1	9
四军大	甘肃	张掖	甘州区	49	55	25	21	0	9
四军大	甘肃	白银	景泰县	52	60	17	18	2	23
四军大	甘肃	甘南藏族自治州	临潭县	41	43	16	23	0	4
四军大	甘肃	天水	麦积区	19	19	8	11	0	0
北大六院	广东	汕尾	城区	51	75	18	36	10	11
北大六院	广东	韶关	南雄市	46	85	33	22	20	10
北大六院	广东	肇庆	四会市	23	42	14	11	9	8
北大六院	广东	梅州	五华县	52	62	17	25	1	19
北大六院	广东	广州	越秀区	44	73	22	22	13	16
北大六院	广东	云浮	云城区	46	85	30	27	19	9
昆明医大	广西	南宁	宾阳县	36	45	15	13	3	14

续表

协调中心	省(直辖市、自治区)	市	县 / 区	样本及问卷抽选数量					
				样本抽选数量(人)	问卷抽选数量(份)	SCID-节选(份)	痴呆诊断(份)	补充问卷(份)	实地核查(份)
昆明医大	广西	北海	合浦县	40	59	16	31	8	4
昆明医大	广西	百色	凌云县	54	84	25	38	13	8
昆明医大	广西	柳州	柳北区	33	38	14	15	2	7
昆明医大	广西	河池	罗城仫佬族自治县	72	102	29	39	14	20
昆明医大	广西	桂林	秀峰区	23	33	11	6	4	12
昆明医大	贵州	黔南布依族苗族自治区	独山县	44	51	11	38	2	0
昆明医大	贵州	遵义	红花岗区	43	47	19	20	3	5
昆明医大	贵州	遵义	湄潭县	58	74	32	23	8	11
昆明医大	贵州	黔东南苗族侗族自治州	施秉县	40	48	16	17	2	13
昆明医大	贵州	铜仁	玉屏侗族自治县	49	57	21	25	3	8
中南大学	海南	-	定安县	53	79	27	30	11	11
中南大学	海南	海口	美兰区	7	7	4	2	0	1
天津安定	河北	邯郸	磁县	33	36	13	23	0	0
天津安定	河北	承德	丰宁满族自治县	39	49	11	26	2	10
天津安定	河北	秦皇岛	海港区	25	29	7	6	1	15
天津安定	河北	唐山	开平区	27	34	11	19	2	2
天津安定	河北	唐山	迁西县	29	30	12	15	0	3
天津安定	河北	张家口	桥东区	28	35	9	10	3	13
天津安定	河北	邯郸	武安市	60	81	24	29	8	20
天津安定	河北	张家口	宣化县	31	33	13	18	1	1
四军大	河南	安阳	滑县	38	43	19	19	1	4
四军大	河南	新乡	辉县市	53	83	23	40	12	8
四军大	河南	洛阳	吉利区	53	68	24	33	5	6
四军大	河南	信阳	浉河区	54	65	14	42	4	5
四军大	河南	商丘	睢县	50	55	14	35	1	5
四军大	河南	南阳	唐河县	52	61	16	37	3	5

续表

协调中心	省(直辖市、自治区)	市	县/区	样本及问卷抽选数量					
				样本抽选数量（人）	问卷抽选数量（份）	SCID-节选（份）	痴呆诊断（份）	补充问卷（份）	实地核查（份）
四军大	河南	洛阳	新安县	44	50	12	36	0	2
四军大	河南	郑州	中原区	56	72	20	34	4	14
吉林大学	黑龙江	双鸭山	宝清县	58	81	32	23	15	11
吉林大学	黑龙江	大庆	大同区	60	97	32	30	16	19
吉林大学	黑龙江	佳木斯	桦川县	77	92	17	22	6	47
吉林大学	黑龙江	鸡西	梨树区	44	50	19	20	1	10
吉林大学	黑龙江	齐齐哈尔	梅里斯达斡尔族区	43	69	21	28	12	8
吉林大学	黑龙江	哈尔滨	南岗区	14	19	8	7	2	2
吉林大学	黑龙江	齐齐哈尔	依安县	39	47	12	14	2	19
四川大学	湖北	襄阳	谷城县	47	66	19	31	8	8
四川大学	湖北	黄石	黄石港区	27	32	6	11	2	13
四川大学	湖北	武汉	江岸区	41	60	17	15	9	19
四川大学	湖北	–	天门市	58	72	19	38	4	11
四川大学	湖北	宜昌	伍家岗区	46	65	17	25	6	17
四川大学	湖北	孝感	云梦县	32	32	11	7	0	14
湘雅二院	湖南	湘西土家族苗族自治州	凤凰县	49	64	18	18	5	23
湘雅二院	湖南	怀化	洪江市	46	47	8	35	0	4
湘雅二院	湖南	长沙	浏阳市	34	51	18	17	7	9
湘雅二院	湖南	岳阳	平江县	57	76	28	35	8	5
湘雅二院	湖南	郴州	苏仙区	32	44	20	8	7	9
湘雅二院	湖南	长沙	天心区	26	31	8	13	1	9
湘雅二院	湖南	常德	武陵区	31	48	15	18	8	7
吉林大学	吉林	长春	德惠市	37	40	11	23	1	5
吉林大学	吉林	吉林市	丰满区	30	36	12	20	3	1
吉林大学	吉林	通化	集安市	35	48	16	17	6	9
吉林大学	吉林	延边朝鲜族自治州	龙井市	51	73	24	32	10	7
吉林大学	吉林	长春	南关区	35	44	15	7	3	19

续表

协调中心	省(直辖市、自治区)	市	县/区	样本抽选数量(人)	问卷抽选数量(份)	SCID-节选(份)	痴呆诊断(份)	补充问卷(份)	实地核查(份)
				样本及问卷抽选数量					
上海精卫	江苏	淮安	金湖县	41	49	15	29	3	2
上海精卫	江苏	南京	浦口区	40	47	12	19	2	14
上海精卫	江苏	苏州	吴中区	38	46	13	16	3	14
上海精卫	江苏	盐城	响水县	38	48	14	20	5	9
上海精卫	江苏	徐州	云龙区	28	36	16	15	3	2
上海精卫	江苏	苏州	张家港市	34	40	14	21	2	3
中南大学	江西	南昌	东湖区	27	27	12	11	0	4
中南大学	江西	赣州	龙南县	38	46	11	22	2	11
中南大学	江西	宜春	上高县	38	58	19	25	9	5
中南大学	江西	九江	武宁县	58	74	23	40	3	8
中南大学	江西	赣州	章贡区	27	37	11	18	3	5
吉林大学	辽宁	丹东	凤城市	33	37	10	12	1	14
吉林大学	辽宁	阜新	阜新蒙古族自治县	18	18	8	10	0	0
吉林大学	辽宁	辽阳	辽阳县	43	49	14	20	1	14
吉林大学	辽宁	鞍山	千山区	43	66	20	29	10	7
吉林大学	辽宁	大连	沙河口区	39	43	14	17	0	12
吉林大学	辽宁	沈阳	沈北新区	38	38	16	22	0	0
北大六院	内蒙古	赤峰	巴林右旗	23	31	16	9	2	4
北大六院	内蒙古	呼和浩特	回民区	17	25	10	0	4	11
北大六院	内蒙古	通辽	开鲁县	32	41	14	21	4	2
北大六院	内蒙古	巴彦淖尔	临河区	35	46	18	11	5	12
北大六院	内蒙古	锡林郭勒盟	苏尼特右旗	17	18	6	3	0	9
宁夏医大	宁夏	中卫	沙坡头区	49	61	16	24	3	18
宁夏医大	宁夏	银川	兴庆区	27	32	7	13	2	10
上海精卫	青海	西宁	城中区	28	36	15	10	1	10
上海精卫	青海	海北藏族自治州	门源回族自治县	36	38	15	12	0	11
上海精卫	青海	海东地区	平安县	33	42	17	15	2	8

续表

协调中心	省(直辖市、自治区)	市	县/区	样本及问卷抽选数量					
				样本抽选数量（人）	问卷抽选数量（份）	SCID-节选（份）	痴呆诊断（份）	补充问卷（份）	实地核查（份）
中南大学	山东	潍坊	高密市	27	31	11	12	2	6
中南大学	山东	临沂	莒南县	34	39	18	15	3	3
中南大学	山东	莱芜	莱城区	49	64	19	29	6	10
中南大学	山东	青岛	李沧区	40	43	12	5	1	25
中南大学	山东	烟台	蓬莱市	56	80	25	37	12	6
中南大学	山东	青岛	市北区	42	44	17	6	1	20
中南大学	山东	枣庄	薛城区	47	52	17	23	1	11
中南大学	山东	淄博	沂源县	27	32	10	14	1	7
中南大学	山东	烟台	芝罘区	25	32	11	10	2	9
天津安定	山西	长治	壶关县	50	58	22	25	1	10
天津安定	山西	运城	绛县	34	34	13	21	0	0
天津安定	山西	吕梁	临县	57	78	28	28	8	14
天津安定	山西	阳泉	平定县	50	67	22	27	7	11
天津安定	山西	朔州	朔城区	32	43	16	14	6	7
天津安定	山西	太原	杏花岭区	43	48	16	7	2	23
四军大	陕西	安康	汉阴县	54	68	13	34	6	15
四军大	陕西	渭南	华阴市	48	54	14	32	0	8
四军大	陕西	延安	洛川县	43	45	17	19	0	9
四军大	陕西	宝鸡	眉县	38	43	21	20	1	1
四军大	陕西	铜川	王益区	35	58	18	22	9	9
上海精卫	上海	–	黄浦区	81	114	23	41	13	37
上海精卫	上海	–	松江区	51	77	23	30	11	13
四川大学	四川	雅安	汉源县	42	65	27	21	12	5
四川大学	四川	甘孜藏族自治州	康定县	32	42	13	11	7	11
四川大学	四川	成都	彭州市	49	62	13	23	5	21
四川大学	四川	成都	青羊区	78	113	32	50	15	16
四川大学	四川	攀枝花	仁和区	38	58	22	19	11	6
四川大学	四川	南充	西充县	59	75	14	38	4	19
四川大学	四川	凉山彝族自治州	越西县	60	76	14	21	6	35

续表

协调中心	省(直辖市、自治区)	市	县/区	样本及问卷抽选数量					
				样本抽选数量（人）	问卷抽选数量（份）	SCID-节选（份）	痴呆诊断（份）	补充问卷（份）	实地核查（份）
四川大学	四川	内江	资中县	56	81	22	38	10	11
天津安定	天津	–	红桥区	39	42	13	12	0	17
天津安定	天津	–	蓟县	43	46	11	18	1	16
北大六院	西藏	拉萨	城关区	53	75	21	25	12	17
乌鲁木齐四院	新疆	和田地区	和田县	44	62	18	15	8	21
乌鲁木齐四院	新疆	喀什地区	莎车县	18	19	7	5	0	7
乌鲁木齐四院	新疆	乌鲁木齐	天山区	51	65	28	15	7	15
乌鲁木齐四院	新疆	阿克苏地区	新和县	34	35	14	3	0	18
乌鲁木齐四院	新疆	伊犁哈萨克自治州	新源县	19	23	9	2	2	10
昆明医大	云南	文山壮族苗族自治州	广南县	37	47	18	21	4	4
昆明医大	云南	玉溪	红塔区	36	42	13	24	1	4
昆明医大	云南	怒江傈僳族自治州	兰坪白族普米族自治县	49	55	15	32	2	6
昆明医大	云南	西双版纳傣族自治州	勐腊县	27	28	15	13	0	0
昆明医大	云南	玉溪	通海县	46	66	24	20	9	13
昆明医大	云南	大理白族自治州	祥云县	50	81	26	28	17	10
上海精卫	浙江	湖州	安吉县	44	49	18	25	1	5
上海精卫	浙江	宁波	奉化市	75	92	18	31	9	34
上海精卫	浙江	丽水	遂昌县	48	59	11	31	4	13
上海精卫	浙江	嘉兴	桐乡市	55	60	11	37	0	12
上海精卫	浙江	金华	婺城区	49	62	15	30	4	13
上海精卫	浙江	杭州	下城区	44	51	13	21	3	14
四川大学	重庆	–	大足区	73	137	44	47	31	15
四川大学	重庆	–	万州区	77	108	16	70	9	13
合计				6608	8510	2644	3407	768	1691

样本权数的确定

权数是样本抽样进入概率的倒数，概率抽样特征的每个样本单元抽样进入概率是可以计算的，因此权数是以某种数量形式权衡被评价事物总体中诸因素相对重要程度的量值，在抽样中权数是在样本对总体推断中用以衡量各样本单元的变量值在总体中大小的数值，并通过权数使样本还原到总体，即样本单元权数之和等于总体单元数。具体来看，权数的功能表现在两个方面：①由样本还原总体。这是侧重数量，主要体现在不等概率抽样设计中，样本单元入样概率不同，因此权数就不同。②调整样本结构。由于抽样的随机性，样本结构与总体结构不一致，而结构又与目标量相关。权数的两个功能有时可以达到一致，而有时存在矛盾，一般首先要保证第一个功能的目标，在其基础上实现第二个功能的目标。第一个目标可通过计算样本单元设计权数实现，而第二个目标通过对设计权数的时候分层调整实现。

CMHS 是一个全国性的分层多阶段不等概率的复杂抽样设计，为了对目标变量进行更准确的估计，需要对其进行加权调整。加权调整包含抽样设计权数、无回答调整权数、事后分层调整权数和权数的极值调整。

一、加权调整流程

CMHS 的抽样、访问流程及各个环节中需要进行的权数调整如图 3-12 所示：

由 CMHS 的抽样和加权流程图计算各阶段的权数调整过程，包含七阶段的抽样设计权数、无应答设计权数、事后分层调整权数和极值调整权数。

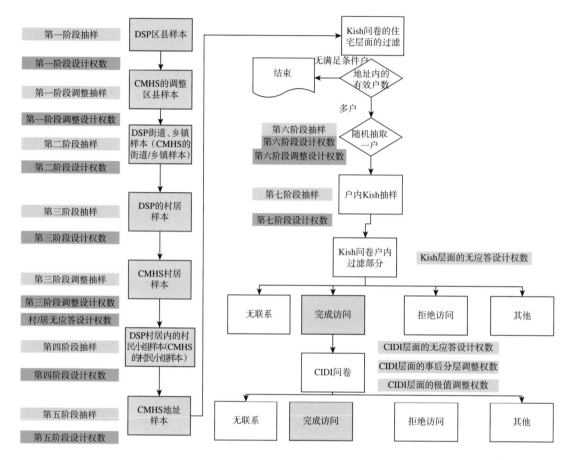

▲ 图 3-12 CMHS 的抽样和加权流程

二、抽样设计权数

由图 3-12 可知，CMHS 的抽样设计权数与抽样过程密切相关，包含第一阶段的县/区和调整县/区抽样设计权数、第二阶段的乡镇/街道抽样设计权数、第三阶段的村/居抽样设计权数、第四阶段的村民小组抽样设计权数、第五阶段的地址抽样设计权数、第六阶段的地址内的户的抽样设计权数和调整设计权数，以及第七阶段的户内 Kish 抽样的抽样设计权数。

其中第六阶段的抽样设计权数主要是为了弥补末端抽样框不完善，即同一个抽样地址下有多个满足条件的家户导致的抽样框误差，CMHS 采用随机抽取一户的方法弥补该误差。

1. 第一阶段的抽样权数

（1）DSP 的第一阶段的权数：第一阶段的权数，在每个抽样框中抽取样本县/区的权数，即：

$$w_{ij} = \frac{N_i}{m_i}$$

其中，N_i 是第 i 个层的总县/区数，m_i 是第 i 个抽样框的样本县/区的个数。下标 i 表示层，$i=1$，2，…，6，下标 j 表示县/区，$j=1$，2，…，m_i，m_i 表示第 i 层中抽取的县/区数。

（2）CMHS 的第一阶段的调整权数：由于 CMHS 在第一阶段中对 DSP 的样本进行了调查，调整系数是 $t_{ij} = \frac{m_i}{n_i}$，所以 CMHS 的第一阶段的权数是：

$$w'_{ij} = \frac{N_i}{n_i}$$

其中 n_i 表示第 i 层中 CMHS 抽取的县/区数。

2. 第二阶段的抽样权数

第二阶段的权数，即在每个样本县/区中抽取样本乡镇/街道的权数，即：

$$w_{ijk} = \frac{N_{ij}}{m_{ij}N_{ijk}}$$

其中 N_{ij} 是第 i 个层的第 j 个样本县/区的人口数，N_{ijk} 是第 i 个层的第 j 个样本县/区中第 k 个样本乡镇/街道的人口数。m_{ij} 是第 i 个抽样框的第 j 个样本县/区的乡镇/街道个数，下标 k 表示乡镇/街道样本。

3. 第三阶段的抽样权数

（1）DSP 的村/居权数：第三阶段的权数，即在每个样本乡镇/街道中抽取样本村/居的权数，即：

$$w_{ijkh} = \frac{N_{ijk}}{m_{ijk}N_{ijkh}}$$

其中 N_{ijk} 是第 i 个层的第 j 个样本县/区的第 k 个乡镇/街道的人口数，N_{ijkh} 是第 i 个层的第 j 个样本县/区中第 k 个样本乡镇/街道的第 h 个样本村/居的人口数。m_{ijk} 是

第 i 个层的第 j 个样本县／区的第 k 个乡镇／街道中样本村／居个数。

（2）CMHS 的村／居权数：由于 CMHS 的村／居样本是在 DSP 的村／居样本的二次抽样，因此 CMHS 的村／居样本的权数调整系数是：$t_{ijk} = \dfrac{m_{ijk}}{m'_{ijk}}$，所以 CMHS 的第三阶段的权数是：

$$w'_{ijkh} = \frac{N_{ijk}}{m'_{ijk} N_{ijkh}}$$

其中 m'_{ijk} 是第 i 个层的第 j 个样本县／区的第 k 个乡镇／街道中抽取的 CMHS 的样本村／居个数。

4. 第四阶段的抽样权数

第四阶段的权数是在样本村／居的村／居民小组中抽取样本村／居民小组，即：

$$w_{ijkhl} = \frac{N_{ijkh}}{N_{ijkhl}}$$

其中是 N_{ijkhl} 是第 i 个层的第 j 个样本县／区中第 k 个样本乡镇／街道的第 h 个样本村／居的第 l 个村／居民小组的人口数。

5. 第五阶段的抽样设计权数

第五阶段的抽样是从村／居民小组样本中抽取样本地址，所以样本地址的抽样设计权数是：

$$w_{ijkhld} = \frac{H_{ijkhl}}{h_{ijkhl}}$$

其中 H_{ijkhl} 是第 i 个层的第 j 个样本县／区中第 k 个样本乡镇／街道的第 h 个样本村／居的第 l 个村／居民小组中的总地址数，h_{ijkhl} 是第 i 个层的第 j 个样本县／区中第 k 个样本乡镇／街道的第 h 个样本村／居的第 l 个村／居民小组中的地址样本数。w_{ijkhld} 是第 i 个层的第 j 个样本县／区中第 k 个样本乡镇／街道的第 h 个样本村／居的第 l 个村／居民小组中的第 d 个地址的权数。

6. 第六阶段的抽样设计权数

在末端抽样框中，尽量排除一址多户的情况，但在实际调查中仍会存在一址多户的情况，则每个地址下的户数的权数是：

$$w_{ijkhldo} = \frac{S_{ijkhld}}{s_{ijkhld}}$$

在实际调查中，S_{ijkhld}，s_{ijkhld} 分别为第 i 个层的第 j 个样本县 / 区中第 k 个样本乡镇 / 街道的第 h 个样本村 / 居的第 l 个村 / 居民小组中的第 d 个地址下的总户数和抽取的户数，$w_{ijkhldo}$ 是第 i 个层的第 j 个样本县 / 区中第 k 个样本乡镇 / 街道的第 h 个样本村 / 居的第 l 个村 / 居民小组中的第 d 个地址下的第 o 个户的权数。

7. 第七阶段的抽样设计权数

在每个样本户中有多个满足调查条件的个人，为了消除误差，在本次调查中采用了 Kish 抽样的方法抽取家户中的样本个人，等价于户内的随机抽样，因此每个个体的抽样权数是：

$$w_{ijkhldop} = \frac{P_{ijkhldo}}{p_{ijkhldo}}$$

在实际调查中，$P_{ijkhldo}$，$p_{ijkhldo}$ 分别为第 i 个层的第 j 个样本县 / 区中第 k 个样本乡镇 / 街道的第 h 个样本村 / 居的第 l 个村 / 居民小组中的第 d 个地址下的第 o 个户内的满足条件的总人数和抽取的人数，$w_{ijkhldop}$ 是第 i 个层的第 j 个样本县 / 区中第 k 个样本乡镇 / 街道的第 h 个样本村 / 居的第 l 个村 / 居民小组中的第 d 个地址下的第 o 个户中的第 p 个人的权数。

因此，本次调查的抽样设计权数为上述各阶段权数的乘积。即：

$$W_{ijkhldop} = w'_{ij} w_{ijk} w'_{ijkh} w_{ijkhl} w_{ijkhld} w_{ijkhldo} w_{ijkhldop}$$

三、无应答调整权数

CMHS 是一个全国性的分层多阶段不等概率的复杂抽样设计，在 CMHS 的实际调查中不可避免地存在无应答，导致样本量减少，估计精度降低，需要进行相应的无应答调整。无应答包含单元无应答和项目无应答 2 类，加权调整主要针对单元无应答进行无应答调整。

单元无应答可能包含各个阶段的无应答，例如县 / 区、乡镇 / 街道、村 / 居、地址、家户、个体层次的无应答，包含的无应答类型有无法到达访问区域、无法入户调查、无法联系、拒绝访问、受访者身体原因无法应答等。在问卷层面同样包含上述无应答以及由于数据传输、数据清理导致的数据丢失和数据无效等无应答。

在本次调查中根据可获得辅助信息和无应答的类型采用不同的无应答加权方法。在实际调查中，由于县 / 区、乡镇 / 街道没有无应答，在村 / 居层面，由于特殊原因，有一个村 / 居没有进行任何调查，因此本次调查的无应答包含村 / 居层面的无应答、Kish 过滤（住户层面的无应答、地址层面的无应答和 Kish 问卷层面的无应答合并处理为住户层面的无应答 [1]）和 CIDI 问卷层面的无应答。其中在村 / 居 Kish 过滤阶段由于没有更多详细的辅助信息，采用加权组调整的方法。CIDI 阶段由于有一些家庭层面和住户层面的辅助信息，采用基于 Logistic 回归的倾向应答的方法进行加权调整。

1. 村/居层面的无应答调整

村 / 居层面由于特殊原因，广东省广州市越秀区有一个村 / 居没有接受访问，采用村 / 居层面的加权组调整的方法进行无应答调整。无应答的调整权数是：

$$w_{ijkh}^{non} = \frac{n_{ijk}}{n'_{ijk}}$$

其中 n_{ijk} 和 n'_{ijk} 表示 i 个层的第 j 个样本县 / 区的第 k 个乡镇 / 街道的样本村 / 居总数和应答样本村 / 居数目。

2. Kish过滤层面的无应答调整权数

本次调查过程中，在地址过滤阶段存在无应答，即无法判定该地址是否为有效地址、无法到达访问区域等；在确认是有效地址的情况下，住户层面存在无应答，例如在住户层面，一直处于无联系状态、受访者无法接受访问、受访者拒绝访问等导致一直无

---

[1] 由于 Kish 问卷是主要为了做住户层面的过滤，不需要对 Kish 问卷做权数。

法确定住户是否为满足条件的住户；在判断为住户层面，由于受访者无联系、拒绝访问、身体原因无法接受访问等原因导致 Kish 过滤层面的无应答。本调查中将这三部分合并处理，视为住户层面的无应答。由于 Kish 过滤层面可利用的辅助信息较少，此处采用在村民小组层面的加权组调整的方法。各个加权组中的调整系数采用 AAPRO 的应答率 RR1，即：

$$p_{ijkhlod}^{non} = \frac{I_{ijkhl}}{I_{ijkhl} + R_{ijkhl} + NC_{ijkhl} + O_{ijkhl} + UE_{ijkhl}}$$

其中 I_{ijkhl}、R_{ijkhl}、NC_{ijkhl}、O_{ijkhl}、UE_{ijkhl} 分别为各个抽样框中各个样本村/居层面的家庭成员问卷的完成数量、拒访的样本数量、无联系的样本数量、其他未完成的样本数量、不确定是否符合访问条件的样本数量。

因此 Kish 问卷层面的无应答调整权数是：

$$w_{ijkhlod}^{non} = \frac{1}{p_{ijkhlod}^{non}}$$

3. CIDI问卷层面的无应答调整权数

在实际访问过程中，由于拒绝访问、无法联系、身体原因无法接受访问、问卷核查无效等导致个人层面的 CIDI 问卷层面的无应答，即个人层面的无应答。由于个人层面有家庭成员问卷信息可以利用，为了提高权数的精度，在个人层面基于 Logistic 模型的倾向权数计算方法，进行无应答调整。

首先将样本分为 CIDI 问卷的应答和无应答，利用数据中的辅助信息，建立 Logistic 回归模型，则个人问卷联系层次的倾向应答概率是：

$$\hat{p}_{ijkhlodp}^{non} = \exp(\beta_1 X) / [1 + \exp(\beta_1 X)]$$

建立 Logistic 回归模型，模型参数见表 3-4。

表 3-4　个人层面无应答模型参数列表

变量名	类别	OR	95% 置信区间	卡方值
age	年龄			2.1979*
	18 ~ 29	–		
	30 ~ 44	1.164	0.975 ~ 1.391	1
	45 ~ 59	1.328	1.076 ~ 1.639	
	60+	1.032	0.845 ~ 1.261	
gender	性别			15.5267*
	男	0.795	0.709 ~ 0.891	
	女	–		
city	城乡			26.4086*
	城镇	0.414	0.296 ~ 0.579	
	乡村	–		
num	户内人数			109.2728*
	1 人户	3.135	2.352 ~ 4.179	
	2 人户	1.581	1.24 ~ 2.016	
	3 人户	1.15	0.909 ~ 1.454	
	4+ 人户	–		

所以，个人问卷的个人层面的无应答调整系数是

$$w_{ijkhlodp}^{non} = \frac{1}{\hat{p}_{ijkhlodp}^{non}}$$

对于全国整合样本，个人问卷的无应答调整权数是：

$$W_{ijkhlodp}^{non} = w_{ijkh}^{non} w_{ijkhlod}^{non} w_{ijkhlodp}^{non}$$

四、事后分层调整权数

由于抽样设计的复杂性、实地调查过程的复杂性和样本无回答的存在，在某些关键变量上存在样本结构性偏差，导致最终的估计量有偏差。为了调整该结构性偏差，提高估计精度，需要对 CIDI 问卷数据进行事后分层调整。

在本次调查中，性别、年龄、城乡是非常重要的指标。因此，选用城乡（分为城镇和农村）、性别（分为男和女）、年龄变量（分为 18 ~ 29，30 ~ 39，40 ~ 49，50 ~ 59，60 ~ 69，70 以上，共 6 类）进行完全事后分层调整。对于问卷数据的年龄、性别极少数据的项目无回答采用中位数插补方法。则事后分层调整的系数是：

$$p_s^{post} = \frac{\sum\limits_s W_s}{N_s}, \; s=1, 2, \cdots, \; 24$$

其中 $\sum\limits_s W_s$、N_s 分别表示第 s 个事后分层中的权数和以及总量。

所以，事后分层的权数是：

$$W_s^{post} = \frac{1}{p_s^{post}}, \; s=1, 2, \cdots, \; 24$$

五、权数的极值调整

在实际利用权数进行目标变量的估计过程中，由于复杂抽样设计、抽样框误差、无应答调整、事后分层调整等，使得权数差异太大，导致过大的方差，影响估计的效率，因此需要对最终的权数进行极值调整。但是，权数的极值调整会带来一定的偏差，导致均方误差发生变化，因此一方面要进行极值调整，另一方面要使均方误差降低。

极值权数调整的方法有很多，此处采用简单的利用中位数进行调整的方法。通过对最终的事后分层调整权数分布的分析以及经验研究，用事后分层权数分布的 0.01 和 0.99 分位数作为最小最大值的极值点是比较好的选择。对进行事后分层调整后的权数进行极值调整，即满足：

$$W'_{post} = \begin{cases} W_{0.01}, & W_{post} < W_{0.01} \\ W_{0.99}, & W_{post} > W_{0.99} \end{cases}$$

但是极值调整后，会使之前的调整发生变化，导致之前的事发分层调整无效。此时，可以将经过极值调整的权数再进行事后分层调整，然后再进行极值调整，反复迭代后，最终一方面使权数满足分位数的限制，另一方面满足事后分层调整的标准。进而得到最终的极值调整权数系数 w^{extr}。

六、最终权数

最终权数是上述权数的乘积，即：

$$W = W_{ijkhldop} W^{non}_{ijkhlodp} W^{post}_s$$

$$= w'_{ij} w_{ijk} w'_{ijkh} w_{ijkhl} w_{ijkhld} w_{ijkhldo} w_{ijkhldop} w^{non}_{ijkh} w^{non}_{ijkhlod} w^{non}_{ijkhlodp} \frac{1}{p^{post}_s} w^{extr}$$

七、分城乡、年龄和性别的权数分布图

在进行上述抽样设计权数、无回答调整权数、事后分层权数和极值调整权数后，得到最终权数。

根据最终权数计算的分城乡、年龄和性别的权数分布图见图 3-13。

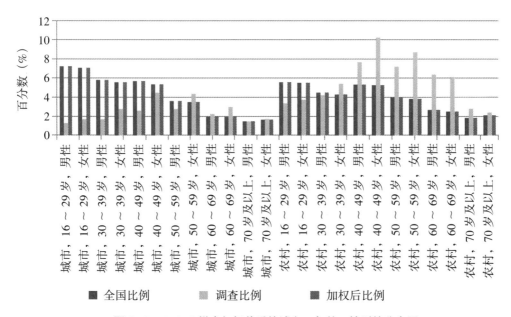

▲ 图3-13 CMHS 样本加权前后的城乡、年龄、性别的分布图

由上图可知，在 CMHS 样本中，农村样本多于城市，女性样本多于男性，老年人的样本多于 16～30 岁的年轻人的比例。这是因为在调查过程中，农村样本和女性样本的应答率较高，在经过了抽样设计权数、无回答调整、事后分层和极值调整后，加权后的样本与总体十分接近，减少了偏差，提高了估计精度。

附表 3-1 ：CMHS 的县 / 区样本

省 / 直辖市 / 自治区	市	县 / 区
北京		东城区
北京		通州区
天津		红桥区
天津		蓟县
河北	唐山市	开平区
河北	唐山市	迁西县
河北	秦皇岛市	海港区
河北	邯郸市	磁县
河北	邯郸市	武安市
河北	张家口市	桥东区
河北	张家口市	宣化县
河北	承德市	丰宁满族自治县
山西	太原市	杏花岭区
山西	阳泉市	平定县
山西	长治市	壶关县
山西	朔州市	朔城区
山西	运城市	绛县
山西	吕梁市	临县
内蒙古	赤峰市	巴林右旗
内蒙古	通辽市	开鲁县
内蒙古	巴彦淖尔市	临河区
内蒙古	锡林郭勒盟	苏尼特右旗
辽宁	辽阳市	辽阳县
吉林	长春市	南关区
吉林	长春市	德惠市
吉林	吉林市	丰满区
吉林	通化市	集安市
吉林	延边朝鲜族自治州	龙井市
黑龙江	哈尔滨市	南岗区
黑龙江	齐齐哈尔市	梅里斯达斡尔族区
黑龙江	齐齐哈尔市	依安县
黑龙江	鸡西市	梨树区
黑龙江	双鸭山市	宝清县

续表

省/直辖市/自治区	市	县/区
黑龙江	大庆市	大同区
黑龙江	佳木斯市	桦川县
上海		黄浦区
上海		松江区
江苏	苏州市	张家港市
江苏	盐城市	响水县
江苏	淮安市	金湖县
江苏	徐州市	云龙区
江苏	南京市	浦口区
江苏	苏州市	吴中区
浙江	宁波市	奉化市
浙江	嘉兴市	桐乡市
浙江	湖州市	安吉县
浙江	丽水市	遂昌县
浙江	金华市	婺城区
浙江	杭州市	下城区
安徽	马鞍山市	雨山区
安徽	安庆市	望江县
安徽	滁州市	天长市
安徽	亳州市	蒙城县
安徽	宣城市	泾县
安徽	合肥市	巢湖市
福建	三明市	梅列区
福建	龙岩市	永定县
福建	泉州市	惠安县
福建	南平市	建瓯市
福建	宁德市	蕉城区
山东	淄博市	沂源县
山东	枣庄市	薛城区
山东	烟台市	蓬莱市
山东	潍坊市	高密市
山东	莱芜市	莱城区
山东	青岛市	市北区

续表

省 / 直辖市 / 自治区	市	县 / 区
山东	烟台市	芝罘区
山东	青岛市	李沧区
山东	临沂市	莒南县
河南	洛阳市	吉利区
河南	洛阳市	新安县
河南	新乡市	辉县市
河南	南阳市	唐河县
河南	商丘市	睢县
河南	信阳市	浉河区
河南	郑州市	中原区
河南	安阳市	滑县
湖北	武汉市	江岸区
湖北	宜昌市	伍家岗区
湖北	襄阳市	谷城县
湖北	孝感市	云梦县
湖北	（省直辖县级行政区划）	天门市
湖北	黄石市	黄石港区
广东	韶关市	南雄市
广东	梅州市	五华县
广东	云浮市	云城区
广东	汕尾市	城区
广东	肇庆市	四会市
广东	广州市	越秀区
广西	南宁市	宾阳县
广西	北海市	合浦县
广西	河池市	罗城仫佬族自治县
广西	百色市	凌云县
广西	桂林市	秀峰区
广西	柳州市	柳北区
海南	（省直辖县级行政区划）	定安县
海南	海口市	美兰区
重庆		万州区
重庆		大足区

续表

省／直辖市／自治区	市	县／区
四川	成都市	青羊区
四川	内江市	资中县
四川	南充市	西充县
四川	雅安市	汉源县
四川	甘孜藏族自治州	康定县
四川	攀枝花市	仁和区
四川	成都市	彭州市
四川	凉山彝族自治州	越西县
云南	玉溪市	红塔区
云南	玉溪市	通海县
云南	大理白族自治州	祥云县
云南	文山壮族苗族自治州	广南县
云南	西双版纳傣族自治州	勐腊县
云南	怒江傈僳族自治州	兰坪白族普米族自治县
西藏	拉萨市	城关区
陕西	铜川市	王益区
陕西	宝鸡市	眉县
陕西	渭南市	华阴市
陕西	延安市	洛川县
陕西	安康市	汉阴县
甘肃	白银市	景泰县
甘肃	张掖市	甘州区
甘肃	酒泉市	敦煌市
甘肃	甘南藏族自治州	临潭县
甘肃	天水市	麦积区
青海	海东地区	平安县
青海	海北藏族自治州	门源回族自治县
青海	西宁市	城中区
宁夏	银川市	兴庆区
宁夏	中卫市	沙坡头区
新疆	喀什地区	莎车县
新疆	和田地区	和田县
新疆	伊犁哈萨克自治州	新源县

续表

省 / 直辖市 / 自治区	市	县 / 区
新疆	乌鲁木齐市	天山区
新疆	阿克苏地区	新和县
辽宁	沈阳市	沈北新区
辽宁	丹东市	凤城市
辽宁	鞍山市	千山区
辽宁	大连市	沙河口区
辽宁	阜新市	阜新蒙古族自治县
内蒙古	呼和浩特市	回民区
江西	南昌市	东湖区
江西	九江市	武宁县
江西	宜春市	上高县
江西	赣州市	龙南县
江西	赣州市	章贡区
贵州	铜仁市	玉屏侗族自治县
贵州	遵义市	红花岗区
贵州	遵义市	湄潭县
贵州	黔东南苗族侗族自治州	施秉县
贵州	黔南布依族苗族自治州	独山县
湖南	常德市	武陵区
湖南	怀化市	洪江市
湖南	湘西土家族苗族自治州	凤凰县
湖南	郴州市	苏仙区
湖南	长沙市	浏阳市
湖南	岳阳市	平江县
湖南	长沙市	天心区

（王丽敏　刘云涛）

第四章 | 诊断标准和工具

我国目前临床上用于精神障碍的分类与诊断系统包括《国际疾病分类》(International Classification of Diseases，ICD)、美国《精神障碍诊断与统计手册》(Diagnostic and Statistical Manual of Mental Disorders，DSM) 和《中国精神障碍分类与诊断标准》(Chinese Classification of Mental Disorders，CCMD)。为了规范采集病史资料和精神检查，指导临床医生根据诊断标准更好地对患者做出诊断，一些与之相配套的诊断量表也相继出版。例如世界卫生组织（WHO）支持美国专家 Kessler 等研发编制了与 DSM-Ⅳ 配套的定式检查诊断量表"复合性国际诊断交谈表（Composite International Diagnostic Interview，CIDI)"，该量表同样适用于 ICD-10 的诊断结果。基于 DSM 系统，美国专家 First 等研发编制了与之相配套的"DSM-Ⅳ轴Ⅰ障碍定式临床检查（Structured Clinical Interview for DSM-Ⅳ Axis Ⅰ Disorders，SCID-Ⅰ)"工具。针对 CCMD-3，我国专家陈彦方等编制了"健康与疾病定量测试法（Rating Test for Health and Diseases，RTHD)"，该量表既适用于 CCMD-3，也适用于 ICD-10 和 DSM-Ⅳ，但是目前不继续更新和应用了。

中国精神卫生调查使用的诊断标准为 ICD-10 和 DSM-Ⅳ，调查工具为 CIDI、SCID、10/66 痴呆诊断工具、世界卫生组织残疾评定量表（WHODAS-2.0）以及信息收集补充问卷等。现分别介绍如下。

精神障碍的分类诊断标准

一、国际疾病分类

《国际疾病分类》（ICD）由 WHO 负责制定和发布，是世界各国公认的疾病、损伤程度和死因的国际分类标准工具。目前 ICD 已被翻译成多种语言，使用的国家达到 100 多个。

ICD 起源于 1853 年法国医学统计学家 Bertillon 提出的疾病死亡原因统计分类法，1900 年在法国巴黎的国际会议上正式推出了《国际死亡原因分类法》，被认为是 ICD 的第 1 版。此后陆续修订又出版了第 2 到第 5 版。1948 年 WHO 接管了该项工作，将此前局限的死亡原因分类体系扩大到了全面的疾病分类体系，对 ICD 进行第六次修订并推出了 ICD-6 版本。精神障碍的分类首次出现在 ICD-6 中，1975 年出版的 ICD-8 对分类标准进行了补充和完善，1980 年第 9 版（ICD-9）将精神障碍列入第五章，统一命名为 "障碍"（disorder）。我国于 1982 年和 1993 年进行的两次全国精神障碍流行病学调查均采用了 ICD-9 中精神障碍的分类诊断标准。1992 年公布的 ICD-10，其名称修订为《疾病和有关健康问题的国际统计分类》，扩大了 ICD 的使用领域，2001 年我国卫生部在关于修订下发住院病案首页的通知中明确要求住院病案首页填写要采用 ICD-10 和 ICD-9-CM3。在 ICD-10 中，第 F 章《精神与行为障碍分类》由 40 多个国家 100 多个研究机构的研究人员和临床工作者参与编制和现场测试，中国有 10 余位专家参与了该项工作。这一版本中，进一步明确了精神与行为障碍的诊断指南和鉴别诊断要点，从 F00 ~ F99 共 10 大类 100 个编码额，并有《ICD-10 精神与行为障碍分类》的单行本出版发行。该精神障碍诊断分类标准被大多数国家所采纳并应用于临床、科研和教学中。2000 年以

后我国一些省市开展的区域性精神障碍流行病学调查中，精神障碍的诊断大多采用了
ICD-10 的标准。中国 2013 年颁布的《中华人民共和国精神卫生法》明确规定，以 ICD
诊断标准作为临床实践工作的诊断依据。

为了满足不同国家医务工作者的需要，ICD-10 还推出了临床诊断用版本 b、科研
用版本和基层医师用版本。临床诊断用版本对各种精神障碍都附有诊断要点，主要针对
精神科临床医生使用。科研用版本对每种精神障碍提出了详细的诊断标准，主要用于临
床研究使用。基层医师用版本中没有按照传统精神障碍的疾病分类，而是列出了 6 大类
24 项症状或综合征，描述了每项症状或综合征临床症状、诊断和治疗等内容，从而使
基层医师在医疗实践中能更好地使用。ICD-10 精神障碍的一、二级分类见表 4-1。

表 4-1　ICD-10 中精神障碍的一、二级分类

一级分类	二级分类
F00-F09 器质性（包括症状性）精神障碍	F00 阿尔茨海默病性痴呆
	F01 血管性痴呆
	F02 见于在他处归类的其他疾病的痴呆
	F03 未特定的痴呆
	F04 器质性遗忘综合征，非酒精和其他精神活性物质所致
	F05 谵妄，非酒精和其他精神活性物质所致
	F06 脑损害和功能障碍以及躯体疾病所致的其他精神障碍
	F07 脑疾病、损害和功能障碍所致的人格和行为障碍
	F09 未特定的器质性或症状性精神障碍
F10-F19 精神活性物质所致精神障碍和行为障碍	F10 使用酒精所致的精神及行为障碍
	F11 使用鸦片类物质所致的精神和行为障碍
	F12 使用大麻类物质所致的精神和行为障碍
	F13 使用镇静剂或催眠剂所致的精神和行为障碍
	F14 使用可卡因所致的精神和行为障碍
	F15 使用其他兴奋剂（包括咖啡因）所致的精神和行为障碍
	F16 使用致幻剂所致的精神和行为障碍
	F17 使用烟草所致的精神和行为障碍
	F18 使用挥发性溶剂所致的精神和行为障碍
	F19 使用多种药物及其他精神活性物质所致的精神和行为障碍

一级分类	二级分类
F20-F29 精神分裂症、分裂型障碍和妄想性障碍	F20 精神分裂症
	F21 分裂型障碍
	F22 持久的妄想性障碍
	F23 急性而短暂的精神病性障碍
	F24 感应性妄想性障碍
	F25 分裂情感性障碍
	F26 其他非器质性精神病性障碍
	F29 未特定的非器质性精神病
F30-F39 心境 [情感] 障碍	F30 躁狂发作
	F31 双相情感障碍
	F32 抑郁发作
	F33 复发性抑郁障碍
	F34 持续性心境 [情感] 障碍
	F38 其他心境 [情感] 障碍
	F39 未特定的心境 [情感] 障碍
F40-F48 神经症性、应激相关的及躯体形式的障碍	F40 恐怖性焦虑障碍
	F41 其他焦虑障碍
	F42 强迫性障碍
	F43 严重应激反应及适应障碍
	F44 分离 [转换] 性障碍
	F45 躯体形式障碍
	F48 其他神经症性障碍
F50-F59 伴有生理紊乱和躯体因素的行为综合征	F50 进食障碍
	F51 非器质性睡眠障碍
	F52 非器质性障碍或疾病引起的性功能障碍
	F53 产褥期伴发的精神或行为障碍，无法在他处归类
	F54 在他处分类的障碍及疾病伴有的心理及行为因素
	F55 非致依赖性物质滥用
	F59 伴有生理紊乱及躯体因素的未特定的行为综合征
F60-F69 成人人格和行为障碍	F60 特异性人格障碍
	F61 混合型及其他人格障碍
	F62 持久的人格改变，非由脑损害及疾病所致
	F63 习惯与冲动障碍

续表

一级分类	二级分类
	F64 性身份障碍
	F65 性偏好障碍
	F66 与性发育及性取向有关的心理及行为障碍
	F68 成人人格与行为的其他障碍
	F69 未特定的成人人格与行为障碍
F70-F79 精神发育迟滞	F70 轻度精神发育迟滞
	F71 中度精神发育迟滞
	F72 重度精神发育迟滞
	F73 极重度精神发育迟滞
	F78 其他精神发育迟滞
	F79 未特定的精神发育迟滞
F80-F89 心理发育障碍	F80 特定言语和语言发育障碍
	F81 特定学习技能发育障碍
	F82 特定运动技能发育障碍
	F83 混合性特定发育障碍
	F84 广泛发育障碍
	F88 其他心理发育障碍
	F89 未特定心理发育障碍
F90-F98 通常起病于童年和青少年期的行为及情绪障碍	F90 多动障碍
	F91 品行障碍
	F92 品行与情绪混合障碍
	F93 特别发生于童年的情绪障碍
	F94 特别发生于童年与青少年期的社会功能障碍
	F95 抽动障碍
	F98 通常起病于童年与青少年期的其他行为与情绪障碍
F99 未特定的精神障碍	

ICD-10 使用至今已有 20 余年，有些分类已难以满足医学快速发展的需求，因此，WHO 从 2000 年起开始筹备 ICD-11 的修订工作，2012 年在其官网上公布了 ICD-11 测试版（Beta Draft）。2018 年国家卫生健康委员会发文要求全国各级各类医疗机构要认真组织做好 ICD-11 培训，结合新版疾病分类与代码特点，修订完善病案首页填写等相关管理制度，更新电子病历系统，做好 ICD-11 中文版和原有疾病分类与代码之间的衔接。

自 2019 年 3 月 1 日起，各级各类医疗机构应当全面使用 ICD-11 中文版进行疾病分类和编码。

在 ICD-11 中，第六章为精神障碍，名称由 ICD-10 中的"精神与行为障碍"更改为"精神、行为或神经发育障碍"。与 ICD-10 相比，ICD-11 首要考虑临床实用性，在诊断单元上突出疾病特征的同质性，优化了结构体系，更具有国际适用性。共包含 21 类障碍：神经发育障碍，精神分裂症或其他原发性精神病性障碍，紧张症，心境障碍，焦虑或恐惧相关障碍，强迫性或相关障碍，应激相关障碍，分离障碍，喂食或进食障碍，排泄障碍，躯体不适或躯体体验障碍，物质使用或成瘾行为所致障碍，冲动控制障碍，破坏性行为或社交紊乱型障碍，人格障碍及相关人格特质，性欲倒错障碍，做作性障碍，神经认知障碍，痴呆，与妊娠、分娩和产褥期有关的精神或行为障碍，与分类于他处的障碍或疾病相关的继发性精神或者行为综合征。

ICD-11 的变化在于，对 ICD-10 中的部分节进行了整合与重组、拆分以及新增。如将 ICD-10 中的"精神发育迟滞""心理发育障碍""通常起病于童年和少年期的行为及情绪"相关内容重组成"神经发育障碍"，强调该类疾病起病于童年和青少年时期，具有疾病的终生性；原 ICD-10 中归于"冲动控制障碍"的"赌博障碍"和"游戏障碍"纳入"成瘾行为所致障碍"；将 ICD-10 中的"神经症性、应激相关的及躯体形式障碍"拆分为"焦虑及恐惧相关障碍""强迫性或相关障碍""应激相关障碍""分离障碍"以及"躯体不适或躯体体验障碍"形成 ICD-11 中 5 个新的节，并对分类名称做了相应调整。新增了"破坏性行为或社交紊乱型障碍""做作性障碍（包括对自身的做作性障碍、对他人的做作性障碍和做作性障碍，未特指的）""与分类于他处的疾病相关的继发性精神或者行为综合征"三节。对部分节进行了更新与阐释，如"精神分裂症、分裂型和妄想性障碍"更名为"精神分裂症和其他原发性精神病性障碍"，强调本组疾病以异常的神经生物学特征为基础。"心境［情感］障碍"更改为"心境障碍"，各类心境发作不再被作为独立的诊断单元，ICD-10"焦虑障碍"中的"混合抑郁和焦虑障碍"归入抑郁障碍。编码范围由 ICD-10 中的 F00-F99 变为 ICD-11 中的 6A00.0 ~ 6E8Z。

2007 年以来，中国学者全程参与了 ICD-10 的修订、研究及 ICD-11 的制定工作。上海市精神卫生中心作为 WHO 在中国唯一的精神与行为障碍现场研究中心点，负责中国 ICD-11 精神与行为障碍诊断指南的现场研究。ICD-11 的修订过程中，精神与行为障碍修订工作组与 DSM-5 修订工作组进行了深入探讨并在学术上达成高度一致，使得两个诊断标准在诊断单元上基本保持一致。关于 ICD 的更多信息可参考其官方网站 http：//www.who.int/classifications/en/。ICD-11 精神障碍的目录见表 4-2。

表 4-2 ICD-11 精神、行为或神经发育障碍分类目录编码

第 6 章　精神、行为或神经发育障碍
L1-6A0 神经发育障碍
6A00 智力发育障碍
6A00.0 智力发育障碍，轻度
6A00.1 智力发育障碍，中度
6A00.2 智力发育障碍，重度
6A00.3 智力发育障碍，极重度
6A00.4 智力发育障碍，暂时的
6A00.Z 智力发育障碍，未特指的
6A01 发育性言语或语言障碍
6A01.0 发育性语音障碍
6A01.1 发育性言语流畅障碍
6A01.2 发育性语言障碍
6A01.20 发育性语言障碍伴感受性和表达性语言受损
6A01.21 发育性语言障碍主要伴表达性语言受损
6A01.22 发育性语言障碍主要伴语用语言受损
6A01.23 发育性语言障碍，伴其他特指的语言受损
6A01.Y 其他特指的发育性言语或语言障碍
6A01.Z 发育性言语或语言障碍，未特指的
6A02 孤独症谱系障碍
6A02.0 孤独症谱系障碍不伴智力发育障碍，伴轻度或不伴功能性语言受损
6A02.1 孤独症谱系障碍伴智力发育障碍，伴轻度或不伴功能性语言损害
6A02.2 孤独症谱系障碍不伴智力发育障碍，伴功能性语言损害
6A02.3 孤独症谱系障碍伴智力发育障碍，伴功能性语言损害
6A02.4 孤独症谱系障碍不伴智力发育障碍，伴功能性语言缺失
6A02.5 孤独症谱系障碍伴智力发育障碍，伴功能性语言缺失
6A02.Y 其他特指的孤独症谱系障碍
6A02.Z 孤独症谱系障碍，未特指的
6A03 发育性学习障碍
6A03.0 发育性学习障碍伴阅读受损
6A03.1 发育性学习障碍伴书面表达受损
6A03.2 发育性学习障碍伴数学受损
6A03.3 发育性学习障碍伴其他特指的学习受损
6A03.Z 发育性学习障碍，未特指的
6A04 发育性运动共济障碍
6A05 注意缺陷多动障碍

6A05.0 注意缺陷多动障碍，主要表现为注意力不集中

6A05.1 注意缺陷多动障碍，主要表现为多动冲动

6A05.2 注意缺陷多动障碍，联合表现

6A05.Y 注意缺陷多动障碍，其他特指的表现

6A05.Z 注意缺陷多动障碍，未特指的表现

6A06 刻板性运动障碍

6A06.0 刻板性运动障碍不伴自伤

6A06.1 刻板性运动障碍伴自伤

6A06.Z 刻板性运动障碍，未特指的

6A0Y 其他特指的神经发育障碍

6A0Z 神经发育障碍，未特指的

L1-6A2 精神分裂症或其他原发性精神病性障碍

6A20 精神分裂症

6A20.0 精神分裂症，首次发作

6A20.00 精神分裂症，首次发作，目前为症状性

6A20.01 精神分裂症，首次发作，部分缓解

6A20.02 精神分裂症，首次发作，完全缓解

6A20.0Z 精神分裂症，首次发作，未特指的

6A20.1 精神分裂症，多次发作

6A20.10 精神分裂症，多次发作，目前为症状性

6A20.11 精神分裂症，多次发作，部分缓解

6A20.12 精神分裂症，多次发作，完全缓解

6A20.1Z 精神分裂症，多次发作，未特指的

6A20.2 精神分裂症，连续病程

6A20.20 精神分裂症，连续病程，目前为症状性

6A20.21 精神分裂症，连续病程，部分缓解

6A20.22 精神分裂症，连续病程，完全缓解

6A20.2Z 精神分裂症，连续病程，未特指的

6A20.Y 其他特指的精神分裂症

6A20.Z 精神分裂症，未特指的

6A21 分裂情感性障碍

6A21.0 分裂情感性障碍，首次发作

6A21.00 分裂情感性障碍，首次发作，目前为症状性

6A21.01 分裂情感性障碍，首次发作，部分缓解

6A21.02 分裂情感性障碍，首次发作，完全缓解

6A21.0Z 分裂情感性障碍，首次发作，未特指的

6A21.1 分裂情感性障碍，多次发作

6A21.10 分裂情感性障碍，多次发作，目前为症状性

6A21.11 分裂情感性障碍，多次发作，部分缓解

6A21.12 分裂情感性障碍，多次发作，完全缓解

6A21.1Z 分裂情感性障碍，多次发作，未特指的

6A21.2 分裂情感性障碍，连续病程

6A21.20 分裂情感性障碍，连续病程，目前为症状性

6A21.21 分裂情感性障碍，连续病程，部分缓解

6A21.22 分裂情感性障碍，连续病程，完全缓解

6A21.2Z 分裂情感性障碍，连续病程，未特指的

6A21.Y 其他特指的分裂情感性障碍

6A21.Z 分裂情感性障碍，未特指的

6A22 分裂型障碍

6A23 急性短暂性精神病性障碍

6A23.0 急性短暂性精神病性障碍，首次发作

6A23.00 急性短暂性精神病性障碍，首次发作，目前为症状性

6A23.01 急性短暂性精神病性障碍，首次发作，部分缓解

6A23.02 急性短暂性精神病性障碍，首次发作，完全缓解

6A23.0Z 急性短暂性精神病性障碍，首次发作，未特指的

6A23.1 急性短暂性精神病性障碍，多次发作

6A23.10 急性短暂性精神病性障碍，多次发作，目前为症状性

6A23.11 急性短暂性精神病性障碍，多次发作，部分缓解

6A23.12 急性短暂性精神病性障碍，多次发作，完全缓解

6A23.1Z 急性短暂性精神病性障碍，多次发作，未特指的

6A23.Y 其他特指的急性短暂性精神病性障碍

6A23.Z 急性短暂性精神病性障碍，未特指的

6A24 妄想性障碍

6A24.0 妄想性障碍，目前为症状性

6A24.1 妄想性障碍，目前为部分缓解

6A24.2 妄想性障碍，目前为完全缓解

6A24.Z 妄想性障碍，未特指的

6A25 原发性精神病性障碍的症状表现

6A25.0 原发性精神病性障碍的阳性症状

6A25.1 原发性精神病性障碍的阴性症状

6A25.2 原发性精神病性障碍的抑郁症状

6A25.3 原发性精神病性障碍的躁狂症状

6A25.4 原发性精神病性障碍的精神运动性症状

6A25.5 原发性精神病性障碍的认知症状

6A2Y 其他特指的精神分裂症或其他原发性精神病性障碍

6A2Z 精神分裂症或其他原发性精神病性障碍，未特指的

L1-6A4 紧张症

6A40 与其他精神障碍有关的紧张症

6A41 精神活性物质（包括治疗药物）所致紧张症

6A4Z 紧张症，未特指的

L1-6A6 心境障碍

L2-6A6 双相及相关障碍

6A60 双相障碍Ⅰ型

6A60.0 双相Ⅰ型障碍，目前为不伴精神病性症状的躁狂发作

6A60.1 双相Ⅰ型障碍，目前为伴精神病性症状的躁狂发作

6A60.2 双相Ⅰ型障碍，目前为轻躁狂发作

6A60.3 双相Ⅰ型障碍，目前为轻度抑郁发作

6A60.4 双相Ⅰ型障碍，目前为不伴精神病性症状的中度抑郁发作

6A60.5 双相Ⅰ型障碍，目前为伴精神病性症状的中度抑郁发作

6A60.6 双相Ⅰ型障碍，目前为不伴精神病性症状的重度抑郁发作

6A60.7 双相Ⅰ型障碍，目前为伴精神病性症状的重度抑郁发作

6A60.8 双相Ⅰ型障碍，目前为未特指严重程度的抑郁发作

6A60.9 双相Ⅰ型障碍，目前为不伴精神病性症状的混合性发作

6A60.A 双相Ⅰ型障碍，目前为伴精神病性症状的混合性发作

6A60.B 双相Ⅰ型障碍，目前为部分缓解，最近为躁狂或轻躁狂发作

6A60.C 双相Ⅰ型障碍，目前为部分缓解，最近为抑郁发作

6A60.D 双相Ⅰ型障碍，目前为部分缓解，最近为混合性发作

6A60.E 双相Ⅰ型障碍，目前为部分缓解，最近为未特指的发作

6A60.F 双相Ⅰ型障碍，目前为完全缓解

6A60.Y 其他特指的双相障碍Ⅰ型

6A60.Z 双相障碍Ⅰ型，未特指的

6A61 双相障碍Ⅱ型

6A61.0 双相Ⅱ型障碍，目前为轻躁狂发作

6A61.1 双相Ⅱ型障碍，目前为轻度抑郁发作

6A61.2 双相Ⅱ型障碍，目前为不伴精神病性症状的中度抑郁发作

6A61.3 双相Ⅱ型障碍，目前为伴精神病性症状的中度抑郁发作

6A61.4 双相Ⅱ型障碍，目前为不伴精神病性症状的重度抑郁发作

6A61.5 双相Ⅱ型障碍，目前为伴精神病性症状的重度抑郁发作

6A61.6 双相Ⅱ型障碍，目前为未特指严重程度的抑郁发作

6A61.7 双相Ⅱ型障碍，目前为部分缓解，最近为轻躁狂发作

6A61.8 双相Ⅱ型障碍，目前为部分缓解，最近为抑郁发作

6A61.9 双相Ⅱ型障碍，目前为部分缓解，最近为未特指发作

6A61.A 双相Ⅱ型障碍，目前为完全缓解

6A61.Y 其他特指的双相障碍Ⅱ型

6A61.Z 双相障碍Ⅱ型，未特指的

6A62 环性心境障碍

6A6Y 其他特指的双相及相关障碍

6A6Z 双相及相关障碍，未特指的

L2-6A7 抑郁障碍

6A70 单次发作的抑郁障碍

6A70.0 单次发作的抑郁障碍，轻度

6A70.1 单次发作的抑郁障碍，中度，不伴精神病性症状

6A70.2 单次发作的抑郁障碍，中度，伴精神病性症状

6A70.3 单次发作的抑郁障碍，重度，不伴精神病性症状

6A70.4 单次发作的抑郁障碍，重度，伴精神病性症状

6A70.5 单次发作的抑郁障碍，未特指严重程度

6A70.6 单次发作的抑郁障碍，目前为部分缓解

6A70.7 单次发作的抑郁障碍，目前为完全缓解

6A70.Y 其他特指的单次发作的抑郁障碍

6A70.Z 单次发作的抑郁障碍，未特指的

6A71 复发性抑郁障碍

6A71.0 复发性抑郁障碍，目前为轻度发作

6A71.1 复发性抑郁障碍，目前为中度发作，不伴精神病性症状

6A71.2 复发性抑郁障碍，目前为中度发作，伴精神病性症状

6A71.3 复发性抑郁障碍，目前为重度发作，不伴精神病性症状

6A71.4 复发性抑郁障碍，目前为伴精神病性症状的重度发作

6A71.5 复发性抑郁障碍，目前发作，严重程度未特指

6A71.6 复发性抑郁障碍，目前为部分缓解

6A71.7 复发性抑郁障碍，目前为完全缓解

6A71.Y 其他特指的复发性抑郁障碍

6A71.Z 复发性抑郁障碍，未特指的

6A72 恶劣心境障碍

6A73 混合性抑郁焦虑障碍

6A7Y 其他特指的抑郁障碍

6A7Z 抑郁障碍，未特指的

6A80 心境障碍中，心境障碍发作的症状和病程表现

6A80.0 心境障碍发作突出的焦虑症状

6A80.1 心境障碍中的惊恐发作

6A80.2 目前抑郁发作持续

6A80.3 目前抑郁发作伴忧郁特征

6A80.4 心境障碍发作的季节特征

6A80.5 快速循环

6A8Y 其他特指的心境障碍

6A8Z 心境障碍，未特指的

L1-6B0 焦虑或恐惧相关障碍

6B00 广泛性焦虑障碍

6B01 惊恐障碍

6B02 广场恐怖

6B03 特定的恐怖

6B04 社交性焦虑障碍

6B05 分离性焦虑障碍

6B06 选择性缄默症

6B0Y 其他特指的焦虑或恐惧相关性障碍

6B0Z 焦虑或恐惧相关性障碍，未特指的

L1-6B2 强迫性或相关障碍

6B20 强迫性障碍

6B20.0 强迫障碍伴一般或良好自知力

6B20.1 强迫障碍伴较差自知力或缺乏自知力

6B20.Z 强迫性障碍，未特指的

6B21 躯体变形障碍

6B21.0 躯体变形障碍伴一般或良好自知力

6B21.1 躯体变形障碍伴较差自知力或缺乏自知力

6B21.Z 躯体变形障碍，未特指的

6B22 嗅觉牵连障碍

6B22.0 嗅觉牵连障碍伴一般或良好自知力

6B22.1 嗅觉牵连障碍伴较差或缺乏自知力

6B22.Z 嗅觉牵连障碍，未特指的

6B23 疑病症

6B23.0 疑病症伴一般或良好自知力

6B23.1 疑病症伴较差自知力或缺乏自知力

6B23.Z 疑病症，未特指的

6B24 囤积障碍

6B24.0 囤积障碍伴一般或良好自知力

6B24.1 囤积障碍伴较差或缺乏自知力

6B24.Z 囤积障碍，未特指的

6B25 聚焦于躯体的重复行为障碍

6B25.0 拔毛癖

6B25.1 抓痕障碍

6B25.Y 其他特指的聚焦于躯体的重复行为障碍

6B25.Z 聚焦于躯体的重复行为障碍，未特指的

6B2Y 其他特指的强迫性或相关障碍

6B2Z 强迫性或相关障碍，未特指的

L1-6B4 应激相关障碍

6B40 创伤后应激障碍

6B41 复杂性创伤后应激障碍

6B42 延长哀伤障碍

6B43 适应障碍

6B44 反应性依恋障碍

6B45 脱抑制性社会参与障碍

6B4Y 其他特指的应激相关障碍

6B4Z 应激相关障碍，未特指的

L1-6B6 分离障碍

6B60 分离性神经症状障碍

6B60.0 分离性神经症状障碍，伴视觉症状

6B60.1 分离性神经症状障碍，伴听觉症状

6B60.2 分离性神经症状障碍，伴眩晕

6B60.3 分离性神经症状障碍，伴感觉改变

6B60.4 分离性神经症状障碍，不伴抽搐或痉挛

6B60.5 分离性神经症状障碍，伴言语生成症状

6B60.6 分离性神经症状障碍，伴无力或麻痹

6B60.7 分离性神经症状障碍，伴步态症状

6B60.8 分离性神经症状障碍，伴其他运动症状

6B60.80 分离性神经症状障碍，伴运动

6B60.81 分离性神经症状障碍，伴肌阵挛

6B60.82 分离性神经症状障碍，伴震颤

6B60.83 分离性神经症状障碍，伴肌张力障碍

6B60.84 分离性神经症状障碍，伴面肌痉挛

6B60.85 分离性神经症状障碍，伴帕金森综合征

6B60.8Y 分离性神经症状障碍，伴其他特指的运动紊乱

6B60.8Z 分离性神经症状障碍，伴未特指的运动紊乱

6B60.9 分离性神经症状障碍，伴认知症状

6B60.Y 分离性神经症状障碍，伴其他特指的症状

6B60.Z 分离性神经症状障碍，伴未特指的症状

6B61 分离遗忘症

6B62 出神障碍

6B63 附体出神障碍

6B64 分离性身份障碍

6B65 部分分离性身份障碍

6B66 人格解体 - 现实解体障碍

6B6Y 其他特指的分离障碍

6B6Z 分离障碍，未特指的

L1-6B8 喂食或进食障碍

6B80 神经性厌食

6B80.0 神经性厌食伴显著的低体重

6B80.00 神经性厌食伴显著的低体重，限制型

6B80.01 神经性厌食伴显著的低体重，暴食 - 清除型

6B80.0Z 神经性厌食伴显著低体重，未特指的

6B80.1 神经性厌食伴危险的低体重

续表

6B80.10 神经性厌食伴危险的低体重，限制型

6B80.11 神经性厌食伴危险的低体重，暴食 - 清除型

6B80.1Z 神经性厌食伴危险的低体重，未特指的

6B80.2 神经性厌食恢复期伴正常体重

6B80.Y 其他特指的神经性厌食

6B80.Z 神经性厌食，未特指的

6B81 神经性贪食

6B82 暴食障碍

6B83 回避 - 限制性摄食障碍

6B84 异食癖

6B85 反刍 - 反流障碍

6B8Y 其他特指的喂食或进食障碍

6B8Z 喂食或进食障碍，未特指的

L1-6C0 排泄障碍

6C00 遗尿症

6C00.0 夜间遗尿症

6C00.1 日间遗尿症

6C00.2 夜间和日间遗尿症

6C00.Z 遗尿症，未特指的

6C01 遗粪症

6C01.0 遗粪症伴便秘或溢出性失禁

6C01.1 遗粪症不伴便秘或溢出性失禁

6C01.Z 遗粪症，未特指的

6C0Z 排泄障碍，未特指的

L1-6C2 躯体不适或躯体体验障碍

6C20 躯体不适障碍

6C20.0 轻度躯体不适障碍

6C20.1 中度躯体不适障碍

6C20.2 重度躯体不适障碍

6C20.Z 躯体不适障碍，未特指的

6C21 身体一致性烦恼

6C2Y 其他特指的躯体不适或躯体体验障碍

6C2Z 躯体不适或躯体体验障碍，未特指的

L1-6C4 物质使用或成瘾行为所致障碍

L2-6C4 物质使用所致障碍

6C40 酒精使用所致障碍

6C40.0 酒精单次有害性使用

6C40.1 酒精有害性使用模式

6C40.10 酒精有害性使用模式，间断性

6C40.11 酒精有害性使用模式，持续性

6C40.1Z 酒精有害性使用模式，未特指的

6C40.2 酒精依赖

6C40.20 酒精依赖，目前使用，持续性

6C40.21 酒精依赖，目前使用，间断性

6C40.22 酒精依赖，早期完全缓解

6C40.23 酒精依赖，持续性部分缓解

6C40.24 酒精依赖，持续性完全缓解

6C40.2Z 酒精依赖，未特指的

6C40.3 酒精中毒

6C40.4 酒精戒断

6C40.40 酒精戒断，无并发症

6C40.41 酒精戒断伴知觉紊乱

6C40.42 酒精戒断伴抽搐

6C40.43 酒精戒断伴知觉紊乱和抽搐

6C40.4Z 酒精戒断，未特指的

6C40.5 酒精所致谵妄

6C40.6 酒精所致精神病性障碍

6C40.60 酒精所致精神障碍伴幻觉

6C40.61 酒精所致精神病性障碍伴妄想

6C40.62 酒精所致精神病性障碍伴混合性精神病性症状

6C40.6Z 酒精所致精神病性障碍，未特指的

6C40.7 其他酒精所致障碍

6C40.70 酒精所致心境障碍

6C40.71 酒精所致焦虑障碍

6C40.Y 其他特指的酒精使用所致障碍

6C40.Z 酒精使用所致障碍，未特指的

6C41 大麻使用所致障碍

6C41.0 大麻有害性使用的单次发作

6C41.1 大麻有害性使用模式

6C41.10 大麻有害性使用模式，间断性

6C41.11 大麻有害性使用模式，持续性

6C41.1Z 大麻有害性使用模式，未特指的

6C41.2 大麻依赖

6C41.20 大麻依赖，目前使用

6C41.21 大麻依赖，早期完全缓解

6C41.22 大麻依赖，持续性部分缓解

6C41.23 大麻依赖，持续性完全缓解

6C41.2Z 大麻依赖，未特指的

6C41.3 大麻中毒

6C41.4 大麻戒断

6C41.5 大麻所致谵妄

6C41.6 大麻所致精神病性障碍

6C41.7 其他大麻所致障碍

6C41.70 大麻所致心境障碍

6C41.71 大麻所致焦虑障碍

6C41.Y 其他特指的大麻使用所致障碍

6C41.Z 大麻使用所致障碍，未特指的

6C42 合成大麻素使用所致障碍

6C42.0 合成大麻素单次有害性使用

6C42.1 合成大麻素有害性使用模式

6C42.10 合成大麻素有害性使用模式，间断性

6C42.11 合成大麻素有害性使用模式，持续性

6C42.1Y 其他特指的合成大麻素有害性使用模式

6C42.1Z 合成大麻素有害性使用模式，未特指的

6C42.2 合成大麻素依赖

6C42.20 合成大麻素依赖，目前使用

6C42.21 合成大麻素依赖，早期完全缓解

6C42.22 合成大麻素依赖，持续性部分缓解

6C42.23 合成大麻素依赖，持续性完全缓解

6C42.2Y 其他特指的合成大麻素依赖

6C42.2Z 合成大麻素依赖，未特指的

6C42.3 合成大麻素中毒

6C42.4 合成大麻素戒断

6C42.5 合成大麻素所致谵妄

6C42.6 合成大麻素所致精神病性障碍

6C42.7 其他合成大麻素所致障碍

6C42.70 合成大麻素所致心境障碍

6C42.71 合成大麻素所致焦虑障碍

6C43 阿片类物质使用所致障碍

6C43.0 阿片类物质单次有害性使用

6C43.1 阿片类物质有害性使用模式

6C43.10 阿片类物质有害性使用模式，间断性

6C43.11 阿片类物质有害性使用模式，持续性

6C43.1Z 阿片类物质有害性使用模式，未特指的

6C43.2 阿片类物质依赖

6C43.20 阿片类物质依赖，目前使用

6C43.21 阿片类物质依赖，早期完全缓解

6C43.22 阿片类物质依赖，持续部分缓解

6C43.23 阿片类物质依赖，持续完全缓解

6C43.2Z 阿片类物质依赖，未特指的

6C43.3 阿片类物质中毒

6C43.4 阿片类物质戒断

6C43.5 阿片类物质所致谵妄

6C43.6 阿片类物质所致精神病性障碍

6C43.7 其他阿片类物质所致障碍

6C43.70 阿片类物质所致心境障碍

6C43.71 阿片类物质所致焦虑障碍

6C43.Y 其他特指的阿片类物质使用所致障碍

6C43.Z 阿片类物质使用所致障碍，未特指的

6C44 镇静、催眠或抗焦虑药物使用所致障碍

6C44.0 镇静、催眠或抗焦虑药物单次有害性使用

6C44.1 镇静、催眠或抗焦虑药物有害性使用模式

6C44.10 镇静、催眠或抗焦虑药物有害性使用模式，间断性

6C44.11 镇静、催眠或抗焦虑药物有害性使用模式，持续性

6C44.1Z 镇静、催眠或抗焦虑药物有害性使用模式，未特指的

6C44.2 镇静、催眠或抗焦虑药物依赖

6C44.20 镇静、催眠或抗焦虑药物依赖，目前使用

6C44.21 镇静、催眠或抗焦虑药物依赖，早期完全缓解

6C44.22 镇静、催眠或抗焦虑药物依赖，持续性部分缓解

6C44.23 镇静、催眠或抗焦虑药物依赖，持续性完全缓解

6C44.2Z 镇静、催眠或抗焦虑药物依赖，未特指的

6C44.3 镇静、催眠或抗焦虑药物中毒

6C44.4 镇静、催眠或抗焦虑药物戒断

6C44.40 镇静、催眠或抗焦虑药物戒断，无并发症

6C44.41 镇静、催眠或抗焦虑药物戒断，伴知觉紊乱

6C44.42 镇静、催眠或抗焦虑药物戒断，伴抽搐

6C44.43 镇静、催眠或抗焦虑药物戒断，伴知觉紊乱及抽搐

6C44.4Z 镇静、催眠或抗焦虑药物戒断，未特指的

6C44.5 镇静、催眠或抗焦虑药物所致谵妄

6C44.6 镇静、催眠或抗焦虑药物所致精神病性障碍

6C44.7 其他镇静、催眠或抗焦虑药物所致障碍

6C44.70 镇静、催眠或抗焦虑药物所致心境障碍

6C44.71 镇静、催眠或抗焦虑药物所致焦虑障碍

6C44.Y 其他特指的镇静、催眠或抗焦虑药物使用所致障碍

6C44.Z 镇静、催眠或抗焦虑药物使用所致障碍，未特指的

6C45 可卡因使用所致障碍

6C45.0 可卡因单次有害性使用

6C45.1 可卡因有害性使用模式

6C45.10 可卡因有害性使用模式，间断性

6C45.11 可卡因有害性使用模式，持续性

6C45.1Z 可卡因有害性使用模式，未特指的

6C45.2 可卡因依赖

6C45.20 可卡因依赖，目前使用

6C45.21 可卡因依赖，早期完全缓解

6C45.22 可卡因依赖，持续性部分缓解

6C45.23 可卡因依赖，持续性完全缓解

6C45.2Z 可卡因依赖，未特指的

6C45.3 可卡因中毒

6C45.4 可卡因戒断

6C45.5 可卡因所致谵妄

6C45.6 可卡因所致精神病性障碍

6C45.60 可卡因所致精神病性障碍伴幻觉

6C45.61 可卡因所致精神病性障碍伴妄想

6C45.62 可卡因所致精神病性障碍伴混合性精神病性症状

6C45.6Z 可卡因所致精神病性障碍，未特指的

6C45.7 其他可卡因所致障碍

6C45.70 可卡因所致心境障碍

6C45.71 可卡因所致焦虑障碍

6C45.72 可卡因所致强迫或相关障碍

6C45.73 可卡因所致冲动控制障碍

6C45.Y 其他特指的可卡因使用所致障碍

6C45.Z 可卡因使用所致障碍，未特指的

6C46 兴奋剂（包括苯丙胺、甲基苯丙胺或甲卡西酮）使用所致障碍

6C46.0 兴奋剂（包括苯丙胺、甲基苯丙胺或甲卡西酮）单次有害性使用

6C46.1 兴奋剂（包括苯丙胺、甲基苯丙胺或甲卡西酮）有害性使用模式

6C46.10 兴奋剂（包括苯丙胺、甲基苯丙胺或甲卡西酮）有害性使用模式，间断性

6C46.11 兴奋剂（包括苯丙胺、甲基苯丙胺或甲卡西酮）有害性使用模式，持续性

6C46.1Z 兴奋剂（包括苯丙胺、甲基苯丙胺或甲卡西酮）有害性使用模式，未特指的

6C46.2 兴奋剂（包括苯丙胺、甲基苯丙胺或甲卡西酮）依赖

6C46.20 兴奋剂（包括苯丙胺、甲基苯丙胺或甲卡西酮）依赖，目前使用

6C46.21 兴奋剂（包括苯丙胺、甲基苯丙胺或甲卡西酮）依赖，早期完全缓解

6C46.22 兴奋剂（包括苯丙胺、甲基苯丙胺或甲卡西酮）依赖，持续性部分缓解

6C46.23 兴奋剂（包括苯丙胺、甲基苯丙胺或甲卡西酮）依赖，持续性完全缓解

6C46.2Z 兴奋剂（包括苯丙胺、甲基苯丙胺或甲卡西酮）依赖，未特指的

6C46.3 兴奋剂（包括苯丙胺、甲基苯丙胺或甲卡西酮）中毒

6C46.4 兴奋剂（包括苯丙胺、甲基苯丙胺或甲卡西酮）戒断

6C46.5 兴奋剂（包括苯丙胺、甲基苯丙胺或甲卡西酮）所致谵妄

6C46.6 兴奋剂（包括苯丙胺、甲基苯丙胺或甲卡西酮）所致精神病性障碍

6C46.60 兴奋剂（包括苯丙胺、甲基苯丙胺或甲卡西酮）所致精神病性障碍伴幻觉

6C46.61 兴奋剂（包括苯丙胺、甲基苯丙胺或甲卡西酮）所致精神病性障碍伴妄想

6C46.62 兴奋剂（包括苯丙胺，但不包括咖啡因或可卡因）所致精神病性障碍伴混合性精神病性症状

6C46.6Z 兴奋剂（包括苯丙胺，但不包括咖啡因或可卡因）所致精神病性障碍，未特指的

6C46.7 其他兴奋剂（包括苯丙胺、甲基苯丙胺或甲卡西酮）所致障碍

6C46.70 兴奋剂（包括苯丙胺、甲基苯丙胺或甲卡西酮）所致心境障碍

6C46.71 兴奋剂（包括苯丙胺、甲基苯丙胺或甲卡西酮）所致焦虑障碍

6C46.72 兴奋剂（包括苯丙胺、甲基苯丙胺或甲卡西酮）所致强迫或相关障碍

6C46.73 兴奋剂（包括苯丙胺、甲基苯丙胺或甲卡西酮）所致冲动控制障碍

6C46.Y 其他特指的兴奋剂（包括苯丙胺、甲基苯丙胺或甲卡西酮）使用所致障碍

6C46.Z 兴奋剂（包括苯丙胺、甲基苯丙胺或甲卡西酮）使用所致障碍，未特指的

6C47 合成卡西酮使用所致障碍

6C47.0 合成卡西酮单次有害性使用

6C47.1 合成卡西酮有害性使用模式

6C47.10 合成卡西酮有害性使用模式，间断性

6C47.11 合成卡西酮有害性使用模式，持续性

6C47.1Y 其他特指的合成卡西酮有害性使用模式

6C47.1Z 合成卡西酮有害性使用模式，未特指的

6C47.2 合成卡西酮依赖

6C47.20 合成卡西酮依赖，目前使用

6C47.21 合成卡西酮依赖，早期完全缓解

6C47.22 合成卡西酮依赖，持续性部分缓解

6C47.23 合成卡西酮依赖，持续性完全缓解

6C47.2Y 其他特指的合成卡西酮依赖

6C47.2Z 合成卡西酮依赖，未特指的

6C47.3 合成卡西酮中毒

6C47.4 合成卡西酮戒断

6C47.5 合成卡西酮所致谵妄

6C47.6 合成卡西酮所致精神病性障碍

6C47.60 合成卡西酮所致精神病性障碍伴幻觉

6C47.61 合成卡西酮所致精神病性障碍伴妄想

6C47.62 合成卡西酮所致精神病性障碍伴混合性精神病性症状

6C47.6Z 合成卡西酮所致精神病性障碍，未特指的

6C47.7 其他合成卡西酮所致障碍

6C47.70 合成卡西酮所致心境障碍

6C47.71 合成卡西酮所致焦虑障碍

6C47.72 合成卡西酮所致强迫或相关综合征

6C47.73 合成卡西酮所致冲动控制障碍

6C47.Y 其他特指的合成卡西酮使用所致障碍

6C47.Z 合成卡西酮使用所致障碍，未特指的

6C48 咖啡因使用所致障碍

6C48.0 咖啡因单次有害性使用

6C48.1 咖啡因有害性使用模式

6C48.10 咖啡因有害性使用模式，间断性

6C48.11 咖啡因有害性使用模式，持续性

6C48.1Z 咖啡因有害性使用模式，未特指的

6C48.2 咖啡因中毒

6C48.3 咖啡因戒断

6C48.4 咖啡因所致障碍

6C48.40 咖啡因所致焦虑障碍

6C48.Y 其他特指的咖啡因使用所致障碍

6C48.Z 咖啡因使用所致障碍，未特指的

6C49 致幻剂使用所致障碍

6C49.0 致幻剂单次有害性使用

6C49.1 致幻剂有害性使用模式

6C49.10 致幻剂有害性使用模式，间断性

6C49.11 致幻剂有害性使用模式，持续性

6C49.1Z 致幻剂有害性使用模式，未特指的

6C49.2 致幻剂依赖

6C49.20 致幻剂依赖，目前使用

6C49.21 致幻剂依赖，早期完全缓解

6C49.22 致幻剂依赖，持续性部分缓解

6C49.23 致幻剂依赖，持续性完全缓解

6C49.2Z 致幻剂依赖，未特指的

6C49.3 致幻剂中毒

6C49.4 致幻剂所致谵妄

6C49.5 致幻剂所致精神病性障碍

6C49.6 其他致幻剂所致障碍

6C49.60 致幻剂所致心境障碍

6C49.61 致幻剂所致焦虑障碍

6C49.Y 其他特指的致幻剂使用所致障碍

6C49.Z 致幻剂使用所致障碍，未特指的

6C4A 尼古丁使用所致障碍

6C4A.0 尼古丁单次有害性使用

6C4A.1 尼古丁有害性使用模式

6C4A.10 尼古丁有害性使用模式，间断性

6C4A.11 尼古丁有害性使用模式，持续性

6C4A.1Z 尼古丁有害性使用模式，未特指的

6C4A.2 尼古丁依赖

6C4A.20 尼古丁依赖，目前使用

6C4A.21 尼古丁依赖，早期完全缓解

6C4A.22 尼古丁依赖，持续性部分缓解

6C4A.23 尼古丁依赖，持续性完全缓解

6C4A.2Z 尼古丁依赖，未特指的

6C4A.3 尼古丁中毒

6C4A.4 尼古丁戒断

6C4A.Y 其他特指的尼古丁使用所致障碍

6C4A.Z 尼古丁使用所致障碍，未特指的

6C4B 挥发性吸入剂使用所致障碍

6C4B.0 挥发性吸入剂单次有害性使用

6C4B.1 挥发性吸入剂有害性使用模式模式

6C4B.10 挥发性吸入剂单次有害性使用模式，间断性

6C4B.11 挥发性吸入剂单次有害性使用模式，持续性

6C4B.1Z 挥发性吸入剂有害性使用模式模式，未特指的

6C4B.2 挥发性吸入剂依赖

6C4B.20 挥发性吸入剂依赖，目前使用

6C4B.21 挥发性吸入剂依赖，早期完全缓解

6C4B.22 挥发性吸入剂依赖，持续性部分缓解

6C4B.23 挥发性吸入剂依赖，持续性完全缓解

6C4B.2Z 挥发性吸入剂依赖，未特指的

6C4B.3 挥发性吸入剂中毒

6C4B.4 挥发性吸入剂戒断

6C4B.5 挥发性吸入剂所致谵妄

6C4B.6 挥发性吸入剂所致精神病性障碍

6C4B.7 其他挥发性吸入剂所致障碍

6C4B.70 挥发性吸入剂所致心境障碍

6C4B.71 挥发性吸入剂所致焦虑障碍

6C4B.Y 其他特指的挥发性吸入剂使用所致障碍

6C4B.Z 挥发性吸入剂使用所致障碍，未特指的

6C4C MDMA 或相关药物（包括 MDA）使用所致障碍

6C4C.0 MDMA 或相关药物（包括 MDA）单次有害性使用

6C4C.1 MDMA 或相关药物（包括 MDA）有害性使用模式

6C4C.10 MDMA 或相关药物（包括 MDA）有害性使用，间断性

6C4C.11 MDMA 或相关药物（包括 MDA）有害性使用，持续性

6C4C.1Z MDMA 或相关药物（包括 MDA）有害性使用模式，未特指的

6C4C.2 MDMA 或相关药物（包括 MDA）依赖

6C4C.20 MDMA 或相关药物（MDA）依赖，目前使用

6C4C.21 MDMA 或相关药物（包括 MDA）依赖，早期完全缓解

6C4C.22 MDMA 或相关药物（包括 MDA）依赖，持续部分缓解

6C4C.23 MDMA 或相关药物（包括 MDA）依赖，持续完全缓解

6C4C.2Z MDMA 或相关药物（包括 MDA）依赖，未特指的

6C4C.3 MDMA 或相关药物（包括 MDA）中毒

6C4C.4 MDMA 或相关药物（包括 MDA）戒断

6C4C.5 MDMA 或相关药物（包括 MDA）所致谵妄

6C4C.6 MDMA 或相关药物（包括 MDA）所致精神病性障碍

6C4C.7 其他 MDMA 或相关药物（包括 MDA）所致障碍

6C4C.70 MDMA 或相关药物（包括 MDA）所致心境障碍

续表

6C4C.71 MDMA 或相关药物所致焦虑障碍

6C4C.Y 其他特指的 MDMA 或相关药物（包括 MDA）使用所致障碍

6C4C.Z MDMA 或相关药物（包括 MDA）使用所致障碍，未特指的

6C4D 分离性药物（包括氯胺酮和苯环利定 [PCP]）使用所致障碍

6C4D.0 分离性药物（包括氯胺酮或 PCP）单次有害性使用

6C4D.1 分离性药物（包括氯胺酮或 PCP）有害性使用模式

6C4D.10 分离性药物（包括氯胺酮或 PCP）有害性使用模式，间断性

6C4D.11 分离性药物（包括氯胺酮或 PCP）有害性模式，持续性

6C4D.1Z 分离性药物（包括氯胺酮或 PCP）有害性模式，未特指的

6C4D.2 分离性药物（包括氯胺酮或 PCP）依赖

6C4D.20 分离性药物（包括氯胺酮或 PCP）依赖，目前使用

6C4D.21 分离性药物（包括氯胺酮或 PCP）依赖，早期完全缓解

6C4D.22 分离性药物（包括氯胺酮或 PCP）依赖，持续部分缓解

6C4D.23 分离性药物（包括氯胺酮或 PCP）依赖，持续完全缓解

6C4D.2Z 分离性药物（包括氯胺酮或 PCP）依赖，未特指的

6C4D.3 分离性药物（包括氯胺酮或 PCP）中毒

6C4D.4 分离性药物（包括氯胺酮或 PCP）所致谵妄

6C4D.5 分离性药物（包括氯胺酮或 PCP）所致精神病性障碍

6C4D.6 其他分离性药物（包括氯胺酮和苯环利定 [PCP]）所致障碍

6C4D.60 分离性药物（包括氯胺酮或 PCP）所致心境障碍

6C4D.61 分离性药物（包括氯胺酮或 PCP）所致焦虑障碍

6C4D.Y 其他特指的分离性药物（包括氯胺酮和苯环利定 [PCP]）使用所致障碍

6C4D.Z 分离性药物（包括氯胺酮和苯环利定 [PCP]）使用所致障碍，未特指的

6C4E 其他特定的精神活性物质（包括治疗药物）使用所致障碍

6C4E.0 其他特定的精神活性物质单次有害性使用

6C4E.1 其他特定的精神活性物质有害性使用模式

6C4E.10 其他特定的精神活性物质有害性使用模式，间断性

6C4E.11 其他特定的精神活性物质有害性使用模式，持续性

6C4E.1Z 其他特定的精神活性物质有害性使用模式，未特指的

6C4E.2 其他特指的精神活性物质依赖

6C4E.20 其他特指的精神活性物质依赖，目前使用

6C4E.21 其他特指的精神活性物质依赖，早期完全缓解

6C4E.22 其他特指的精神活性物质依赖，持续部分缓解

6C4E.23 其他特指的精神活性物质依赖，持续完全缓解

6C4E.2Z 其他特指的精神活性物质依赖，未特指的

6C4E.3 其他特指的精神活性物质中毒

6C4E.4 其他特指的精神活性物质戒断

6C4E.40 其他特指的精神活性物质戒断，无并发症

6C4E.41 其他特指的精神活性物质戒断，伴知觉紊乱

6C4E.42 其他特指的精神活性物质戒断，伴抽搐

6C4E.43 其他特指的精神活性物质戒断，伴知觉紊乱和抽搐

6C4E.4Z 其他特指的精神活性物质戒断，未特指的

6C4E.5 其他特定的精神活性物质（包括治疗药物）所致谵妄

6C4E.6 其他特定的精神活性物质所致精神病性障碍

6C4E.7 其他特指的精神活性物质所致障碍

6C4E.70 其他特定的精神活性物质所致心境障碍

6C4E.71 其他特定的精神活性物质所致焦虑障碍

6C4E.72 其他特定的精神活性物质所致强迫或相关障碍

6C4E.73 其他特定的精神活性物质所致冲动控制障碍

6C4E.Y 其他特定的精神活性物质（包括治疗药物）使用所致其他特指的障碍

6C4E.Z 其他特定的精神活性物质（包括治疗药物）使用所致障碍，未特指的

6C4F 多种特定的精神活性物质（包括治疗药物）使用所致障碍

6C4F.0 多种特定的精神活性物质单次有害性使用

6C4F.1 多种特定的精神活性物质有害性使用模式

6C4F.10 多种特定的精神活性物质有害性使用模式，间断性

6C4F.11 多种特定的精神活性物质有害性使用模式，持续性

6C4F.1Z 多种特定的精神活性物质有害性使用模式，未特指的

6C4F.2 多种特定的精神活性物质依赖

6C4F.20 多种特定的精神活性物质依赖，目前使用

6C4F.21 多种特定的精神活性物质依赖，早期完全缓解

6C4F.22 多种特定的精神活性物质依赖，持续部分缓解

6C4F.23 多种特定的精神活性物质依赖，持续完全缓解

6C4F.2Z 多种特定的精神活性物质依赖，未特指的

6C4F.3 多种特定的精神活性物质所致中毒

6C4F.4 多种特定的精神活性物质戒断

6C4F.40 多种特定的精神活性物质戒断，无并发症

6C4F.41 多种特定的精神活性物质戒断，伴知觉紊乱

6C4F.42 多种特定的精神活性物质戒断，伴抽搐

6C4F.43 多种特定的精神活性物质戒断，伴知觉紊乱和抽搐

6C4F.4Y 其他特指的多种特定的精神活性物质戒断

6C4F.4Z 多种特定的精神活性物质戒断，未特指的

6C4F.5 多种特定的精神活性物质（包括治疗药物）所致谵妄

6C4F.6 多种特定的精神活性物质所致精神病性障碍

6C4F.7 多种特定的精神活性物质所致其他障碍

6C4F.70 多种特定的精神活性物质所致心境障碍

6C4F.71 多种特定的精神活性物质所致焦虑障碍

6C4F.72 多种特定的精神活性物质所致强迫或相关障碍

6C4F.73 多种特定的精神活性物质所致冲动控制综合征

6C4F.Y 多种特定的精神活性物质（包括治疗药物）使用所致其他特指的障碍

6C4F.Z 多种特定的精神活性物质（包括治疗药物）使用所致障碍，未特指的

6C4G 未知或未特定精神活性物质使用所致障碍

6C4G.0 未知或未特定精神活性物质单次有害性使用

6C4G.1 未知或未特定精神活性物质有害性使用模式

6C4G.10 未知或未特定精神活性物质有害性使用模式，间断性

6C4G.11 未知或未特定精神活性物质有害性使用模式，持续性

6C4G.1Z 未知或未特定精神活性物质有害性使用模式，未特指的

6C4G.2 未知或未特定精神活性物质依赖

6C4G.20 未知或未特定精神活性物质依赖，目前使用

6C4G.21 未知或未特定精神活性物质依赖，早期完全缓解

6C4G.22 未知或未特定精神活性物质依赖，持续部分缓解

6C4G.23 未知或未特定精神活性物质依赖，持续完全缓解

6C4G.2Z 未知或未特定的精神活性物质依赖，物质和缓解期未特指

6C4G.3 未知或未特定精神活性物质所致中毒

6C4G.4 未知或未特定精神活性物质所致戒断

6C4G.40 未知或未特定精神活性物质所致戒断，无并发症

6C4G.41 未知或未特定精神活性物质所致戒断，伴知觉紊乱

6C4G.42 未知或未特定精神活性物质所致戒断，伴抽搐

6C4G.43 未知或未特定精神活性物质所致戒断，伴知觉紊乱和抽搐

6C4G.4Z 未知或未特定精神活性物质所致戒断，未特指的

6C4G.5 未知或未特定精神活性物质所致谵妄

6C4G.6 未知或未特定精神活性物质所致精神病性障碍

6C4G.7 其他未知或未特定精神活性物质所致障碍

6C4G.70 未知或未特定精神活性物质所致心境障碍

6C4G.71 未知或未特定精神活性物质所致焦虑障碍

6C4G.72 未知或未特定精神活性物质所致强迫或相关障碍

6C4G.73 未知或未特定精神活性物质所致冲动控制障碍

6C4G.Y 未知或未特定精神活性物质使用所致其他特指的障碍

6C4G.Z 未知或未特定精神活性物质使用所致障碍，未特指的

6C4H 非精神活性物质使用所致障碍

6C4H.0 非精神活性物质单次有害性使用

6C4H.1 非精神活性物质有害性使用模式

6C4H.10 非精神活性物质有害性使用模式，间断性

6C4H.11 非精神活性物质有害性使用模式，持续性

6C4H.1Z 非精神活性物质有害性使用模式，未特指的

6C4H.Y 其他特指的非精神活性物质使用所致障碍

6C4H.Z 非精神活性物质使用所致障碍，未特指的

6C4Y 其他特指的物质使用所致障碍

6C4Z 物质使用所致障碍，未特指的

L2-6C5 成瘾行为所致障碍

6C50 赌博障碍

6C50.0 赌博障碍，线下为主

6C50.1 赌博障碍，线上为主

续表

6C50.Z 赌博障碍，未特指的

6C51 游戏障碍

6C51.0 游戏障碍，线上为主

6C51.1 游戏障碍，线下为主

6C51.Z 游戏障碍，未特指的

6C5Y 其他特指的成瘾行为所致障碍

6C5Z 成瘾行为所致障碍，未特指的

L1-6C7 冲动控制障碍

6C70 纵火狂

6C71 偷窃狂

6C72 强迫性性行为障碍

6C73 间歇性暴怒障碍

6C7Y 其他特指的冲动控制障碍

6C7Z 冲动控制障碍，未特指的

L1-6C9 破坏性行为或社交紊乱型障碍

6C90 对立违抗障碍

6C90.0 对立违抗障碍，伴慢性易激惹 - 愤怒

6C90.00 亲社会情感受限的对立违抗障碍，伴慢性易激惹 - 愤怒

6C90.01 典型亲社会情感的对立违抗障碍，伴慢性易激惹 - 愤怒

6C90.0Z 对立违抗障碍，伴慢性易激惹 - 愤怒，未特指的

6C90.1 对立违抗障碍，不伴慢性易激惹 - 愤怒

6C90.10 亲社会情感受限的对立违抗障碍，不伴慢性易激惹 - 愤怒

6C90.11 典型亲社会情感的对立违抗障碍，不伴慢性易激惹 - 愤怒

6C90.1Z 对立违抗障碍，不伴慢性易激惹 - 愤怒，未特指的

6C90.Z 对立违抗障碍，未特指的

6C91 反社会品行障碍

6C91.0 反社会品行障碍，童年起病

6C91.00 亲社会情感受限的反社会品行障碍，童年起病

6C91.01 典型亲社会情感的对立违抗障碍，童年起病

6C91.0Z 反社会品行障碍，童年起病，未特指的

6C91.1 反社会品行障碍，成年起病

6C91.10 亲社会情感受限的反社会品行障碍，成年起病

6C91.11 典型亲社会情感的对立违抗障碍，成年起病

6C91.1Y 其他特指的反社会品行障碍，成年起病

6C91.Z 反社会品行障碍，未特指的

6C9Y 其他特指的破坏性行为或反社会型障碍

6C9Z 破坏性行为或反社会型障碍，未特指的

L1-6D1 人格障碍及相关人格特质

6D10 人格障碍

6D10.0 轻度人格障碍

6D10.1 中度人格障碍

6D10.2 重度人格障碍

6D10.Z 人格障碍，未特指严重程度

6D11 突出的人格特征或模式

6D11.0 人格障碍或人格困难中突出的负性情感特征

6D11.1 人格障碍或人格困难中突出的分离特征

6D11.2 人格障碍或人格困难中突出的社交紊乱特征

6D11.3 人格障碍或人格困难中突出的脱抑制特征

6D11.4 人格障碍或人格困难中突出的强迫性特征

6D11.5 边缘型模式

L1-6D3 性欲倒错障碍

6D30 露阴障碍

6D31 窥阴障碍

6D32 恋童障碍

6D33 强制性性施虐障碍

6D34 摩擦癖

6D35 涉及非自愿对象的其他性欲倒错障碍

6D36 涉及自身或自愿对象的性欲倒错障碍

6D3Z 性欲倒错障碍，未特指的

L1-6D5 做作性障碍

6D50 对自身的做作性障碍

6D51 对他人的做作性障碍

6D5Z 做作性障碍，未特指的

L1-6D7 神经认知障碍

6D70 谵妄

6D70.0 分类于他处的疾病所致谵妄

6D70.1 精神活性物质（包括治疗药物）所致谵妄

6D70.2 多种病因所致谵妄

6D70.3 未知或未特定的病因所致谵妄

6D71 轻度神经认知障碍

6D72 遗忘障碍

6D72.0 分类于他处的疾病所致遗忘障碍

6D72.1 精神活性物质（包括治疗药物）所致遗忘障碍

6D72.10 酒精使用所致遗忘障碍

6D72.11 镇静、催眠或抗焦虑药物使用所致遗忘障碍

6D72.12 其他特定的精神活性物质（包括治疗药物）使用所致遗忘障碍

6D72.13 挥发性吸入剂使用所致遗忘障碍

6D72.2 未知或未特定的病因所致遗忘障碍

6D72.Y 其他特指的遗忘障碍

6D72.Z 遗忘障碍，未特指的

L2-6D8 痴呆

6D80 阿尔茨海默病所致痴呆

6D80.0 早发性阿尔茨海默病所致痴呆

6D80.1 晚发性阿尔茨海默病所致痴呆

6D80.2 混合性阿尔茨海默病所致痴呆，伴脑血管病

6D80.3 混合性阿尔茨海默病所致痴呆，伴非脑血管病

6D80.Z 阿尔茨海默病所致痴呆，发病时间未知或未特指

6D81 血管性痴呆

6D82 路易体病所致痴呆

6D83 额颞痴呆

6D84 精神活性物质（包括治疗药物）所致痴呆

6D84.0 酒精使用所致痴呆

6D84.1 镇静、催眠或抗焦虑药物使用所致痴呆

6D84.2 挥发性吸入剂使用所致痴呆

6D84.Y 其他特定的精神活性物质所致痴呆

6D85 分类于他处的疾病所致痴呆

6D85.0 帕金森病所致痴呆

6D85.1 亨廷顿舞蹈病性痴呆

6D85.2 暴露于重金属或其他毒素所致痴呆

6D85.3 人类免疫缺陷病毒所致痴呆

6D85.4 多发性硬化所致痴呆

6D85.5 朊病毒病所致痴呆

6D85.6 正常压力脑积水所致痴呆

6D85.7 头部损伤所致痴呆

6D85.8 糙皮病所致痴呆

6D85.9 唐氏综合征所致痴呆

6D85.Y 其他特定分类在他处的疾病所致痴呆

6D86 痴呆中的精神或者行为紊乱

6D86.0 痴呆引起的精神病性症状

6D86.1 痴呆引起的心境症状

6D86.2 痴呆引起的焦虑症状

6D86.3 痴呆引起的情感淡漠

6D86.4 痴呆引起的激越或攻击性

6D86.5 痴呆引起的脱抑制

6D86.6 痴呆引起的漫游

6D86.Y 其他特指的痴呆引起的精神或者行为紊乱

6D86.Z 痴呆引起的精神或者行为紊乱，未特指的

6D8Z 痴呆，原因未知或未特指

6E0Y 其他特指的神经认知障碍

6E0Z 神经认知障碍，未特指的

L1-6E2 与妊娠、分娩和产褥期有关的精神或行为障碍

6E20 与妊娠、分娩和产褥期相关精神或行为障碍，不伴精神病性症状

6E20.0 产后抑郁 NOS

6E20.Y 其他特指的与妊娠、分娩和产褥期相关精神或行为障碍，不伴精神病性症状

6E20.Z 与妊娠、分娩和产褥期相关精神或行为障碍，不伴精神病性症状，未特指的

6E21 与妊娠、分娩或产褥期相关精神或行为障碍，伴精神病性症状

6E2Z 与妊娠、分娩和产褥期相关精神或行为障碍，未特指的

6E40 心理或行为因素影响分类于他处的疾患或疾病

6E40.0 影响分类于他处的障碍或疾病的精神障碍

6E40.1 影响分类于他处的障碍或疾病的心理症状

6E40.2 影响分类于他处的障碍或疾病的人格特征或应对方式

6E40.3 影响分类于他处的障碍或疾病的适应不良健康行为

6E40.4 影响分类于他处的障碍或疾病的应激相关生理反应

6E40.Y 其他特指的心理或行为因素影响分类于他处的疾患或疾病

6E40.Z 心理或行为因素影响分类于他处的疾患或疾病，未特指的

L1-6E6 与分类于他处的障碍或疾病相关的继发性精神或者行为综合征

6E60 继发性神经发育综合征

6E60.0 继发性言语或语言综合征

6E60.Y 其他特指的继发性神经发育综合征

6E60.Z 继发性神经发育综合征，未特指的

6E61 继发性精神病性综合征

6E61.0 继发性精神病性综合征，伴幻觉

6E61.1 继发性精神病性综合征，伴妄想

6E61.2 继发性精神病性综合征，伴幻觉和妄想

6E61.3 继发性精神病性综合征，伴未特指症状

6E62 继发性心境障碍

6E62.0 继发性心境综合征，伴抑郁症状

6E62.1 继发性心境综合征，伴躁狂症状

6E62.2 继发性心境综合征，伴混合性症状

6E62.3 继发性心境综合征，伴未特指症状

6E63 继发性焦虑综合征

6E64 继发性强迫性或相关综合征

6E65 继发性分离综合征

6E66 继发性冲动控制综合征

续表

6E67 继发性神经认知综合征

6E68 继发性人格改变

6E69 继发性紧张综合征

6E6Y 其他特指的继发性精神或行为综合征

6E6Z 继发性精神或行为综合征，未特指的

6E8Y 其他特指的精神、行为或神经发育障碍

6E8Z 精神、行为或神经发育障碍，未特指的

二、美国精神障碍诊断与统计手册

《精神障碍诊断与统计手册》（Diagnostic and Statistical Manual of Mental Disorders, DSM）由美国精神病学协会（American Psychiatric Association，APA）组织编写并定期更新。第 1 版（DSM-Ⅰ）、第 2 版（DSM-Ⅱ）和第 3 版（DSM-Ⅲ）分别于 1952 年、1968 年、1980 年出版发行。在诊断标准和分类框架方面，DSM-Ⅲ淡化了病因学诊断分类，诊断标准较前两版更符合临床实际的需要，提高了临床的可操作性。1994 年DSM-Ⅳ正式发表，其内容相对之前三个版本更加丰富，对于精神障碍诊断的相关标准也更加严谨。在这一版中，采用了多轴诊断原则。轴Ⅰ：包括认知障碍和精神分裂症病后抑郁等临床障碍，共分 15 大类障碍以及有可能被临床关注的其他问题；轴Ⅱ：包括人格障碍和精神发育迟滞的诊断分类；轴Ⅲ：包括一些有可能与精神障碍关联的一般医学情况；轴Ⅳ：包括有可能影响精神障碍诊断、治疗和判断预后的心理社会和环境问题；轴Ⅴ：对个体的功能进行整体评估，分值 1 ～ 100 分。DSM-Ⅳ出版后，也被我国学者所接受，其诊断标准也被大量用于临床实践和社区人群精神障碍流行病学的调查。

2013 年 5 月，DSM 第 5 版正式出版，这是 DSM-Ⅳ在应用 19 年后的第一次全面更新，而且版本编号采用阿拉伯数字。DSM-5 的编制于 1999 年启动，在大型学术机构和日常临床实践中进行了广泛深入研究。通过公众及专业人士以及专家的评审，APA于 2012 年 12 月批准通过了 DSM-5。相比 DSM-Ⅳ而言，DSM-5 取消了五轴诊断，新增了 15 种疾病，删除了 2 种，合并了 28 种，疾病总数为 22 类 157 种，且与即将推出的 ICD-11 诊断系统保持高度一致。这一版对精神障碍的诊断标准更加详细，强调了精神科的评估，并提供了全面的评估工具及体系，不仅适用于精神科医师，也适用于非精神科医师。DSM-5 推出后，在全球精神病学界产生了巨大的影响，被加拿大、英

国和澳大利亚等大多数欧美国家普遍采用。关于 DSM 的更多信息可参考其官方网址。DSM-5 和 DSM-Ⅳ中精神障碍的分类详见表 4-3、表 4-4。

表 4-3　DSM-Ⅳ和 DSM-5 中精神障碍的一级分类

序号	DSM-Ⅳ一级分类	DSM-5 一级分类
1	通常在婴儿、儿童或少年期首次诊断的障碍	神经发育障碍
2	谵妄、痴呆、遗忘障碍及其他认知障碍	精神分裂症谱系及其他精神病性障碍
3	未列入其他分类的躯体情况所致的精神障碍	双相及相关障碍
4	精神分裂症及其他精神病性障碍	抑郁障碍
5	心境障碍	焦虑障碍
6	焦虑障碍	强迫及相关障碍
7	躯体形式障碍	创伤和应激相关障碍
8	做作性障碍	分离障碍
9	分离性障碍	躯体症状及相关障碍
10	性及性别身份障碍	喂养与进食障碍
11	进食障碍	排泄障碍
12	睡眠障碍	睡眠 - 觉醒障碍
13	未列入其他分类的冲动控制障碍	性功能障碍
14	适应性障碍	性别焦虑症
15	人格障碍	分裂性冲动控制执行障碍
16	可能成为临床注意焦点的其他情况	物质相关和成瘾障碍
17		神经认知障碍
18		人格障碍
19		性欲倒错障碍
20		其他精神障碍
21		药物引起的运动障碍及其他的不良反应
22		可能引起重点临床关注的其他精神障碍

表 4-4 DSM-Ⅳ中精神障碍的一、二级分类

一级分类	二级分类
通常在婴儿、儿童或少年期首次诊断的障碍	精神发育迟滞
	学习障碍
	运动技巧障碍
	广泛发育障碍
	注意缺陷及破坏性行为障碍
	婴幼儿喂养和饮食障碍
	抽动障碍
	排泄障碍
	婴儿、童年或少年期其他障碍
谵妄、痴呆、遗忘障碍及其他认知障碍	谵妄
	痴呆
	遗忘障碍
	其他认知障碍
未列入其他分类的躯体情况所致的精神障碍	物质有关的障碍
	与酒有关的障碍
	与苯丙胺（或类苯丙胺）有关的障碍
	苯丙胺使用障碍
	与咖啡因有关的障碍
	与大麻有关的障碍
	与可卡因有关的障碍
	与致幻剂有关的障碍
	与吸入剂有关的障碍
	与尼古丁有关的障碍
	与鸦片有关的障碍
	与酚环啶（或类酚环啶）有关的障碍
	与镇静药、催眠药或抗焦虑药有关的障碍
	与多种物质有关的障碍
	与其他（或未明）物质有关的障碍
精神分裂症及其他精神病性障碍	精神分裂症
心境障碍	抑郁障碍
	双相障碍

续表

一级分类	二级分类
焦虑障碍	
躯体形式障碍	
做作性障碍	
分离性障碍	
性及性别身份障碍	性功能障碍
	性兴奋障碍
	性乐高潮障碍
	性疼痛障碍
	由于躯体情况所致的性功能失调
	性欲倒错
	性别身份障碍
进食障碍	
睡眠障碍	原发性睡眠障碍
	睡眠失调
	睡中异常
	与其他精神障碍有关的睡眠障碍
	其他睡眠障碍
未列入其他分类的冲动控制障碍	
适应性障碍	
人格障碍	
可能成为临床注意焦点的其他情况	一些躯体情况的心理因素
	药物引起的运动障碍
	药物引起的其他障碍
	关系问题
	与虐待或疏忽有关的问题
	可能成为临床注意焦点的附加情况

三、中国精神障碍分类与诊断标准

我国的精神障碍分类始于 1958 年，这一年召开的第一次全国精神病防治工作会议，将精神疾病划分为 14 类。在经过对 1979 年发表的《中国精神疾病分类方案》修订的基础上，1981 年正式公布了《中国精神障碍分类与诊断标准》（第 1 版）（China

Classification of Mental Disorders，first edition，CCMD-1），成为精神科医生使用的临床工作诊断标准。1989 年中华医学会神经精神科学分会公布了 CCMD-2 并获得国家卫生部科技成果三等奖。伴随着 ICD-10 和 DSM- Ⅳ的相继出版发行，我国学者对 CCMD-2 进行了重新修订又于 1995 年推出了修订版 CCMD-2R。随着精神医学的发展，为了使我国科研工作者的研究成果能够与国际接轨，中华医学会精神病学分会结合我国实际情况，对 24 种精神障碍（成人 17 种，少儿 7 种）的诊断和分类进行了新的修订和完善，在 2001 年推出了第 3 版（CCMD-3），广泛应用于精神病学的教学、培训、临床和科研工作。CCMD-3 的诊断分类尽量与 ICD-10 接近，同时吸收了 DSM- Ⅳ的一些优点，其10 个分类基本上与 ICD-10 内容相同，但是分类和编码基本仍然与 CCMD-2R 一致。表 4-5以阿尔茨海默病的诊断标准为例，展示了 CCMD-3 的样式，供读者参考。

表 4-5　CCMD-3 中阿尔茨海默（Alzheimer）病的诊断标准

编码：00	阿尔茨海默（Alzheimer）病
分类	（0）器质性精神障碍 （00）阿尔茨海默（Alzheimer）病
诊断标准	阿尔茨海默（Alzheimer）病是一组病因未明的原发性退行性脑变性疾病。多起病于老年期，潜隐起病，缓慢不可逆地进展（2 年或更长），以智能损害为主。病理改变主要为皮层弥漫性萎缩，沟回增宽，脑室扩大，神经元大量减少，并可见老年斑、神经元纤维缠结、颗粒性空泡小体等病变，胆碱乙酰化酶及乙酰胆碱含量显著减少。起病在65 岁以前者（老年前期），多有同病家族史，病变发展较快，颞叶及顶叶病变较显著，常有失语和失用 【症状标准】 （1）符合器质性精神障碍的诊断标准 （2）全面性智能损害 （3）无突然的卒中样发作，疾病早期无局灶性神经系统损害的体征 （4）无临床或特殊检查提示智能损害是由其他躯体或脑的疾病所致 （5）下列特征可支持诊断，但不是必备条件：①高级皮层功能受损，可有失语、失认或失用；②淡漠、缺乏主动性活动，或易激惹和社交行为失控；③晚期重症病例可能出现巴金森症状和癫痫发作；④躯体、神经系统，或实验室检查证明有脑萎缩 （6）尸解或神经病理学检查有助于确诊 【严重标准】日常生活和社会功能明显受损 【病程标准】起病缓慢，病情发展虽可暂停，但难以逆转 【排除标准】排除脑血管病等其他脑器质性病变所致智能损害、抑郁症等精神障碍所致的假性痴呆、精神发育迟滞，或老年人良性健忘症 【说明】阿尔茨海默病性痴呆可与血管性痴呆共存，如果脑血管病发作叠加于阿尔茨海默病的临床表现和病史之上，可引起智能损害症状的突然变化，这些病例应作双重诊断（和双重编码）。如血管性痴呆发生在阿尔茨海默病之前，根据临床表现也许无法作出阿尔茨海默病的诊断
ICD 编码：F00	

续表

编码：00.1	阿尔茨海默病，老年前期型
分类	（0）器质性精神障碍
	（00）阿尔茨海默（Alzheimer）病
诊断标准	（1）符合阿尔茨海默病的诊断标准，发病年龄小于65岁
	（2）有颞叶、顶叶，或额叶受损的证据，除记忆损害外，可较早产生失语（遗忘性或感觉性）、失写、失读、失算，或失用等症状
	（3）发病较急，呈进行性发展
	【说明】包括阿尔茨海默病2型，早老病所致精神障碍，阿尔茨海默型
ICD 编码：F00.0	
编码：00.2	阿尔茨海默病，老年型
分类：	（0）器质性精神障碍
	（00）阿尔茨海默（Alzheimer）病
诊断标准：	（1）符合阿尔茨海默病的诊断标准，发病在65岁以后
	（2）以记忆损害为主的全面智能损害
	（3）潜隐起病，呈非常缓慢的进行性发展
	【说明】老年型和老年前期型之间并无明确界线。老年前期型可发生于较高的年龄；反之，老年型偶尔也可发生在65岁以前
ICD 编码：F00.1	
编码：00.3	阿尔茨默病，非典型或混合型
分类：	（0）器质性精神障碍
	（00）阿尔茨海默（Alzheimer）病
诊断标准：	（1）符合阿尔茨海默病的诊断标准
	（2）临床表现不典型，如65岁以后起病却具有老年前期型临床特征或同时符合脑血管病所致痴呆的诊断标准，但又难以作出并列诊断者，可使用本编码
ICD 编码：F00.2	
编码：00.9	其他或待分类的阿尔茨海默病
分类：	（0）器质性精神障碍
	（00）阿尔茨海默（Alzheimer）病
诊断标准：	阿尔茨海默病无法确定为哪一型时用本编码
ICD 编码：F00.9	

　　CCMD-3分类系统是根据我国的传统分类标准，结合国情，兼顾病因学、病理学和症状学的分类，是一套具有中国特色的精神障碍诊断分类标准。例如器质性精神障碍、应激相关障碍中的某些疾病按病因病理学分类，功能性精神障碍等则按照症状学进行分类。一些在国际分类中没有出现的病种（如复发性躁狂症、神经症和癔症等）依然

保留在 CCMD-3 中，而一些出现在国际分类中的如与性发育和性取向有关的心理及行为障碍的某些亚型在 CCMD-3 中并没有列入。与 ICD-10 和 DSM-Ⅳ两个分类系统相比，CCMD-3 最主要的特色在于对疾病命名和诊断标准上简明扼要，篇幅最小，易学易记。CCMD-3 集中体现了我国精神病学的最新研究进展和诊断分类特色，曾经被广大精神病学领域医务工作者所接受并用于临床和科研工作，但是随着 ICD 和 DSM 的应用和推广，CCMD 不再继续更新。CCMD-3 精神障碍的一、二、三级分类见表 4-6。

表 4-6 CCMD-3 精神障碍的一、二、三级分类

一、二级分类	三级分类
0 器质性精神障碍	
00 阿尔茨海默病	00.1 阿尔茨海默病，老年前期型
	00.2 阿尔茨海默病，老年型
	00.3 阿尔茨海默病，非典型或混合型
	00.9 其他或待分类的阿尔茨海默病
01 脑血管病所致精神障碍	01.1 急性脑血管病所致精神障碍
	01.2 皮层性血管病所致精神障碍
	01.3 皮层下血管病所致精神障碍
	01.4 皮层和皮层下血管病所致精神障碍
	01.9 其他或待分类血管病所致精神障碍
02 其他脑部疾病所致精神障碍	02.1 脑变性病所致精神障碍
	02.2 颅内感染所致精神障碍
	02.3 脱髓鞘脑病所致精神障碍
	02.4 脑外伤所致精神障碍
	02.5 脑瘤所致精神障碍
	02.6 癫痫所致精神障碍
	02.9 以上未分类的其他脑部疾病所致精神障碍
03 躯体疾病所致精神障碍	03.1 躯体感染所致精神障碍
	03.2 内脏器官疾病所致精神障碍
	03.3 内分泌疾病所致精神障碍
	03.4 营养代谢疾病所致精神障碍
	03.5 结缔组织疾病所致精神障碍
	03.6 染色体异常所致精神障碍
	03.7 物理因素所致精神障碍
	03.9 以上未分类的其他躯体疾病所致精神障碍
09 其他或待分类器质性精神障碍	

续表

一、二级分类	三级分类
1 精神活性物质所致精神障碍或非成瘾物质所致精神障碍	
10 精神活性物质所致精神障碍	10.1 酒精所致精神障碍
	10.2 阿片类物质所致精神障碍
	10.3 大麻类物质所致精神障碍
	10.4 镇静催眠药或抗焦虑药所致精神障碍
	10.5 兴奋剂所致精神障碍
	10.6 致幻剂所致精神障碍
	10.7 烟草所致精神障碍
	10.8 挥发性溶剂所致精神障碍
	10.9 其他或待分类的精神活性物质所致精神障碍
11 非成瘾物质所致精神障碍	
	11.1 非成瘾药物所致精神障碍
	11.2 一氧化碳所致精神障碍
	11.3 有机化合物所致精神障碍
	11.4 重金属所致精神障碍
	11.5 食物所致精神障碍
	11.9 其他或待分类的非成瘾物质所致精神障碍
2 精神分裂症（分裂症）和其他精神病性障碍	
20 精神分裂症（分裂症）	20.1 偏执型分裂症
	20.2 青春型（瓦解型）分裂症
	20.3 紧张型分裂症
	20.4 单纯型分裂症
	20.5 未定型分裂症
	20.9 其他型或待分类的精神分裂症
21 偏执性精神障碍	
22 急性短暂性精神病	22.1 分裂样精神病
	22.2 旅途性精神病
	22.3 妄想阵发（急性妄想发作）
	22.9 其他或待分类的急性短暂性精神病
23 感应性精神病	
24 分裂情感性精神病	24.1 分裂情感性精神病，躁狂型
	24.2 分裂情感性精神病，抑郁型
	24.3 分裂情感性精神病，混合型
29 其他或待分类的精神病性障碍	29.1 周期性精神病

续表

一、二级分类	三级分类
3 心境障碍（情感性精神障碍）	
30 躁狂发作	30.1 轻性躁狂症（轻躁狂）
	30.2 无精神病性症状的躁狂症
	30.3 有精神病性症状的躁狂症
	30.4 复发性躁狂
	30.9 其他或待分类的躁狂
31 双相障碍	31.1 双相障碍，目前为轻躁狂
	31.2 双相障碍，目前为无精神病性症状的躁狂
	31.3 双相障碍，目前为有精神病性症状的躁狂
	31.4 双相障碍，目前为轻抑郁
	31.5 双相障碍，目前为无精神病性症状的抑郁
	31.6 双相障碍，目前为有精神病性症状的抑郁
	31.7 双相障碍，目前为混合性发作
	31.9 其他或待分类的双相障碍
32 抑郁发作	32.1 轻性抑郁症（轻抑郁）
	32.2 无精神病性症状的抑郁症
	32.3 有精神病性症状的抑郁症
	32.4 复发性抑郁症
	32.9 其他或待分类的抑郁症
33 持续性心境障碍	33.1 环性心境障碍
	33.2 恶劣心境
	33.9 其他或待分类的持续性心境障碍
4 癔症、应激相关障碍、神经症	
40 癔症	40.1 癔症性精神障碍
	40.2 癔症性躯体障碍
	40.3 混合性癔症躯体 - 精神障碍
	40.9 其他或待分类癔症
41 应激相关障碍	41.1 急性应激障碍
	41.2 创伤后应激障碍
	41.3 适应障碍
	41.9 其他或待分类的应激相关障碍
42 与文化相关的精神障碍	42.1 气功所致精神障碍
	42.2 巫术所致精神障碍

续表

一、二级分类	三级分类
	42.3 恐缩症
	42.9 其他或待分类的与文化相关的精神障碍
43 神经症	43.1 恐惧症（恐怖症）
	43.2 焦虑症
	43.3 强迫症
	43.4 躯体形式障碍
	43.5 神经衰弱
	43.9 其他或待分类的神经症
5 心理因素相关生理障碍	
50 进食障碍	50.1 神经性厌食
	50.2 神经性贪食
	50.3 神经性呕吐
	50.9 其他或待分类非器质性进食障碍
51 非器质性睡眠障碍	51.1 失眠症
	51.2 嗜睡症
	51.3 睡眠 - 觉醒节律障碍
	51.4 睡行症
	51.5 夜惊
	51.6 梦魇
	51.9 其他或待分类非器质性睡眠障碍
52 非器质性性功能障碍	52.1 性欲减退
	52.2 阳痿
	52.3 冷阴
	52.4 性乐高潮障碍
	52.5 早泄
	52.6 阴道痉挛
	52.7 性交疼痛
	52.9 其他或待分类性功能障碍
6 人格障碍、习惯和冲动控制障碍、性心理障碍	
60 人格障碍	60.1 偏执性人格障碍
	60.2 分裂样人格障碍
	60.3 反社会性人格障碍
	60.4 冲动性人格障碍（攻击性人格障碍）
	60.5 表演性（癔症性）人格障碍

续表

一、二级分类	三级分类
	60.6 强迫性人格障碍
	60.7 焦虑性人格障碍
	60.8 依赖性人格障碍
	60.9 其他或待分类的人格障碍
61 习惯与冲动控制障碍	61.1 病理性赌博
	61.2 病理性纵火
	61.3 病理性偷窃
	61.4 拔毛症（病理性拔毛发）
	61.9 其他或未特定的习惯和冲动障碍
62 性心理障碍（性变态）	62.1 性身份障碍
	62.2 性偏好障碍
	62.3 性指向障碍
	62.9 其他或待分类的性偏好障碍

7 精神发育迟滞与童年和少年期心理发育障碍

70 精神发育迟滞	70.1 轻度精神发育迟滞
	70.2 中度精神发育迟滞
	70.3 重度精神发育迟滞
	70.4 极重度精神发育迟滞
	70.9 其他或待分类的精神发育迟滞
71 言语和语言发育障碍	71.1 特定言语构音障碍
	71.2 表达性语言障碍
	71.3 感受性语言障碍
	71.4 伴发癫痫的获得性失语
	71.9 其他或待分类的言语和语言发育障碍
72 特定学校技能发育障碍	72.1 特定阅读障碍
	72.2 特定拼写障碍
	72.3 特定计算技能障碍
	72.4 混合性学习技能障碍
	72.9 其他或待分类的特定学习技能发育障碍
73 特定运动技能发育障碍	
74 混合性特定发育障碍	
75 广泛性发育障碍	75.1 儿童孤独症
	75.2 不典型孤独症
	75.3 Rett 综合征
	75.4 童年瓦解性精神障碍
	75.5 Asperger 综合征
	75.9 其他或待分类的广泛性发育障碍

续表

一、二级分类	三级分类
8 童年和少年期的多动障碍、品行障碍和情绪障碍	
80 多动障碍	80.1 注意缺陷与多动障碍（儿童多动症）
	80.2 多动症合并品行障碍
	80.9 其他或待分类的多动障碍
81 品行障碍	81.1 反社会性品行障碍
	81.2 对立违抗性障碍
	81.9 其他待分类的品行障碍
82 品行与情绪混合障碍	
83 特发于童年的情绪障碍	83.1 儿童分离性焦虑症
	83.2 儿童恐惧症（儿童恐怖症）
	83.3 儿童社交恐惧症
	83.9 其他或待分类的童年情绪障碍
	83.91 儿童广泛焦虑症
84 儿童社会功能障碍	84.1 选择性缄默症
	84.2 儿童反应性依恋障碍
	84.9 其他或待分类的儿童社会功能障碍
85 抽动障碍	85.1 短暂性抽动障碍（抽动症）
	85.2 慢性运动或发声抽动障碍
	85.3 Tourette 综合征（发声与多种运动联合抽动障碍）
	85.9 其他或待分类的抽动障碍
86 其他童年和少年期行为障碍	86.1 非器质性遗尿症
	86.2 非器质性遗粪症
	86.3 婴幼儿和童年喂食障碍
	86.4 婴幼儿和童年异食癖
	86.5 刻板性运动障碍
	86.6 口吃
89 其他或待分类的童年和少年期精神障碍	
9 其他精神障碍和心理卫生情况	
90 待分类的精神病性障碍	
91 待分类的非精神病性精神障碍	
92 其他心理卫生情况	92.1 无精神病
	92.2 诈病

续表

一、二级分类	三级分类
	92.3 自杀
	92.4 自伤
	92.5 病理性激情
	92.6 病理性半醒状态
	92.9 其他或待分类的心理卫生情况
99 待分类的其他精神障碍	

流行病学调查工具

一、复合性国际诊断交谈表

（一）复合性国际诊断交谈表简介

复合性国际诊断交谈表（CIDI）是 WHO 推出的一个完全定式化的精神障碍诊断工具，是目前国际公认的适用于非精神卫生专业人员使用的在普通人群中开展精神障碍流行病学调查的工具。CIDI 最初由美国的 Robins 等学者于 1986 年在诊断交谈表（DIS）和 WHO 的精神现状检查（Present State Examination，PSE）的基础上编制而成的高度定式化诊断工具，称为复合性国际诊断交谈检查 - 核心本（Composite International Diagnostic-Core Version，CIDI-C）。自 CIDI 初版发布以来，经过不同专业人员的修订，又相继推出了 CIDI-1.0 版、CIDI-2.1 版、CIDI-3.0 版和 CIDI-3.1 版。

使用 CIDI 开展调查，可以获得人群精神障碍的患病率及严重程度，评定精神障碍的社会负担，评估某地区人群卫生服务的利用情况，评估药物在治疗精神障碍中的作用、评估精神障碍患者目前的治疗情况等。作为 WHO 推荐的精神疾病流行病学调查专用工具之一，截至 2017 年，CIDI 的常用语言版本多达 26 种。

CIDI 有纸笔版访谈（paper and pencil interview，PAPI）和计算机辅助个人访谈（computer assisted personal interview，CAPI）两种形式，两者的内容完全一样。PAPI 是应用传统的纸质问卷和铅笔的方式进行调查。经过培训的调查员对受访者逐一询问问卷问题并记录以完成访谈；CAPI 是借助笔记本电脑，调查员从计算机屏幕上朗读问题，并直接将访谈对象的回答输入计算机。相较 PAPI 而言，CAPI 缩短了调查时间，调查和数据录入同时完成，降低了大样本流调的调查成本，提高了结果的准确性。黄悦勤教授课题组从卫生经济学角度，采用成本分析方法中的比较分析法，对 PAPI 和 CAPI 的最小成本进行了分析。成本分为固定成本和可变成本，使用 CIDI-3.0 的固定成本包括：①材料费，指从 CIDI 资源中心购买访谈工具 CAPI 或 PAPI 所需的费用；②专家咨询费，指调查过程中出现问题时，需要咨询专家以获得帮助所支付的费用；③数据分析费，CIDI 的诊断程序是以 SAS 软件为基础的，对收集到的数据进行分析而购买 SAS 软件授权许可，或者邀请专业数据分析公司代为分析数据所需的费用。可变成本包括：① Blaise 软件使用费，PAPI 的录入程序以及 CAPI 的访谈程序都是应用 Blaise 软件编写的，故需购买该软件使用的授权许可；②访谈培训费，招募调查员并对其进行培训；③访谈员和录入员劳务费；④设备购置费 / 折旧费，电子设备包括计算机、打印机和传真机，各类设备均有折旧；⑤设备维护费；⑥交通费；⑦其他费用，包括打印复印耗材费、问卷印刷费、办公用品费、礼品费、电脑耗电费以及通信费等。结果显示，在社区进行调查时，假定阳性访谈对象的比例是 20%，分别对样本量为 10 000 和 5000，总体调查时间为 1000 小时（6 个月）和 500 小时（3 个月）进行成本比较。以调查样本量为 5000，总体调查时间在 500 小时内为例，计算结果是：如果雇用 10 ~ 35 位访谈员进行调查，选择 CAPI 是最小成本方式；如果雇用的访谈员人数超过 49 人，则 PAPI 最节省成本。在综合医院进行调查时，假定阳性访谈对象的比例是 60%，分别对样本量为 1000，总体调查时间为 500 小时和 167 小时（1 个月）；以及样本量为 500，总体调查时间为 167 小时进行计算。那么，以样本量为 500，总体调查时间在 167 小时内为例，计算结果是：如果雇用 5 ~ 12 位访谈员进行调查，选择 CAPI 是最小成本方式；如果雇用 65 位以上的访谈员，则 PAPI 最节省成本。因此，无论调查规模的大小、总体调查时间的长短，只要雇佣相应数量的访谈员，选择 CAPI 都可以达到最节省成本的目的。PAPI 虽然也可以满足节省成本的条件，但是由于 CAPI 还具备了便捷、省时、精确、实时监控访谈质量等优势，而且随着计算机和信息技术的高速发展而成本逐渐降低，故而在总体调查时间许可的范围内，选择 CAPI 明显优于 PAPI。

　　CIDI 规定了检查范围、方法和顺序，甚至对询问的词句也一一规定，调查者必须按照条目询问受访者。CIDI 可以按照 DSM-Ⅳ 和 ICD-10 两套诊断分类标准做出精神障碍诊断。CIDI 按编制结构分为筛查和诊断两部分，各自发挥不同的功能，非常适合不同文化背景、不同地区用于流行病学调查使用。调查员在访谈时不需要做临床判断，只是如实记录受访者的回答和编码，经过 1 周培训的非专业人员或普通医生完全可以完成整个访谈。访谈时，调查员需携带 CIDI、受访者手册、参照卡、调查员手册及辅助资料（如知情同意书等）。使用 PAPI 访谈完成一份阳性问卷平均需要 3 小时，完成一份阴性问卷平均需要 1 小时；使用 PAPI 录入完成一份阳性问卷平均需要 0.5 小时，而录入完成一份阴性问卷则平均需要 0.25 小时。使用 CAPI 版则节省了人为进行题目跳转的时间，因此需要的时间较少。使用 CAPI 访谈完成一份阳性问卷平均需要 2 小时，而完成一份阴性问卷则平均需要 0.75 小时。

北京大学精神卫生研究所是 WHO-CIDI 顾问委员会授权的中国国内唯一的 CIDI 培训和资源中心（Training and Resource Center，TRC）。自 2003 年以来，中国 TRC 已经完成了 CIDI-3.0 CAPI 的引进，完成了对 CIDI-3.0 CAPI 汉化的翻译和校对，研发了适合中国国情的社区精神障碍调查工具 CAPI-DMD。在现场调查中，调查员使用笔记本电脑记录受访者的回答，访谈和数据录入一次完成，无须在现场调查工作结束后录入数据，可以通过诊断程序获得精神障碍诊断。截至 2012 年，应用 CIDI 作为调查工具开展的精神障碍流行病学调查已覆盖全国多个省市，例如江西省、广州市、深圳市、昆明市、大连市、北京市、上海市、西安市、赤峰市等，调查人数超过 5 万人。

黄悦勤教授等对 CIDI 中文版在临床和社区样本中进行的效度和信度的研究结果显示，CIDI 中文版具有较好的信效度。各类精神障碍重测信度 kappa 值在 0.737 ~ 1.0，其中精神分裂症和其他精神病性障碍为 1.0，心境障碍为 0.737，焦虑障碍为 0.765。效标效度评价中，研究者对 102 名精神障碍患者及 100 名非患者进行 CIDI-3.0 访谈，由接受统一培训的精神科副主任医师根据 DSM-Ⅳ 的定义和标准，采用金标准 SCID-Ⅰ 对所有对象进行临床评价。结果显示问卷筛查部分的灵敏度为 60.4% ~ 93.1%，特异度为 33.6% ~ 92.7%，阳性预测值为 60.1% ~ 95.1%，阴性预测值为 68.1% ~ 93.7%；问卷各病种诊断部分的特异度为 97.1% ~ 98.9%，灵敏度为 33.3% ~ 70.3%，阳性预测值为 66.7% ~ 95.7%，阴性预测值为 87.7% ~ 95.4%。结果显示 CIDI-3.0 中文版筛查部分具有高灵敏度，诊断部分具有高特异度，在国内可以作为精神障碍流行病学研究的筛查和诊断工具。

胡赤怡等的研究显示，400 名接受过 CIDI 访谈的受访者中，共有 322 例符合 DSM-Ⅳ 中的至少一项诊断标准。以 SCID 为诊断金标准，CIDI-3.1 对精神疾病诊断的总体灵敏度为 93.4%，特异度为 39.2%，假阴性率为 6.6%，假阳性率为 60.8%，总一致率为72.0%。CIDI-3.1中文版对整个精神疾病、心境障碍、焦虑障碍、精神病性障碍诊断的灵敏度分别为93.4%、77.8%、55.8%和50.0%，特异度分别为39.2%、76.0%、69.7%和96.0%。CIDI-3.1对心境障碍诊断效度由高到低分别为抑郁发作、躁狂发作、双相障碍；总一致率由高到低为双相障碍、躁狂发作、抑郁发作；灵敏度由高到低为抑郁发作、躁狂发作、双相障碍；特异度由高到低为双相障碍、躁狂发作、抑郁发作。CIDI-3.1对焦虑障碍诊断效度由高到低为社交恐怖症、广场恐怖症、广泛性焦虑障碍、特殊恐怖症、惊恐障碍、强迫症；总一致率由高到低为广场恐怖症、惊恐障碍、广泛性焦虑障碍、特殊恐怖症、社交恐怖症、强迫症；灵敏度由高到低为强迫症、广场恐怖症、社交恐怖症、惊恐障碍、特殊恐怖症、广泛性焦虑障碍；特异度由高到低为广泛性焦虑障碍、广场恐怖症、惊恐障碍、社交恐怖症、特殊恐怖症、强迫症。作者认为，CIDI-3.1对于确定整个精神疾病、心境障碍及焦虑障碍有较高的灵敏度，对于后两者及精神病性障碍有较好的特异度，可以作为精神疾病流行病学调查的较好工具。但应用时应注意社区人群中CIDI与SCID对于焦虑障碍和精神病性障碍的诊断一致性相对较差的问题。

CIDI包括疾病章节和非疾病章节两个部分。通过疾病章节的询问，配合计算机化的诊断程序，可以获得精神障碍的诊断或筛查结果。非疾病章节包含全面的社会人口学信息，卫生服务利用信息，残疾状况评估和各种精神障碍相关因素，如经济负担、婚姻经历、童年经历、受教育程度、服务利用、社会支持、家庭收入、工作情况、子女情况等。因此，通过CIDI收集的非疾病资料，不仅可描述社区人群精神障碍、精神残疾的分布特征，精神卫生服务利用情况，同时还可评价和分析这些因素与精神障碍、精神残疾发生有无关系及关联强度。

（二）在中国精神卫生调查中的应用

在中国精神卫生调查中，CIDI应用于第一阶段调查，目的是获得心境障碍、焦虑障碍、酒精药物使用障碍、间歇性暴发性障碍、进食障碍5类障碍的诊断结果，以及获得精神分裂症及其他精神病性障碍的筛查结果。

二、定式临床访谈诊断表

（一）DSM-Ⅳ轴Ⅰ障碍定式临床检查简介

DSM-Ⅳ轴Ⅰ障碍定式临床检查（SCID-Ⅰ）由美国精神病学协会在 1969 年出版，是为和 DSM-Ⅳ-TR 轴Ⅰ配套使用的临床半定式检查诊断工具。在不同国家不同人群的调查使用和评估后，SCID-Ⅰ被证明具有较好的信效度以及良好的适用性，被国际精神病学界所肯定。四川大学华西医院心理卫生中心刘协和教授团队在 1994 年将英文版 SCID 翻译并校订成中文版 SCID 出版，此后又对 1996 年的英文版使用指南做了大量的翻译工作。北京回龙观医院费立鹏教授团队对 2001 年英文版指南进行修改并增加了相应内容，中文版于 2009 年出版。DSM-Ⅳ-TR 轴Ⅰ障碍定式临床检查使用指南（研究版）的版权为美国纽约州立精神病学研究所生物测量研究室所有。SCID-Ⅰ的交谈和诊断范围主要为 18 岁以上成年人。诊断一次花费时间约 60 ~ 90 min，具体用时取决于病史的复杂性以及受访者叙述自己症状的能力。一般在 SCID 轴Ⅰ诊断完成后可进行轴Ⅱ诊断，也可间隔几天进行。

SCID-Ⅰ为精神病专科医生使用的半定式问卷，可以对 DSM-Ⅳ轴Ⅰ的大多数障碍，包括心境障碍、精神病性障碍、酒精药物使用障碍、焦虑障碍、躯体形式障碍、进食障碍、适应障碍等进行诊断。SCID-Ⅱ是 DSM-Ⅳ轴Ⅱ人格障碍的诊断问卷，10 种诊断见于 DSM-Ⅳ人格障碍部分，消极人格障碍和抑郁人格障碍放在附录 B 中。目前 SCID 是精神障碍诊断的金标准。

SCID 按用途分为临床版（SCID-CV）和科研版（SCID-RV）。临床版是专门为临床工作设计的一种标准化评价工具。它包含了临床上最常见的 DSM-Ⅳ诊断的评价，删除了科研版中大多数的亚型和特殊诊断。该版本设计有两个文本，一本可反复使用的手册和一种仅供一次性使用的表格式手册，使用者可在后一种文本上记录所有的评价和相关信息。临床版的主要用途有三种。第一，临床工作者对患者进行检查后，可用 SCID-CV 的有关部分加以证实并确定 SCID 的诊断。第二，SCID-CV 合用 SCID-Ⅰ，可对 DSM-Ⅳ轴Ⅰ和轴Ⅱ诊断做出系统评估。第三，SCID-CV 有助于提高精神卫生专业学生的晤谈技巧，通过反复使用 SCID-CV，学生就会熟悉 DSM-Ⅳ的诊断标准，在对患者进行检查时能够使用有效的指导性提问。

　　科研版多用于诊断或排除研究对象是否患有精神障碍。SCID 科研版有两种标准的版式，可对大多数轴 I 和轴 II 障碍做出诊断。SCID-I/P（患者版）是为确定患有精神病的患者设计的，它包括下列内容：SCID-I/P 总分表；SCID-I/P 整体回顾；A. 心境发作；B. 精神病及相关症状；C. 精神病性障碍；D. 心境障碍；E. 物质使用障碍；F. 焦虑障碍；G. 躯体形式障碍；H. 进食障碍；I. 适应障碍；J. 供选择的内容。SCID-I/NP（非患者版）是针对尚未确定研究对象是否患有精神病的研究设计的（如社区调查等）。SCID-I/NP 包括下列内容：SCID-I/NP 总分表；SCID-I/NP 整体回顾；A. 心境发作；B. 精神病性症状；C. 精神病性障碍；D. 心境障碍；E. 物质使用障碍；F. 焦虑障碍；G. 躯体形式障碍；H. 进食障碍；I. 适应障碍；J. 供选择的内容。详见表 4-7。

表 4-7　SCID-I 科研版诊断范畴

内容	分类
A. 心境发作	重性抑郁发作（现患／曾患）
	躁狂发作（现患／曾患）
	轻躁狂发作（现患／曾患）
	心境恶劣障碍（仅为现患）
	一般内科情况所致心境障碍
	物质所致心境障碍
B. 精神病性症状	妄想
	幻觉
	言语行为紊乱
	紧张行为
	阴性症状
C. 精神病性障碍	精神分裂症
	偏执型
	紧张型
	青春型（紊乱型）
	未分化型
	残留型
	精神分裂样障碍
	分裂情感障碍
	妄想障碍

内容	分类
	短暂性精神病性障碍
	一般内科情况所致精神病性障碍
	物质使用所致精神病性障碍
	其他精神病性障碍
D. 心境障碍	双相Ⅰ型障碍
	双相Ⅱ型障碍
	其他双相心境障碍（循环型，非典型）
	重性抑郁障碍
	未特定抑郁障碍
E. 物质使用障碍	酒精依赖
	酒精滥用
	安非他命依赖
	安非他命滥用
	大麻依赖
	大麻滥用
	致幻剂依赖
	致幻剂滥用
	阿片依赖
	阿片滥用
	苯环利定依赖
	苯环利定滥用
	镇静／催眠／抗焦虑药依赖
	镇静／催眠／抗焦虑药滥用
	多种物质依赖
	其他或未知的物质依赖
	其他或未知的物质滥用
F. 焦虑障碍	伴广场恐怖的惊恐障碍
	不伴广场恐怖的惊恐障碍
	无惊恐障碍病史的广场恐怖症
	社交恐怖症
	特殊恐怖症
	强迫障碍
	创伤后应激障碍

内容	分类
	广泛性焦虑障碍（仅为现患）
	一般内科情况所致焦虑障碍
	物质所致精神障碍
	未特定焦虑障碍
G. 躯体形式障碍	躯体化障碍（仅为现患）
	未分化型躯体形式障碍（仅为现患）
	疼痛障碍（仅为现患）
	疑病症（仅为现患）
	身体变形障碍
H. 进食障碍	神经性厌食
	神经性贪食
	暴食障碍（附录分类）
I. 适应障碍	适应障碍（仅为现患）
J. 供选择的内容	急性应激障碍
	轻度抑郁障碍（附录分类）
	焦虑抑郁混合障碍（附录分类）
	既往曾患重性抑郁/躁狂发作的详细症状

　　SCID 的使用者为熟悉 DSM-IV 分类和诊断标准的临床医生或受过训练的精神卫生专业人员。该量表既可用于精神病患者的诊断，也可用于在综合医院就诊的患者，或者是那些并不认为自己患有精神疾病的个体，如社区人群精神疾病的流行病学调查。SCID 的每一条标准均记录为"？"、1、2 或 3。其中：

　　"？"表示对已知障碍的某一条标准进行检查时未能获得足够的信息（例如在对既往重性抑郁发作时睡眠情况标准的评价时，如果受访者不能回忆重性抑郁发作时对睡眠的影响，则记录为"？"）。

　　1= 缺乏证据或阴性。缺乏证据是指不存在标准所描述的症状（例如没有明显的体重和食欲增减）。阴性是指依据诊断标准显示为明显阴性（例如重性抑郁发作所要求的2周中，受访者仅有 2～3 天感到抑郁）。

　　2= 亚标准状态。几乎达到诊断标准的要求，但是距离完全符合仍然具有一定的差距（例如与重性抑郁发作所要求的 2 周病程相比，个体有 10 天的时间感到抑郁，仅对某些活动不感兴趣，而不是标准所要求的"几乎所有活动"）。

　　3= 达到标准或确定存在。达到标准是指符合诊断标准（例如被检查者报告抑郁时间达2周）或超过标准（抑郁时间达数月）。确实存在是指确定存在诊断标准所描述的状态。

　　经过十几年的应用和改进，2016年美国精神医学出版社又出版了SCID-5。2021年3月北京大学出版社引进和出版了上海市精神卫生中心费立鹏教授等翻译的SCID-5的中文版，该中文版本更符合中国社会文化背景。全书分为两套，一套为《DSM-5障碍定式临床检查（临床版）访谈手册》和《DSM-5障碍定式临床检查（临床版）用户指南》，一套为《DSM-5障碍定式临床检查（研究版）访谈手册》和《DSM-5障碍定式临床检查（研究版）用户指南》。为了减少调查过程中的纸张耗费，制定有相应的记录单：《DSM-5障碍定式临床检查（临床版）记录单》和《DSM-5障碍定式临床检查（研究版）记录单》。SCID-5几乎涵盖了所有临床常见的DSM-5中的精神障碍种类：抑郁障碍、双相及相关障碍、精神分裂症及其他精神病性障碍、物质使用障碍、焦虑障碍（惊恐障碍、广场恐怖症、社交恐怖症、广泛性焦虑障碍）、强迫及相关障碍、睡眠-觉醒障碍、喂食及进食障碍、躯体症状及相关障碍、外化障碍和创伤及应激相关障碍等。详见表4-8和表4-9。

表4-8　SCID-5（临床版）诊断范畴和适用的时间范围

模块	内容	时间范围
A模块，心境发作和持续性抑郁障碍	重性抑郁发作	目前（最近1个月）和既往
	躁狂发作	目前（最近1个月）和既往
	轻躁狂发作	目前（最近1个月）和既往
	持续性抑郁障碍（恶劣心境）	目前（最近2年）
B模块，精神病性及相关症状	妄想	终身
	幻觉	终身
	言语紊乱	终身
	行为紊乱	终身
	紧张行为	终身
	阴性症状	终身
C模块，精神病性障碍的鉴别诊断	精神分裂症	目前（最近1个月）和既往
	精神分裂样障碍	目前（最近1个月）和既往

模块	内容	时间范围
	分裂情感性障碍	目前（最近1个月）和既往
	妄想障碍	目前（最近1个月）和既往
	短暂精神病性障碍	目前（最近1个月）和既往
	其他特定/未特定精神病性障碍	目前（最近1个月）和既往（缓解）
	由于其他躯体疾病所致的精神病性障碍	终身
	物质/药物所致的精神病性障碍	终身
D模块，心境障碍的鉴别诊断	双相Ⅰ型障碍	目前（最近1个月）和既往（缓解）
	双相Ⅱ型障碍	目前（最近1个月）和既往（缓解）
	其他特定/未特定双相障碍	目前（最近1个月）和既往（缓解）
	由于其他躯体疾病所致的双相及相关障碍	终身
	物质/药物所致的双相及相关障碍	终身
	重性抑郁障碍	目前（最近1个月）和既往（缓解）
	其他特定/未特定抑郁障碍	目前（最近1个月）和既往（缓解）
	由于其他躯体疾病所致的抑郁障碍	终身
	物质/药物所致的抑郁障碍	终身
E模块，物质使用障碍	酒精使用障碍	目前（最近12个月）
	镇静剂、催眠药或抗焦虑药使用障碍	目前（最近12个月）
	大麻使用障碍	目前（最近12个月）
	兴奋剂使用障碍	目前（最近12个月）
	阿片类物质使用障碍	目前（最近12个月）
	苯环利定及相关物质使用障碍	目前（最近12个月）
	其他致幻剂使用障碍	目前（最近12个月）
	吸入剂使用障碍	目前（最近12个月）
	其他（或未知）物质使用障碍	目前（最近12个月）
F模块，焦虑障碍	惊恐障碍	目前（最近1个月）和既往
	广场恐怖症	目前（最近6个月）
	社交恐怖症	目前（最近6个月）
	广泛性焦虑障碍	目前（最近6个月）
	由于其他躯体疾病所致的焦虑障碍	终身
	物质/药物所致的焦虑障碍	终身

续表

模块	内容	时间范围
G 模块，强迫症和创伤后应激障碍	强迫症	目前（最近 1 个月）
	由于其他躯体疾病所致的强迫及相关障碍	终身
	物质 / 药物所致的强迫及相关障碍	终身
	创伤后应激障碍	目前（最近 1 个月）和既往
H 模块，成人注意缺陷 / 多动障碍	注意缺陷 / 多动障碍	目前（最近 6 个月）
I 模块，扫描其他目前障碍	经前期烦躁障碍	注意：尽管扫描是针对这些目前障碍，但 SCD-5-CV 并没有提供它们的诊断标准
	特殊恐怖症	
	分离焦虑障碍	
	囤积障碍	
	躯体变形障碍	
	拔毛癖（拔毛障碍）	
	抓痕障碍（皮肤搔抓障碍）	
	失眠障碍	
	嗜睡障碍	
	神经性厌食	
	神经性贪食	
	暴食障碍	
	回避性 / 限制性摄食障碍	
	躯体症状障碍	
	疾病焦虑障碍	
	间歇性暴发性障碍	
	赌博障碍	
J 模块，适应障碍	适应障碍	目前（最近 6 个月）

表 4-9 SCID-5（研究版）诊断范畴

模块	内容
A 模块 心境发作，环性心境障碍，持续性抑郁障碍和经前期烦躁障碍	重性抑郁发作
	躁狂发作
	轻躁狂发作
	环性心境障碍
	持续性抑郁障碍（恶劣心境）
	经前期烦躁障碍
	由于其他躯体疾病所致的双相及相关障碍
	物质/药物所致的双相及相关障碍
	由于其他躯体疾病所致的抑郁障碍
	物质/药物所致的抑郁障碍
B 模块 精神病性及相关症状	妄想
	幻觉
	言语紊乱和行为紊乱
	紧张行为
	阴性症状
C 模块 精神病性障碍的鉴别诊断	精神分裂症
	精神分裂样障碍
	分裂情感性障碍
	妄想障碍
	短暂精神病性障碍
	由于其他躯体疾病所致的精神病性障碍
	物质/药物所致的精神病性障碍
	其他特定/未特定精神病性障碍
D 模块 心境障碍的鉴别诊断	双相Ⅰ型障碍
	双相Ⅱ型障碍
	其他特定/未特定双相及相关障碍
	重性抑郁障碍
	其他特定/未特定抑郁障碍
	由于其他躯体疾病所致的双相及相关障碍
	物质/药物所致的双相及相关障碍
	由于其他躯体疾病所致的抑郁障碍
	物质/药物所致的抑郁障碍

续表

模块	内容
E 模块 物质使用障碍	酒精使用障碍
	镇静剂、催眠药或抗焦虑药使用障碍
	大麻使用障碍
	兴奋剂使用障碍
	阿片类物质使用障碍
	吸入剂使用障碍
	苯环利定及相关物质使用障碍
	其他致幻剂使用障碍
	其他（或未知）物质使用障碍
F 模块 焦虑障碍	惊恐障碍
	广场恐怖症
	社交恐怖症
	特定恐怖症
	广泛性焦虑障碍
	分离焦虑障碍（可选）
	由于其他躯体疾病所致的焦虑障碍
	物质 / 药物所致的焦虑障碍
	其他特定 / 未特定焦虑障碍
G 模块 强迫及相关障碍	强迫症
	囤积障碍（可选）
	躯体变形障碍（可选）
	拔毛癖（可选）
	抓痕障碍（可选）
	其他特定 / 未特定强迫及相关障碍
	由于躯体疾病所致的强迫及相关障碍
	物质 / 药物所致的强迫及相关障碍
G 模块 睡眠 - 觉醒障碍（可选）	失眠障碍（可选）
	嗜睡障碍（可选）
	物质 / 药物所致的睡眠障碍（可选）
H 模块 喂食及进食障碍	神经性厌食
	神经性贪食
	暴食障碍

续表

模块	内容
	回避性／限制性摄食障碍（可选）
	其他特定／未特定喂食及进食障碍
J 模块 躯体症状及相关障碍（可选）	躯体症状障碍（可选）
	疾病焦虑障碍（可选）
K 模块 外化障碍	成人注意缺陷／多动障碍
	间歇性暴发性障碍（可选）
	赌博障碍（可选）
L 模块 创伤及应激相关障碍	急性应激障碍
	创伤后应激障碍
	适应障碍
	其他特定／未特定创伤及应激相关障碍

（二）在中国精神卫生调查中的应用

在中国精神卫生调查中，SCID-I 应用于第二阶段调查。根据研究需要，仅采用 SCID-I 的概述部分、心境发作（A 模块）、精神病性及相关症状（B 模块）、精神病性障碍鉴别（C 模块）以及心境障碍鉴别（D 模块），目的是获得精神分裂症及其他精神病性障碍以及物质躯体疾病所致精神病性障碍的诊断结果。

SCID 访谈样本抽样的过程是根据 CIDI 结果，抽取第一阶段调查精神分裂症及其他精神病性障碍全部筛查阳性样本和随机选取 4% 的阴性复查样本；根据 A1 问卷和 A2 问卷结果，抽取由于重度躯体疾病、可疑精神病性障碍或具有引起交流障碍的精神症状而拒绝接受访谈或访谈中断的样本，以及同比例的阴性复查随机样本；抽取全部因重病或住院、智力问题无法完成 CIDI 访谈的样本。

三、10/66痴呆诊断工具

（一）10/66痴呆诊断工具简介

10/66 痴呆诊断工具是 10/66 国际痴呆研究中所使用的调查工具，研究工具的跨文化可比性、效度评价以及相关研究结果已在《柳叶刀》等国际知名杂志发表，获得了国际阿尔茨海默病协会以及 WHO 的认可。在诊断老年期痴呆时，该套工具通过收集社区痴呆筛查表（Community Screening Interview for Dementia，CSID）以及老年精神状况量表（Geriatric Mental Status Examination，GMS）的相关信息，结合受访者教育程度，采用计算机化诊断程序获得老年期痴呆的诊断结果。此外，该工具中还包括了受访者生活照料以及医疗服务的相关信息。

社区痴呆筛查表（CSID）：CSID 为老年期痴呆的筛查工具，包括受访者认知功能测试以及知情人信息收集两个部分。CSID- 受访者问卷的内容包括检查受访者的瞬时记忆和延迟回忆的能力，以及理解力、定向力、语言能力和判断力等的多个认知功能的维度。CSID- 知情人问卷的内容为由受访者的知情人对受访者的记忆力、定向力、理解力以及日常生活活动状况进行评价。CSID- 知情人问卷共有 25 个条目，包括记忆力 - 认知因子（14 个条目）以及日常生活能力因子（11 个条目）。大部分条目按"否 =0 分、有时 =0.5 分、是 =1 分和不详 =9"评分，但是"吃饭""穿衣"及"上厕所"等条目按"没有任何困难 =0 分、稍微困难 =1 分、有些困难 =2 分、完全不能做 =3 分和不详（记为 9）"评分，如果日常生活能力受损是因为躯体残疾所致，则记为 0 分，即不认为测试对象在该条目上存在由于痴呆所致的生活能力受损。其中第 6、14 条目又包含两个子条目，需要分别计分。其中第 1、2、15 ~ 23 条目被认为是评估日常生活能力，记作日常生活能力因子，得分 0 ~ 18 分；第 3 ~ 14 条目记作记忆力 - 认知因子，得分 0 ~ 14 分。CSID- 知情人问卷总分 0 ~ 32 分。两个因子分及总分的分值越少，测试对象的认知、生活功能越好。访谈一名知情人需 5 ~ 10 分钟。黄悦勤教授团队在北京部分社区老年人中的试测结果显示，CSID- 知情人问卷作为痴呆筛查工具具有较好的信度和效度。记忆力 - 认知因子、日常生活能力因子和总分的 Spearman-Brown 分半信度分别为 0.85、0.79 和 0.85（均为 $P < 0.05$），两个因子分和总分之间以及两个因子的 Cronbach's α 系数均 > 0.8，说明条目间和因子间的相关性较好。以 6 分作为界值，对痴呆诊断的灵敏度和特异度达到 86.2%、93.2%。研究者认为，使用 CSID- 知情人问卷在社区人群痴呆筛查时具有以下特点：首先，问卷具有较高的灵敏度和特异度，能很好地区分痴呆和非痴呆；其次，问卷调查需要的时间较短，在 5 ~ 10 分钟；再次，通过询问知情人获得的信息较为客观，即配偶提供的信息能准确反映老人认知功能的变化，可减少测试对象本人由于认知功能缺陷带来的信息偏倚；最后，问卷可操作性强，不仅能评估测试对象的记忆和认知功能，同时还能评估其日常生活能力的变化，可以作为社区人群痴呆筛查的有效工具之一。

老年精神状况量表（GMS）：GMS 是由利物浦大学的 John Copeland 教授在 1976 年专为老年精神疾病的流行病学研究而设计开发的，并在 1986 年推出了计算机诊断系统（AGECAT）。GMS 为半定式量表，评估受试者 1 个月以内的情况，每个条目分为五级评分，无反向评分。10/66 研究中采用的是社区简版，其条目涵盖了社区常见的老年期精神病的重要症状，该版本目前应用最为广泛。

近 10 年来在中国、古巴、委内瑞拉、秘鲁、墨西哥、多米尼加、波多黎各等国家和地区共同开展了以人群为基础的 10/66 老年痴呆研究项目。北京大学第六医院承担的中国区项目应用该工具，已经完成了预试验、定性研究、患病率调查以及随访调查等一系列相关研究。

（二）在中国精神卫生调查中的应用

在中国精神卫生调查中，CSID- 受访者问卷应用于第一阶段调查，目的是结合受访者 WHODAS 得分和教育程度信息，获得老年期痴呆的筛查结果。而 CSID- 知情人问卷应用于第二阶段调查，目的是结合其他 10/66 痴呆诊断工具，获得老年期痴呆诊断。

GMS 应用于第二阶段调查，目的是结合其他 10/66 痴呆诊断工具，获得老年期痴呆诊断。

在第二阶段痴呆调查的同时，收集受访者的生活照料以及医疗服务信息等资料。

四、世界卫生组织残疾评定量表

（一）世界卫生组织残疾评定量表（WHODAS-2.0）简介

世界卫生组织残疾评定量表第 2 版（World Health Organization Disability Assessment Schedule 2.0，WHODAS-2.0）由 WHO 开发，内容以 WHO/NIH 关于残疾评定与分类的合作项目为框架。该量表经过全球多个国家和地区的测试应用，现今已成为大多数国家广泛使用的残疾评估的标准化评定工具。WHODAS-2.0 的制定基于《国际功能、残疾和健康分类》（*International Classification of Functioning，Disability and Health，ICF*）中

"活动和参与"章节的相关内容，用于全面评价不同类型残疾人的家庭及社会功能状况。该评定量表适用于不同文化背景下的所有成年群体，已被多个研究证实具有稳定的心理测量特性。2000 年 WHODAS-2.0 被引入中国，已在多个领域开展应用研究。

WHODAS-2.0 有 36 项目、12 项目和 12+24 项目等不同版本，但以 36 项目版本应用较多。36 项目版本对残疾的评分包括 6 项功能 36 个问题，即理解与交流（6 个问题）、活动性（5 个问题）、自我照料（4 个问题）、与他人相处（5 个问题）、与生活相关的各项活动（8 个问题）和社会参与（8 个问题），围绕因健康状况所遭遇的各种困难。健康状况是指受访者短期存在或是长久持续的疾病或其他健康问题、损伤、精神或情绪问题以及酒精（酒瘾）及药物（药瘾或毒瘾）问题，见表 4-10。调查时由受访者回顾最近 30 天内，通常状况下进行每一项活动时的困难程度。困难的程度分为无、轻度、中度、重度、极重度 / 无法完成五级。每一个问题按困难的轻重程度分别评为 1 ~ 5 分，即：无 =1 分，轻度 =2 分，中度 =3 分，重度 =4 分，极重度或无法完成 =5 分。同时该量表还能收集受访者的一般人口学和背景资料。完成一次访谈需要 15 ~ 20 分钟。详见表 4-10。

表 4-10　功能和残疾评定问卷（WHODAS-2.0）- 受访者版

C1 在过去 30 天里，您的注意力、记忆力、理解力或清晰思考的能力是否受到健康问题的影响？	是·······································1 否·······························5 跳至 C2
C101 您做事时集中注意力 10 分钟是否有困难？	有困难··················· 1 继续询问 无困难··············· 5 跳至 C102 C101a 您的困难程度是： 1 = 轻度 2 = 中度 3 = 严重 4 = 极重或无法完成
C102 记得做重要的事情是否有困难？	有困难··················· 1 继续询问 无困难··············· 5 跳至 C103 C102a 您的困难程度是： 1 = 轻度 2 = 中度 3 = 严重 4 = 极重或无法完成
C103 分析并找到日常生活问题的解决办法是否有困难？	有困难··················· 1 继续询问 无困难··············· 5 跳至 C104 C103a 您的困难程度是： 1 = 轻度 2 = 中度 3 = 严重 4 = 极重或无法完成
C104 学会完成新任务，如找到一个陌生的地点是否有困难？	有困难··················· 1 继续询问 无困难··············· 5 跳至 C105 C104a 您的困难程度是： 1 = 轻度 2 = 中度 3 = 严重 4 = 极重或无法完成

C105 大体理解别人说话的意思是否有困难?	有困难··················1继续询问
	无困难··················5跳至C106
	C105a 您的困难程度是:
	1＝轻度 2＝中度 3＝严重 4＝极重或无法完成
C106 开始和维持谈话是否有困难?	有困难··················1继续询问
	无困难··················5跳至C2
	C106a 您的困难程度是:
	1＝轻度 2＝中度 3＝严重 4＝极重或无法完成
C2 在过去30天里,您的身体运动功能,如长时间站立、在家中走动或出门活动是否受到健康问题的影响?	是··················1
	否··················5跳至C3
C201 长时间站立,如站立30分钟是否有困难?	有困难··················1继续询问
	无困难··················5跳至C202
	C201a 您的困难程度是:
	1＝轻度 2＝中度 3＝严重 4＝极重或无法完成
C202 从座位上站起来是否有困难?	有困难··················1继续询问
	无困难··················5跳至C203
	C202a 您的困难程度是:
	1＝轻度 2＝中度 3＝严重 4＝极重或无法完成
C203 在家中走动是否有困难?	有困难··················1继续询问
	无困难··················5跳至C204
	C203a 您的困难程度是:
	1＝轻度 2＝中度 3＝严重 4＝极重或无法完成
C204 出门活动是否有困难?	有困难··················1继续询问
	无困难··················5跳至C205
	C204a 您的困难程度是:
	1＝轻度 2＝中度 3＝严重 4＝极重或无法完成
C205 步行一段较长的距离,如1公里是否有困难?	有困难··················1继续询问
	无困难··················5跳至C3
	C205a 您的困难程度是:
	1＝轻度 2＝中度 3＝严重 4＝极重或无法完成
C3 在过去30天里,您照顾自己,如洗澡、穿衣服或吃东西是否受到健康问题的影响?	是··················1
	否··················5跳至C4

C301 擦洗全身是否有困难?	有困难……………………………… 1 继续询问
	无困难……………………………… 5 跳至 C302
	C301a 您的困难程度是:
	1＝轻度 2＝中度 3＝严重 4＝极重或无法完成
C302 穿衣服是否有困难?	有困难……………………………… 1 继续询问
	无困难……………………………… 5 跳至 C303
	C302a 您的困难程度是:
	1＝轻度 2＝中度 3＝严重 4＝极重或无法完成
C303 独自生活几日是否有困难?	有困难……………………………… 1 继续询问
	无困难……………………………… 5 跳至 C304
	C303a 您的困难程度是:
	1＝轻度 2＝中度 3＝严重 4＝极重或无法完成
C304 吃东西是否有困难?	有困难……………………………… 1 继续询问
	无困难……………………………… 5 跳至 C4
	C304a 您的困难程度是:
	1＝轻度 2＝中度 3＝严重 4＝极重或无法完成
C4 在过去 30 天里,您做家务是否受到健康问题的影响?	**是……………………………………1**
	否…………………………………5 跳至 C5
C401 做日常的家务是否有困难?	有困难……………………………… 1 继续询问
	无困难……………………………… 5 跳至 C402
	C401a 您的困难程度是:
	1＝轻度 2＝中度 3＝严重 4＝极重或无法完成
C402 做好最重要的家务是否有困难?	有困难……………………………… 1 继续询问
	无困难……………………………… 5 跳至 C403
	C402a 您的困难程度是:
	1＝轻度 2＝中度 3＝严重 4＝极重或无法完成
C403 完成全部需要您做的家务是否有困难?	有困难……………………………… 1 继续询问
	无困难……………………………… 5 跳至 C404
	C403a 您的困难程度是:
	1＝轻度 2＝中度 3＝严重 4＝极重或无法完成
C404 及时完成家务有困难吗?	有困难……………………………… 1 继续询问
	无困难……………………………… 5 跳至 C405
	C404a 您的困难程度是:
	1＝轻度 2＝中度 3＝严重 4＝极重或无法完成

续表

C405 您目前工作或上学吗?	有困难…………………………1 继续询问
	无困难…………………………5 跳至 C5
	C405a 您的困难程度是:
	1＝轻度 2＝中度 3＝严重 4＝极重或无法完成
C406 日常工作／上学有困难吗?	有困难…………………………1 继续询问
	无困难…………………………5 跳至 C407
	C406a 您的困难程度是:
	1＝轻度 2＝中度 3＝严重 4＝极重或无法完成
C407 做好最重要的工作／学习任务有困难吗?	有困难…………………………1 继续询问
	无困难…………………………5 跳至 C408
	C407a 您的困难程度是:
	1＝轻度 2＝中度 3＝严重 4＝极重或无法完成
C408 完成全部分内的工作有困难吗？	有困难…………………………1 继续询问
	无困难…………………………5 跳至 C409
	C408a 您的困难程度是:
	1＝轻度 2＝中度 3＝严重 4＝极重或无法完成
C409 及时完成工作／学习任务有困难吗?	有困难…………………………1 继续询问
	无困难…………………………5 跳至 C5
	C409a 您的困难程度是:
	1＝轻度 2＝中度 3＝严重 4＝极重或无法完成
C5 在过去 30 天里，您的社会活动、情感、尊严、时间、金钱、娱乐休闲等方面是否受到健康问题的影响?	是……………………………………1
	否……………………………………5 跳至 C6
C501 您像其他人一样参加社区活动，如节日庆典或宗教活动是否有困难?	有困难…………………………1 继续询问
	无困难…………………………5 跳至 C502
	C501a 您的困难程度是:
	1＝轻度 2＝中度 3＝严重 4＝极重或无法完成
C502 您周边设施缺陷是否给您造成困难?	有困难…………………………1 继续询问
	无困难…………………………5 跳至 C503
	C502a 您的困难程度是:
	1＝轻度 2＝中度 3＝严重 4＝极重或无法完成
C503 其他人的态度和做法是否给您有尊严的生活造成困难?	有困难…………………………1 继续询问
	无困难…………………………5 跳至 C504
	C503a 您的困难程度是:
	1＝轻度 2＝中度 3＝严重 4＝极重或无法完成

续表

C504 健康状况及其影响是否使您花费了时间？	有困难……………………………1 继续询问
	无困难……………………………5 跳至 C505
	C504a 您的困难程度是：
	1＝轻度 2＝中度 3＝严重 4＝极重或无法完成
C505 健康状况是否影响了您的情绪？	有困难……………………………1 继续询问
	无困难……………………………5 跳至 C506
	C505a 您的困难程度是：
	1＝轻度 2＝中度 3＝严重 4＝极重或无法完成
C506 健康问题是否给您和家人带来经济负担？	有困难……………………………1 继续询问
	无困难……………………………5 跳至 C507
	C506a 您的困难程度是：
	1＝轻度 2＝中度 3＝严重 4＝极重或无法完成
C507 您的健康问题是否给家人带来麻烦？	有困难……………………………1 继续询问
	无困难……………………………5 跳至 C508
	C507a 您的困难程度是：
	1＝轻度 2＝中度 3＝严重 4＝极重或无法完成
C508 您独自休闲娱乐是否有困难？	有困难……………………………1 继续询问
	无困难……………………………5 跳至 C6
	C508a 您的困难程度是：
	1＝轻度 2＝中度 3＝严重 4＝极重或无法完成
C6 在过去 30 天里，您与别人相处、维持社交往来，或参加社会活动是否有困难？	是…………………………………………1
	否…………………………………5（访谈结束）
C601 与不熟悉的人打交道是否有困难？	有困难……………………………1 继续询问
	无困难……………………………5 跳至 C602
	C601a 您的困难程度是：
	1＝轻度 2＝中度 3＝严重 4＝极重或无法完成
C602 维持友谊是否有困难？	有困难……………………………1 继续询问
	无困难……………………………5 跳至 C603
	C602a 您的困难程度是：
	1＝轻度 2＝中度 3＝严重 4＝极重或无法完成
C603 与关系密切的人相处是否有困难？	有困难……………………………1 继续询问
	无困难……………………………5 跳至 C604
	C603a 您的困难程度是：
	1＝轻度 2＝中度 3＝严重 4＝极重或无法完成

续表

C604 结交新朋友是否有困难？	有困难·····················1 继续询问
	无困难·····················5 跳至 C605
	C604a 您的困难程度是：
	1 ＝轻度 2 ＝中度 3 ＝严重 4 ＝极重或无法完成
C605 性生活是否有困难？	有困难·····················1 继续询问
	无困难·····················5（访谈结束）
	C605a 您的困难程度是：
	1 ＝轻度 2 ＝中度 3 ＝严重 4 ＝极重或无法完成

我国 2011 年 5 月 1 日实施的《残疾人残疾分类和分级》国家标准（GB/T26341—2010）中精神残疾的评估标准是：18 岁及以上的精神障碍患者残疾程度依据 WHODAS-2.0 评定分数和适应行为表现进行评估，18 岁以下人群主要根据适应行为表现进行评估。精神残疾分为四级，其分级标准如下。

一级残疾：WHODAS-2.0 得分≥ 116 分。适应行为极重度障碍；生活完全不能自理，忽视自己的生理、心理的基本要求。不与人交往，无法从事工作，不能学习新事物。需要环境提供全面、广泛的支持，生活长期、全部需他人监护。

二级残疾：WHODAS-2.0 得分 105 ～ 115 分。适应行为表现为重度障碍；生活大部分不能自理，基本不与人交往，只与照顾者简单交往，能理解照顾者的简单指令，有一定的学习能力。监护下能够从事简单劳动。可以表达自己的基本需求，偶尔被动参与社交活动；需要环境提供广泛的支持服务，大部分生活仍需他人照料。

三级残疾：WHODAS-2.0 得分 96 ～ 104 分。适应行为表现为中度障碍；生活上不能完全自理，可以与人进行简单交流，能表达自己的情感。能独立从事简单劳动，能学习新事物，但是学习能力明显比一般人差。被动参与社交活动，偶尔能够主动参与社交活动；需要环境提供经常性的和短时间的支持服务，部分生活需要由他人照料。

四级残疾：WHODAS-2.0 得分 52 ～ 95 分。适应行为表现为轻度障碍；生活上基本自理，但自理能力比一般人差，有时忽略个人卫生。能与人交往，能表达自己的情感，体会他人情感的能力较差，能从事一般性的工作，学习新事物的能力比一般人稍差；偶尔需要环境提供支持服务，一般情况下生活不需要由他人照料。

（二）在中国精神卫生调查中的应用

中国精神卫生调查根据 WHODAS-2.0 得分进行残疾评定，获得中国社区成年人群过去 12 个月精神障碍的残疾率、致残率以及残疾等级。残疾率和致残率的计算式如下：

$$精神障碍残疾率 = \frac{罹患精神障碍且达到残疾的患者人数}{调查人数} \times 100\%$$

$$精神障碍残疾率 = \frac{罹患精神障碍且达到残疾的患者人数}{调查人群中罹患精神障碍的人数} \times 100\%$$

五、信息收集补充问卷

（一）受访者无法访谈原因列表（简称A1问卷）

该问卷分为两个部分。第一部分为受访者自我报告无法参加的原因，第二部分为访谈员根据与受访者交流的情况自行填写，根据自我观察或知情人的报告，记录受访者是否有严重的躯体健康问题、明显的精神症状，或者影响沟通交流的其他心理行为异常表现。在中国精神卫生调查中，A1 问卷应用于第一阶段调查，目的是作为依据进行第二阶段调查样本的抽样。详见表 4-11。

表 4-11 受访者无法访谈原因列表（A1 问卷）

第一部分 访谈员询问受访者后判断

A0. 受访者拒绝接受调查的原因

A0.1 时间问题（例如：太忙、访问时间不合适）

1= 是   5= 否

A0.2 需要处理其他个人事务（例如：上班、上学）

1= 是   5= 否

A0.3 调查时间太长

1= 是   5= 否

A0.4 健康问题（例如：身体太差）

1= 是   5= 否

A0.5 消极态度（例如：认为调查浪费时间、从不做调查、没有兴趣）

1= 是   5= 否

A0.6 调查内容敏感，不愿回答

1= 是   5= 否

A0.7 担心个人隐私被泄露

1= 是   5= 否

A0.8 调查补助太少

1= 是   5= 否

A0.9 没有给出任何原因，直接拒绝

1= 是   5= 否

A0.10 其他原因

1= 是，（请注明）_____   5= 否

第二部分 访谈员自行判断，或者根据知情人报告进行判断

A1.1. 知情人反映，或者访谈员观察到受访者由于严重的躯体疾病，导致神情恍惚或口齿不清

1= 是，请记录躯体疾病诊断或描述具体表现：_____   5= 否

A1.2. 知情人反映受访者患有精神障碍、智力减退或低下，并且目前存在下述至少一种精神症状，如兴奋紊乱、回避与人接触、无法有效交谈、理解能力差或记忆力衰退，使受访者无法配合访谈

1= 是，请记录精神障碍诊断或描述具体表现：_____   5= 否

A1.3. 访谈员判断受访者是否有如下心理行为异常

A1.3.1 对问话不答或少答，或思维贫乏、空洞，或者混乱导致无法交谈

1= 是   5= 否

A1.3.2 兴奋躁动，言语行为紊乱

1= 是   5= 否

A1.3.3 对访谈员有敌意或攻击倾向，或敏感多疑，警惕性增高

1= 是   5= 否

A1.3.4 紧张不安，无法安静地坐下或集中注意力

1= 是   5= 否

A1.3.5 目前表现出孤僻或回避陌生人

1= 是   5= 否

（二）受访者中途退出原因列表（简称A2问卷）

该问卷与 A1 问卷类似，也分为两个部分。第一部分为受访者自我报告中途退出的原因，第二部分为访谈员根据与受访者交流的情况自行填写，根据自我观察或知情人的报告，判断受访者是否由于患有精神障碍而中途退出访谈。在中国精神卫生调查中，A2 问卷应用于第一阶段调查，目的是作为依据进行第二阶段调查样本的抽样。该问卷仅在受访者主动要求退出时才允许中断访谈。详见表 4-12。

表 4-12 受访者中途退出原因列表（A2 问卷）

第一部分 受访者自我报告的退出原因	
A2.1 时间问题（例如：太忙、访问时间不合适）	
1= 是	5= 否
A2.2 需要处理其他个人事务（例如：上班、上学）	
1= 是	5= 否
A2.3 调查时间太长	
1= 是	5= 否
A2.4 健康问题（例如：身体太差）	
1= 是	5= 否
A2.5 消极态度（例如：认为调查浪费时间、从不做调查、没有兴趣）	
1= 是	5= 否
A2.6 调查内容敏感，不愿回答	
1= 是	5= 否
A2.7 担心个人隐私被泄露	
1= 是	5= 否
A2.8 调查补助太少	
1= 是	5= 否
A2.9 没有给出任何原因，直接拒绝	
1= 是	5= 否
A2.10 其他原因	
1= 是，请具体说明＿＿＿＿＿＿＿	5= 否
第二部分 与精神心理健康相关的退出原因判断（访谈员观察）	
A2.11 受访者可能因患有精神障碍而中途退出访谈	
A2.11.1 智力和理解能力差，不理解访谈问题	
1= 是	5= 否
A2.11.2 与陌生人谈话感到严重的不自在或不舒服	
1= 是	5= 否
A2.11.3 紧张不安，无法安静地坐下或集中注意力	
1= 是	5= 否

续表

A2.11.4 敌视态度或攻击性言语行为

1= 是   5= 否

A2.11.5 敏感多疑、过分警觉使访谈无法进行

1= 是   5= 否

A2.11.6 受访者兴奋话多或问话不答，使访谈无法进行

1= 是   5= 否

第三部分　其他不可理解的原因（访谈员观察）

A2.11.7 其他不可理解的原因，导致访谈无法进行

1= 是，请具体描述：＿＿＿＿＿＿＿　5= 否

（三）精神科访谈补充问卷

该问卷的条目来自 CIDI。用于由于身体原因无法接受 CIDI 访谈，以及因重性精神问题拒绝或中断 CIDI 访谈的受访者一般资料、服务、伤残程度等信息的补充。对于 55 岁及以上的受访者，该部分问卷还包括了 CSID- 受访者问卷的内容。在本研究中，精神科访谈补充问卷应用于第二阶段调查，目的是补充第一阶段调查缺失的重要数据。

六、精神现状检查

精神现状检查（Present State Examination，PSE）由英国精神病学家 JK Wing、JE Cooper 等编制而成，是一种半定式、标准化的检查工具，可以提高精神障碍的标准化诊断和分类，主要用于功能性精神障碍的诊断，而不适用于器质性精神障碍。1974 年 PSE-9 和其基于 ICD-9 的计算机软件诊断系统（CATEGO-4）问世，进一步提高了精神障碍诊断分类的标准化，使分析结果得到简化，很快被世界上多个国家所接受和使用。中国于 20 世纪 80 年代初引入 PSE-9 并翻译为中文版，在 1982 年和 1993 年的两次全国精神障碍流行病学调查中都采用了该版本作为调查工具，因此其调查结果被国际同行所认可。但 PSE 也存在一些缺点，评定时间短（仅限 1 个月内）、不能获得患者的病史资料、不能反映病程情况，影响了诊断的准确性和可靠性。

七、神经精神病学临床评定量表

神经精神病学临床评定量表（Schedule for Clinical Assessment in Neuropsychiatry，SCAN），是由 WHO 联合美国酒精物质滥用精神卫生管理委员会于 1983 年在 PSE-10 的基础上共同编制而成的半定式诊断工具，是 WHO 推荐的供精神科医师与 ICD-10 配套使用的诊断量表。在 1992 年推出了第 2 版，之后经过多次修订，于 1999 年推出了 SCAN 2.1 版。北京大学精神卫生研究所为 WHO 指定的 SCAN 培训和文献中心之一，对于 SCAN 2.1 版本及相关培训资料有共享权。SCAN 2.1 版包括三部分内容：①文本部分。包括 PSE-10、条目组核对清单、临床病史表。②鉴别定义的词汇表，主要介绍 SCAN 系统的使用方法及 SCAN 条目的鉴别定义。③计算机软件诊断程序 CATEGO，用于输出现状条目清单和 ICD-10 诊断分类等。

北京大学精神卫生研究所董问天主任医师团队对 SCAN 2.1 中文版的信效度进行了评价。研究者选取门诊及住院的各类精神障碍患者 100 例，按年龄、性别、教育程度匹配正常对照 100 例。200 例研究对象先由精神科医师按 ICD-10 做出临床诊断（金标准），然后 6 名研究者按 SCAN 2.1 对这 200 例研究对象再次进行访谈，两次诊断结果进行比较以评估中文版 SCAN 2.1 的信效度。结果显示，SCAN 2.1 中文版研究人员之间信度和重测信度 kappa 值分别为 0.76 和 0.74。效标效度的 kappa 值为 0.95。所有入组者的灵敏度和特异度分别为 95.0% 和 100%，阳性预测值 100%，阴性预测值为 95.2%。对精神分裂症诊断的灵敏度、特异度分别为 88.5% 和 100%，阳性预测值和阴性预测值分别为 100% 和 98.9%；对心境障碍的灵敏度、特异度、阳性预测值、阴性预测值均为 100%；对神经症、应激相关及躯体形式障碍病种的灵敏度、特异度分别为 92.3% 和 100%，阳性预测值和阴性预测值分别为 100% 和 98.9%。研究者认为，SCAN 2.1 具有较高的信度和效度，可在国内临床中应用，但是专业人员在应用前需经过系统培训。目前，WHO、欧美、中国等专家正在致力于更新 SCAN。

八、简明国际神经精神障碍交谈检查表

简明国际神经精神障碍交谈检查表（Mini International Neuropsychiatry Interview，MINI）是由 Sheehan 和 Lecrubier 教授设计的一个简短结构式诊断访谈问卷，具有标准

化和用时短的特点，其内容与 DSM-Ⅳ轴 Ⅰ 和 ICD-10 中的精神障碍的诊断分类标准相配套。与 CIDI 和 SCID 比较，MINI 条目明确具体，可在短时间内（约 15 分钟）完成标准化检查，主要用于检出患者存在的 DSM-Ⅳ轴 Ⅰ 涵盖的症状。普通 MINI 问卷涵盖了 19 种精神障碍，包含：A 重性抑郁障碍；B 恶劣心境；C 自杀倾向；D 躁狂状态；E 惊恐障碍；F 广场恐怖症；G 社交恐怖症；H 强迫症；I 节创伤后应激障碍；J 酒精滥用和依赖；K 药物滥用和依赖（非酒精）；L 精神病性障碍和伴有精神病性症状的心境障碍；M 神经性厌食；N 神经性贪食；O 广泛性焦虑障碍；P 反社会性人格障碍。MINI 问卷条目的作答均为否或是，每个模块以筛查性问题开始，如果阳性则继续做该模块的其他问题，阴性者则跳转到下一模块。问卷中普通宋体的句子应该准确地读给患者听，以使诊断的评估过程标准化。每个模块的开始（除了精神病性障碍题组）在黑框阴影中列出了与疾病的主要症状标准相对应的筛查问题，末尾附有诊断框，医生需在诊断框中标记患者是否符合该项诊断标准。斜体的句子不需要读给患者听，这是给检查者的指导语，帮助检查者在诊断过程中评分。黑体的句子显示调查的时间范围，检查者应尽可能多读几次，只有发生在被调查时间范围内的症状才应在评分时考虑。括号内下划线的句子是该症状的临床举例，有助于进一步解释问题，可以读给患者听。以下列举了简明国际神经精神障碍交谈检查表中文版中抑郁、心境恶劣和自杀的调查问卷，供读者参考。

A. 抑郁发作（MAJOR DEPRESSIVE EPISODE）

A1 最近 2 周内，你是否在几乎每天的大部分时间感到心情压抑或情绪低落？

否　是

A2 最近 2 周内，对于平日你所喜欢的事情，你是否失去了兴趣或愉快感？

否　是

A1 或 A2 编码"是"吗？

否　是

A3 最近 2 周内，当你感到抑郁和 / 或丧失兴趣时：

a. 你是否几乎每天都有食欲减退或者增加？或者尽管你没有节食，但是体重（体质量）下降或体重增加？（如：体重变化超过 5%，如果一个体重为 70 kg 的人，在一个月时间内体重变化超过 ±3.5 kg），如果任一个问题回答"是"，编码"是"。

b. 你几乎每晚都有睡眠困难吗？（入睡困难、夜间易醒、早醒或睡眠过多）你是否每天说话或动作明显比过去缓慢，或者感到烦躁、坐卧不安、难以静坐？

c. 你是否几乎每天都觉得疲倦或者精力减退吗？

d. 你是否几乎每天都有无价值感或者不切实际的罪恶感？你是否几乎每天都难以集中注意力或犹豫不决，很难做决定？

e. 你是否反复想要伤害自己、自杀或者希望自己死去？

有三项或三项以上回答编码"是"吗？   否　是

或者

如果 A1 或 A2 编码"否"，A3 有四项以上回答编码"是"吗？

> 否　是
> 抑郁发作
> 现患

如果患者目前符合抑郁症的标准：

A4　a. 在你的一生中，是否还有过一段时间，超过 2 周以上，你感到心情压抑或情绪低落，或者对大多数事情丧失兴趣，同时还出现了很多我们上面谈到的其他问题？

b. 你最后一次抑郁发作和本次抑郁发作之间，是否有超过 2 个月的时间，你并不感觉抑郁或丧失兴趣？

> 否　是
> 抑郁发作
> 复发

[如果患者抑郁症编码阳性（A3＝"是"），请继续询问下面的问题]

A'抑郁发作伴忧郁特征（备选）

A5 a.A2 编码"是"吗？   否　是

b. 在这次抑郁发作最严重的时候，你是否对于你平日喜欢的事情、让你感到很愉快否是的事情，都没有任何反应？如果"否"：如果发生一些好事情，仍然无法让你高兴起来吗？甚至是短暂的高兴？

A5a 或 A5b 中有一项编码"是"吗？   否　是

A6 最近 2 周内，当你感到抑郁和（或）丧失兴趣时：

a. 是否你的抑郁感觉和居丧反应不同？居丧反应是当亲人去世时

出现的那种悲伤感觉。

　　b. 你是否几乎每天都感觉到早上更重？

　　c. 你是否几乎每天早上都比平时早醒 2 小时，并且无法再入睡？

　　d. A3a 编码"是"吗？

　　e. A3c 编码"是"吗？

　　f. 你是否感觉有过分的、不切实际的罪恶感？

　　A6 有 3 项或以上回答编码"是"吗？

否　是
抑郁发作
伴忧郁特征
复发

B．心境恶劣（DYSTHYMIA）

　　如果患者目前的症状符合抑郁症的诊断标准，则跳过此题组。

B1 最近 2 年内，你是否大部分时间都感到悲伤、情绪低落或心情压抑？

否　是

　　B2 在你感觉到悲伤的这段时间内，是否曾出现过持续 2 个月或更长时间，你感到心情不错？　　　　　　　　　　　　　　否　是

　　B3 在你感觉悲伤的这段时间内，是否在大部分时间内：

　　a. 你的食欲有明显改变？

　　b. 你是否有入睡困难或睡眠过多？

　　c. 你是否感到疲倦或缺乏精力？

　　d. 你是否觉得失去了自信？

　　e. 你是否很难集中注意力或者犹豫不决，很难作决定？

　　f. 你是否感觉人生没有希望？

　　B3 有两项或以上回答编码"是"吗？　　　　　　　　否　是

　　B4 这些抑郁症状让你感到非常苦恼或者妨害了你的社会、职业功能，或者影响了你其他的重要功能吗？　　　　　　　否　是

　　B4 编码"是"吗？

否　是
心境恶劣
现患

C. 自杀（SUICIDALITY）

在最近 1 个月内： 评分

    C1 你是否觉得死了会更好或者希望自己已经死了？ 否 是 1

    C2 你是否想要伤害自己？ 否 是 2

    C3 你是否想到自杀？ 否 是 6

    C4 你是否有自杀计划？ 否 是 10

    C5 你是否有过自杀未遂的情况？ 否 是 10

在你一生中：

    C6 你曾经有过自杀未遂的情况吗？ 否 是 4

    上述至少有一项编码"是"吗？

如果是，请对 C1 ～ C6 中评为"是"的项目，按其右侧的评分标准赋分，然后对评分进行合计，根据合计得分，（按下面标准）评定自杀风险等级。

> 否 是
>
> 自杀风险
>
> 现患
>
> 低风险   1 ～ 5 分
>
> 中风险   6 ～ 9 分
>
> 高风险   ≥ 10 分

北京大学精神卫生研究所司天梅教授团队经原作者同意后，将 MINI 翻译成中文版并以 SCID-P 作为"金标准"，针对抑郁障碍、精神分裂症、物质依赖、焦虑障碍 4 类疾病进行了问卷信效度评价。研究者纳入了 161 例门诊和住院的患者，其中 152 例患者分别进行 MINI 中文版和 SCID-P 访谈，MINI 评估后的 7 ～ 14 天内由另一名研究者对所有 152 例患者进行第二次 MINI 检查，以评价 MINI 的重测一致性；另 9 例患者进行研究者一致性及重测信度检查。结果显示，MINI 和 SCID-P 的诊断有非常高的一致性，效标效度的 Kappa 值在 0.764 ～ 0.880。抑郁障碍、焦虑障碍、精神分裂症、物质依赖的灵敏度分别为 92.2%、91.2%、91.2% 和 100%；特异度分别为 86.0%、96.3%、96.4% 和 85.7%；阳性预测值分别为 84.3%、70.3%、100% 和 95.4%。4 类精神障碍的评定者信度的 Kappa 值皆为 1.00。焦虑障碍的重测信度为 0.9，抑郁障碍的重测信度为 0.98，物质依赖及精神分裂症的重测信度均为 1。7 ～ 14 天后的第二次 MINI 检查，与第一次诊断结果的 Kappa 值在 0.861 ～ 1.00，两次结果相对稳定。MINI 检查所需时间（23.3±11.6 min）短于 SCID-P 检查所需时间（103.7±30.3 min）。研究者认为，在精神科就诊的患者中，MINI 中文版具有较好的信度和效度，使用简便、耗时短，值得在我国临床实践中推广。

（王 波 闫永平）

参考文献

[1] 张明园，何燕玲．精神科评定量表手册［M］．长沙：湖南科学技术出版社，2015：37-45.

[2] 江开达．精神病学高级教程［M］．北京：人民军医出版社，2009：28-41.

[3] 杨天潼，尤萌．国际疾病分类（ICD）的发展史［J］．证据科学，2014，22（5）：622-631.

[4] 王善梅，许允帅，钱丽菊，等.ICD-11精神，行为及神经发育障碍分类主要变化［J］.中国神经精神疾病杂志，2020，v.46（1）：47-49.

[5] 卫健委印发《国际疾病分类第十一次修订本（ICD-11）中文版》［J］.医学信息学杂志，2019，40（2）：95.

[6] 宫艺邈，王旸，宫玉典，等.复合性国际诊断问卷的发展及应用［J］.精神医学杂志，2017，30（5）：386-390.

[7] 胡赤怡，胡纪泽，段卫东，等. 复合性国际诊断访谈表的效度研究［J］ 中国神经精神疾病杂志，2008，34（7）：583-983.

[8] 黄悦勤，谢守付，卢瑾，等.复合性国际诊断交谈表3.0中文版在社区应用的信效度评价.中国心理卫生杂志，2010，24（1）：21-25.

[9] 迟锐，黄悦勤，刘肇瑞.复合性国际诊断交谈表纸笔版和计算机版的最小成本分析［J］.中国心理卫生杂志，2010，24（4）：256-260.

[10] 闫芳，黄悦勤，巩嘉凯，等.社区痴呆筛查知情人问卷在北京部分社区老年人中的试测［J］.中国心理卫生杂志，2007，21（6）：375-378.

[11] 刘津，李淑然.老年精神状况量表（GMS）及其计算机诊断系统（AGECAT）［J］.中国心理卫生杂志，2001，15（1）：19-21.

[12] 刘津，李淑然，张维熙，等.社区痴呆筛查量表（CSI-D）在中国的初步测试［J］.中国心理卫生杂志，2001（4）：223-225.

[13] 闫芳，黄悦勤，巩嘉凯，等.社区痴呆筛查知情人问卷在北京部分社区老年人中的试测［J］.中国心理卫生杂志，2007（6）：375-378，410.

[14] 周小炫，谢敏，陶静，等.简易智能精神状态检查量表的研究和应用［J］.中国康复医学杂志，2016，31（6）：694-696，706.

[15] 司天梅，舒良，党卫民，等.简明国际神经精神访谈中文版的临床信效度［J］.中国心理卫生杂志，2009，23（7）：493-497，503.

[16] 双梅，党为民，郝晓楠，等 . 中文版神经精神病学评定表 2.1 的信效度 [J] . 中国心理卫生杂志，
　　　 2013，27（ 12 ）: 890-895.

[17] 中华医学会精神病学分会 . 中国精神障碍分类与诊断标准第三版（精神障碍分类）[J] . 中华精神科杂
　　　 志，2001，34（ 3 ）: 184-188.

B 心理健康状况表 —— 知情人版

B0 访员注意：请核对 CIDI 问卷受访者所属省份："【CAPI】加载 CIDI 受访者所属省份"

1 受访者来自天津市或河北省（进行到 B1）

5 受访者来自其他省份或直辖市（不需要进行知情人问卷）

B1 访员注意：请核对 CIDI 问卷受访者性别："【CAPI】加载 CIDI 受访者性别"

1．是   5．否

【CAPI】

#1 B1 不允许"CTRL+D"或"CTRL+R"。

#2 B1=1 时，跳至 B2；否则，继续提问 B1.1。

B1.1 访员注意：请记录 CIDI 问卷受访者性别：

1．男   5．女

【CAPI】B1.1 不允许"CTRL+D"或"CTRL+R"。

B2 访员向 CIDI 问卷受访者读出："非常感谢您对我们调查工作的配合，根据研究设计我们还需要找一位知情人简要地了解一下他/她对您健康状况的看法。知情人是对您的健康状况最了解的人，并且能够在今天或近期方便参与我们的调查。知情人可以是您的家庭成员，也可以是您的朋友或邻居，如果您需要从几位共同居住的家庭成员中做出选择，那我们建议您选择与您在一起生活时间最长且有能力回答访谈问题的人作为知情人。请您仔细考虑一下并选择一位知情人。请问您所选择的知情人与您是什么关系？"

1．配偶   2．父亲/母亲

3．岳父/岳母/公公/婆婆   4．祖父/祖母/外祖父/外祖母

5．儿子／女儿　　6．儿媳／女婿　7．孙子女　　8．孙儿媳／孙女婿

9．兄弟／姐妹　　10．姐夫／妹夫／嫂子／弟媳　11．其他（请注明）

【引导语】访员注意：以下问题由知情人本人回答。请向知情人读出以下这段话："很高兴您能够接受我们的访谈，这对于我们的研究是非常重要的，接下来我会询问几个有关您个人的简单问题。"按"1"继续。

B3 访员注意：请记录知情人性别

1．男性　　　　　　　　　　　　　　5．女性

【CAPI】B3 不允许"CTRL+D"或"CTRL+R"。

B3.0 请问"【CAPI】加载 CIDI 受访者姓名"与您是什么关系？"【CAPI】加载 CIDI 受访者姓名"是您的？

B3.1 请问，您的姓名是？

B3.2 请问，您总共上了多少年学？

访员注意：(1) 如果回答"没有上学"，记录"0"；

　　　　　(2) 如果回答"高中毕业"，记录"12"；

　　　　　(3) 如果回答"大学毕业"，记录"16"；

　　　　　(4) 如果回答"17 年或更长"，记录"17"。

B3.3 请问，您的婚姻状况是？

1．未婚　　　　2．同居　　　3．已婚　　　4．离婚　　　5．丧偶

B3.4 请问您的职业是？

【CAPI】从职业编码表中选择。参见 CMHS 问卷中 EM15

B3.5 请问您的身体健康状况是？

1．非常差　　　2．较差　　　3．一般　　　4．较好　　　5．非常好

B3.6 请问您对您的"【CAPI】加载 B3.0"身体健康以及情绪的了解程度是？

1．非常了解　　2．比较了解　3．一般　　　4．不是很了解 5．完全不了解

【引导语】访员注意：以下问题由知情人本人回答。请向知情人读出以下这段话："接下来我会询问一些关于您的'【CAPI】加载 B3.0'的问题，请您根据实际情况回答。"按"1"继续。

B4 请问，您的"【CAPI】加载 B3.0"是否曾有一个时期因心理或精神问题不能学习或工作？

1. 是（继续回答 B4.1）　　　　　　　　　5. 否（跳至 B5）

【CAPI】如果 B1 选择"1"，B4.1 题干中加载"他"；否则，题干中加载"她"。

B4.1 请为我们描述"他 / 她"因心理或精神问题不能学习或工作那段时期的具体情况。

_____

B5 请问，您的"【CAPI】加载 B3.0"是否曾因心理和精神问题看过病？

1. 是（继续回答 B5.1）　　　　　　　　　5. 否（跳至 B6）

【CAPI】如果 B1 选择"1"，B5.1 ～ B5.3.1 题干中加载'他'；否则，题干中加载'她'。

B5.1 请为我们描述"他 / 她"因心理或精神问题看病那段时期的心理和精神问题的表现。

_____

B5.2 请问,您的"【CAPI】加载 B3.0"因心理和精神问题就诊时,医生是否对"他 / 她"的病情做出精神障碍的诊断？

1. 是（继续回答 B5.2.1）　　　　　　　　5. 否（跳至 B5.3）

B5.2.1 请问，医生对"他 / 她"的病情作出哪些精神障碍的诊断？【多选题】

a. 抑郁症

b. 双相障碍

c. 心境恶劣

d. 广泛性焦虑障碍

e. 强迫障碍

f. 创伤后应激障碍

g. 惊恐障碍

h. 社交恐怖症

i. 广场恐怖症

j. 特殊恐怖症

k. 酒精使用障碍

l. 药物使用障碍

m. 进食障碍

n. 躯体形式障碍

o. 适应障碍

p. 精神分裂症

q. 其他（请具体说明）

B5.3 请问，您的"【CAPI】加载 B3.0"因心理和精神问题就诊时，医生是否诊断"他／她"患有躯体方面的疾病？

1．是（继续回答 B5.3.1）   5．否（跳至 B6）

B5.3.1 请为我们描述医生诊断"他／她"患有哪种躯体方面的疾病。_____

B6 请看受访者手册第 28 ～ 30 页，您的"【CAPI】加载 B3.0"是否曾服用过手册上提到的精神科药物？【多选题】

1．是（弹出药物列表）   5．否（跳至 B7）

【CAPI】在选择选项 1 之后弹出填空，在访员输入内容以后可以根据内容搜索药物编码表。参见 CMHS 问卷中 PH4a。

B7 请问，您的"【CAPI】加载 B3.0"是否服用手册上<u>没有</u>提到的其他精神科药物？

1．是（跳至 B7.1）   5．否（跳至 B8）

B7.1 请问，"他／她"服用哪些手册上<u>没有</u>提到的精神科药物？_____

B8 请问，您感觉您的"【CAPI】加载 B3.0"<u>最近 1 年来</u>的心理健康状况如何？

1．良好   3．一般   5．差（请具体描述）

B9 请问，您的"【CAPI】加载 B3.0"<u>最近 1 年来</u>是否存在下列问题？

B9.1．心情郁闷，无精打采，做什么事都感到累；或者做事没有兴趣，社会交往明显减少；或者经常有轻生的念头。

1．是   5．否

B9.2 持续兴奋、精力旺盛，话语显著增多，明显的自我感觉良好或夸大。

1．是   5．否

B9.3 每天规律地饮酒，并且常常因饮酒而误事或带来一些麻烦。

1．是   5．否

B9.4 曾违背医嘱超剂量或长期使用某种药吗？

1．是   5．否

B9.5 有过无明显原因，突然出现强烈的紧张、恐惧伴躯体不适，但可自行缓解的情况吗？

1．是   5．否

B9.6 害怕独自出门、害怕身处拥挤的公共场所、害怕乘汽车或火车旅行?

1. 是   5. 否

B9.7 在社交场合做某些事情时感到非常害怕或不适,如害怕在他人面前说话、进食或写字?

1. 是   5. 否

B9.8 有其他特别害怕的事情如乘飞机、见血、高处、幽闭的地方、某种动物或昆虫?

1. 是   5. 否

B9.9 曾被一些毫无意义的想法或念头所困扰,虽然自己并不愿去想,但这些想法还是不断出现?

1. 是   5. 否

B9.10 曾忍不住反复去做一件事,如反复洗手、计数或反复检查某事物,否则就内心不安?

1. 是   5. 否

B9.11 坚持认为自己肥胖,拒绝或极少量进食;或者有过超量进食的情况,或者经常进食后自发呕吐?

1. 是   5. 否

B9.12 常出现各种身体不适,反复检查但无明显异常结果?

1. 是   5. 否

【data】计算 B9.1 ~ B9.12 选择"1.是"的个数,B9count。

【CAPI】若 B9count=0,跳至 B11;否则继续提问 B10。

【CAPI】若 B9count=1,B10 题干中加载"这个";否则,题干中加载"这些"。

B10 您提到的"这个 / 这些"问题对您的"【CAPI】加载 B3.0"的工作、学习或生活造成的不良影响最严重会到什么程度?

1. 无任何影响   2. 仅有轻度影响   3. 中度影响   4. 重度影响

B11 请看受访者手册第 28 页下部,请问您的"【CAPI】加载 B3.0"是否曾用过兴奋剂?

1. 是(跳至 B11.1)   5. 否(跳至 B12)

【CAPI】如果 B1 选择"1",B11.1 题干中加载"他";否则,题干中加载"她"。

B11.1 这个问题对"他 / 她"的工作、学习或生活造成的不良影响最严重会到什么程度?

1．无任何影响　　2．仅有轻度影响　　　3．中度影响　　4．重度影响

B12 请看受访者手册第 29 页下部，请问您的"【CAPI】加载 B3.0"是否曾用过毒品？

1．是（跳至 B12.1）　　　　　　　　5．否（跳至 B13）

【CAPI】如果 B1 选择"1"，B12.1 题干中加载"他"；否则，题干中加载"她"。

B12.1 这个问题对"他 / 她"的工作、学习或生活造成的不良影响最严重会到什么程度？

1．无任何影响　　2．仅有轻度影响　　　3．中度影响　　4．重度影响

【CAPI】如果 B1 选择"1"，B13 ~ B18 题干中加载"他"；否则，题干中加载"她"。

B13 请问，您的"【CAPI】加载 B3.0"有生以来，是否提到过，"他 / 她"在清醒、未饮酒或服用药物的状态下，看见过实际不存在的人、东西或景象？也就是说仅有"他 / 她"能看见的，现场其他人都不能看到。

1．是　　　　　　　　　　　　　　5．否

B14 请问，您的"【CAPI】加载 B3.0"有生以来，是否提到过，"他 / 她"在清醒、未饮酒或服用药物的状态下，听到过实际不存在的声音？也就是说仅有"他 / 她"能听到，而别人说不存在或者听不到的说话声。

1．是　　　　　　　　　　　　　　5．否

B15 请问，您的"【CAPI】加载 B3.0"有生以来，是否提到过，"他 / 她"在清醒、未饮酒或服用药物的状态下时，感到有一些奇怪的想法被强行插入"他 / 她"的脑中，比如通过 X 线或激光或其他的方法直接插入，或者相信某些奇怪力量把"他 / 她"的思想从脑中拿走？

1．是　　　　　　　　　　　　　　5．否

B16 请问，您的"【CAPI】加载 B3.0"有生以来，是否提到过，"他 / 她"在清醒、未饮酒或服用药物的状态下时，感到自己的头脑被外界某种奇怪力量控制、影响或者干扰，因此做出不受自己控制的事情？

1．是　　　　　　　　　　　　　　5．否

B17 请问，您的"【CAPI】加载 B3.0"有生以来，是否提到过，"他 / 她"在清醒、未饮酒或服用药物的状态下时，感到广播或电视，或者某种奇怪的力量向"他 / 她"发送特殊的仅有"他 / 她"自己能理解的信息或信号，与"他 / 她"交流？

1．是　　　　　　　　　　　　　　5．否

B18 请问，您的"【CAPI】加载 B3.0"有生以来，是否提到过，"他／她"在清醒、未饮酒或服用药物的状态下时，觉得有人想跟踪"他／她"、监视"他／她"或图谋伤害"他／她"，但实际那并不是真的？

1．是　　　　　　　　　　　　　5．否

B19 请问，您的"【CAPI】加载 B3.0"有生以来，是否曾经有过至少 1 个月的时间，在与别人沟通交流时，十分寡言少语，只有不断催促才能维持对话，或者答话仅局限于几个词，甚至是没有言语？

1．是　　　　　　　　　　　　　5．否

B20 请问，您的"【CAPI】加载 B3.0"有生以来，是否曾经有过至少 1 个月的时间，对家人的关心和亲近感降低；或者与往日相比，高兴、悲伤、害怕或愤怒等情感体验减少？

1．是　　　　　　　　　　　　　5．否

B21 请问，您的"【CAPI】加载 B3.0"有生以来，是否曾经有过至少 1 个月的时间，几乎很少与别人交往，喜欢独处、孤僻不合群？

1．是　　　　　　　　　　　　　5．否

B22 请问，您的"【CAPI】加载 B3.0"有生以来，是否曾经有过至少 1 个月的时间，对日常生活中的大多数事情或活动都没兴趣，缺乏普通人应有的最基本的生活目标和追求？

1．是　　　　　　　　　　　　　5．否

老年精神状况量表（GMS第3版，修订版-2003年3月）

会谈日期（按日 / 月 / 年记录日期，如 05/10/2003）　　□□ / □□ / □□□□

调查员 ID 号

□□

住户 ID 号

□□□□

被试 ID 号

□

评定指导语

使用原则

跳跃节

　　在跳跃节，指导语总在可以跳跃的时候出现。在不符合跳跃标准的地方，在跳跃节的问题必须要问。然而，即使符合跳跃标准，调查员可以根据自己的判断来询问那些跳跃的问题。如果跳跃节没有使用或者部分使用，那么就让那些没有询问的问题空着。

　　如果由于痴呆或其他健康问题影响了理解力或者交流能力，致使会谈不能完成的话，就不需要花太长的时间来判断资料是否有用。跳到观察章节（条目158）。重要的是这部分要仔细完成。条目 158 ～ 162 是很重要的，通常作为主要调查的部分被更早地记录。如果调查全部完成了，就不要再评定了。

非特异性问题：

　　如果被试的回答不可信，如随便回答、回答极其简短、自相矛盾，那么则可用非特异性探索问题来鼓励被试将他（她）的回答进一步讲清楚。

在任一项目中，评定者都可用下列"非特异性"的开放式提问：

"有多少？"

"在上一个月中有多少次？"

"对您有多大程度的干扰？"

"关于这个问题请再讲一讲？"

"那种情况是什么时候发生的？"

"您的意思是什么？"

"您讲这……的意思是？"

"您能给我举个例子吗？"

要检测对妄想的相信程度，问："我想有些人可能会认为您那些（特定妄想）想法不可能是真的，您相信那是真的吗？"

项目评定：

依据评定者的判断，如果观察到的或被描述的症状或行为出现在过去 1 个月中的任何时候，可评为阳性。除非有另外的说明，否则在评定时不考虑患者的年龄也不考虑躯体疾病的存在。

有认知障碍的患者，不一定根据一个特定的时期如 1 个月内来回答，这时可用"最近"来代替，但尽可能地评定准确些。

PTO：

项目的评定可以依据在任何阶段患者对本项目前面或后面项目的回答来评定。在会谈中，后来提到与前面项目有关的内容时，可以改变前面项目的评定。

项目评定的编码如下（除非另有说明）：

0= 无（或"正常"）

1= 是（或"不正常"）为轻到中等的强度；不经常或很快消失

2= 是（或"不正常"）并严重；经常或持续出现

8= 对提问不作答或不理解，或回答听不清楚、答不切题或不连贯，或评定不确定

9= 未问或不适用

尽量避免评为 8，除非出现以下几种情况：

- 如果当症状存在或者不存在（0 或者 1），被试提供了自相矛盾的答案而又无法确定哪一个正确时，评为 8。（如果只是怀疑 1 和 2 之间的差别，编码 1，而不是编码 8）

- 在评定妄想时，如需要外部证据，评为8。
- 当在认知部分被试不能明白指导语和不能恰当地回答时（请在错误行为章节记录您认为的理由）。

前言

我们对老年人的一些可能存在的问题很感兴趣，尤其是您最近1个月内的感受。现在我们做的就是这样一个探讨老年人可能遇到的问题的研究。

您愿意让我问您一些问题吗？

如愿意：有些问题可能会显得有些奇怪，平时不一定遇到，请不要介意。有些问题可能不适合您，但我们必须对每个人问同样的问题。

定向力

本节请严格按指导语和问题中的用词来提问。1.0～11.0的目的是确立认知损害症状的有无，认知损害可导致回答问题的错误。如被试未能做出适宜的回答，提问可重复三遍。如被试自动更改了他/她的回答，按改过的评定。如被试说"我不知道"，会谈者应该问（一次）："您能努力再想一想吗？"

该节中其他条目的评定应该没有困难，因为有指导语提供。不要探究问题的不一致性（除了年龄和生日），只需要根据被试的回答进行评定。

1. 我想请您记住我的姓。 我姓 _____	1 调查员只需要给出自己的姓。如果该姓的来源不同于被试人的语言背景，比较难于发音或者比较长，调查员应该选择一个比较符合被试人文化背景的姓。
1.1 您能重复吗？ 复述给被试，直到被试能正确重复。 即使重复三次，也不能正确复述出调查者的　0　1　8　9 名字，允许有小的发音错误。	
2. 请问您叫什么名字？	
2.1 不能正确说出。　　　　　　　　　　　0　1　8　9	
3. 您是哪年出生的？	
3.1 说出或用手势表示他/她不知道。　　　0　1　8　9	
3.2 不完全，不相关或不回答。　　　　　　0　1　8　9	
记下所回答的出生年代。　　　　　　　　_____	
4. 您多大年龄了？	

续表

4.1 说出或用手势表示他/她不知道。	0 1 8 9
4.2 不完全，不相关或不回答。	0 1 8 9

记下所回答的年龄。　　　　　　　　　　＿＿＿＿＿＿

＊调查员评定＊　　　　　　　　　　　　0 1 8 9

提供的生日和年龄是否匹配？

否 =0　是 =1

如果生日和年龄匹配，跳到 6

5．您的年龄和出生日期好像不匹配。您能
帮我算一下吗？

5.1 对年龄和生日表示出明显的不确定。	0 1 8 9
5.2 被试不能纠正生日和年龄的误差（允许 1 年误差）。	0 1 8 9
5.3 2 或 3 年的错误。	0 1 8 9
5.4 超过 3 年的错误。	0 1 8 9

6．今天是几号了？您能告诉我今天是星期
几？哪日？哪月？哪年？

记下所回答的日期（星期几）。　　　　　＿＿＿＿＿＿

记下所回答的日期（日、月、年）。　　　＿＿＿＿＿＿

7．评定。

7.1 星期几有错。	0 1 2 8 9

1= 错误 1 天。

2= 错误超过 1 天。

7.2 月数有错。	0 1 2 8 9

1= 错误 1 个月（允许将 4 月的第 1 周说成
3 月）。

2= 错误超过 1 个月。

7.3 说出或用姿势表示他/她不知道月份。	0 1 2 8 9
7.4 至少某些回答是不完全的、无关的或无回答。	0 1 2 8 9
7.5 年的差错（2= 错误超过 1 年）。	0 1 2 8 9
7.6 说出或用姿势表示他/她不知道年份。	0 1 8 9

＊调查员评定＊　　　　　　　　　　　　0 1 8 9

访谈是在被试家里进行吗？

否 =0　是 =1

如果访谈不是在家里进行，跳到 9

8．这地方的具体地址是什么？

让被试说出地址全称，包括市、郊区或邮政

划区而不是邮政编码）。

8.1 回答的地址不正确或不完全。	0 1 8 9	
8.2 说出或用姿势表示他／她不知道。	0 1 8 9	
8.3 不完全的，无关的回答或不回答。	0 1 8 9	

如果访谈是在家里进行，跳到 10

9. 这地方叫什么？它在什么位置？

9.1 说出或用姿势表示他／她既不知名称也不知地址。	0 1 8 9
9.2 不完全的，无关的回答或不回答。	0 1 8 9
9.3 名称错误（部分的名称算对）。	0 1 8 9
9.4 地址错误(或仅给出具体所在地的名称)。	0 1 8 9

10. 您以前见过我吗？

如果不确定：是上周吗？

如果回答见过：什么时候？在哪里？我当时在做什么？我穿的什么？我们在一起做了什么？我告诉你什么了？

10.1 给出一个肯定回答和一个简单的在可能范围的解释，但检查者知道不正确，如"昨天您给我检查过"。	0 1 8 9
10.2 虚构。被试详细地叙述一件明显不可能发生的事（不是妄想性也不是错认）。若回答肯定，前一项也评为 1。	0 1 8 9

11. 观察   0 1 8 9

11.1 谈话毫无指向性，未达到开始的会谈目的。

担心

12. 您担心什么事情吗？

12.1 提到任何一种担心。

13. 担心钱财或家庭问题，担心自己的健康或别人的健康吗？

如回答是，则问：

还担心其他吗？

如果没有提到任何担心，跳到 17

14. 您的担心程度如何？	条目 14.1 和 14.2 指的是被试认为不合乎情理的担心。只有在被试认为担心已经成了其行为中的重要一部分时才评定阳性。
14.1 担心一件或两件事情。 0 1 8 9	

14. 您的担心程度如何？

条目 14.1 和 14.2 指的是被试认为不合乎情理的担心。只有在被试认为担心已经成了其行为中的重要一部分时才评定阳性。

14.1　担心一件或两件事情。　　　　　　 0　1　8　9

14.2　是一个爱担心的人或者担心大部分　 0　1　8　9
事情。

15. 这种担心对您干扰大吗？
这种担心令您不愉快吗（您能停止自己的这种担心吗）？
这些想法是否重复出现？

15　该条目只针对被试报告的特定的担心，如重复出现的或不能阻止的令人不愉快的担心。GMS 量表不要求担心程度与内容不成比例，但实际上经常是这样要求的。

15.1　重复出现的不能阻止的令人不愉快的　 0　1　8　9
担心。

16. 担心的内容：

（16.1 ～ 16.4 关注被试担心的内容）

16.1　自身健康。　　　　　　　　　　　 0　1　8　9

16.2　他人健康。　　　　　　　　　　　 0　1　8　9

16.3　自身经济（包括房租）。　　　　　 0　1　8　9

16.4　家庭问题（除了健康问题）。　　　 0　1　8　9

17. 您有子女吗？　　　　　　　　　　　 0　1　8　9

如果没有，跳到 19

18. 您和子女之间的关系有没有让您心烦或不安？是什么？

18.1　因和子女的关系使被试心烦和不安。　 0　1　8　9

广泛性焦虑障碍

以下条目评定的是浮游性主观恐惧或焦虑。不要与担心混淆。如被试的广泛性焦虑是基于妄想或错误信念，如被跟踪感，也应在此评定。

19. 您感到恐惧吗？（非常焦虑？）
（这种情况经常发生吗？）
（是什么引起您这种感觉的？）

19　这里评定的是所有形式的浮游性主观恐惧、焦虑，包括伴有妄想的焦虑。
不要将焦虑与下面内容混淆：
a）担心，担心可以不伴有焦虑。
b）抑郁情绪。
c）生理性的高度紧张，如肌肉紧张，特定场所、特定场合或特定物体情况下的焦虑在此不评为阳性。

19.1　主观恐惧或焦虑，如有引起这些感觉　 0　1　2　8　9
的任何事件，其程度与事件也不相称。

20. 您是否有过恐惧或惊恐发作，使您不得不采取某些方法来终止它？

20　评定惊恐发作，如惊恐或焦虑的发作，老人会直接采取措施终止。

20.1　被试努力去终止焦虑发作，如冲出房间。　0　1　2　8　9	

抑郁

21. 最近您觉得悲伤（忧郁、痛苦、情绪低落、沮丧）吗？　0　1　2　8　9 21.1　抑郁心境。	21　调查员必须避免认为被试因为年纪大或由于躯体疾病而产生抑郁情绪是正常现象。该处抑郁的评定必须是情绪本身，而和年龄或疾病无关。 不能把抑郁和神经紧张或焦虑混淆，尽管两者常并存。 评定悲伤、痛苦和情绪低落。老人可能不懂抑郁这个词的意思，但是其他提示语可能会明白。 正常情况下，人们在经历丧失事物或亲人的时候会有抑郁情绪体验。这种情绪可能仅维持数小时或正常生活恢复后便没有了。 如果被试所有的"抑郁"这个词是用来评定与临床中抑郁完全不一样的情绪，如厌倦，则此处不评定为阳性。 评定员在此不需要关注轻微变化。当抑郁情绪非常严重的时候，会渗透在被试的所有精神活动中。 大约有1/3的老人否认抑郁情绪，但是却明显地表现有抑郁的其他症状，而精神科医生通常根据这些症状作出抑郁的诊断。 如果被试否认抑郁情绪，调查员应该警惕其他抑郁体征，特别是观察当时的抑郁证据，如果今后仍存在的话给予阳性评定。
22. 您哭过吗？（多久哭一次？）　　0　1　2　8　9 22.1　哭过。 一个星期有几次评为1。 几乎每天哭或频率更高评为2。	22　可识别的刺激引起的哭泣不进行评定，如看伤感的电视剧、电影、书籍或听到伤心的事情，这时的哭泣是合乎情理的。 然而，如果这种反应超出正常范围则评为阳性。对于被试来说，因为抑郁情绪导致的哭泣通常没有直接的原因。 没有抑郁情绪的、突然爆发的不可控制的哭泣，可以发生在中风之后，不应被评定为阳性。 然而，严重疾病如中风后的哭泣也是正常表现，应该评定为阳性。

如果哭过，跳到 24

23. 您是否有过要哭（想哭）而实际没哭出来的情况？（多久一次？）

23.1 感到想哭。	0 1 2 8 9

如果被试不承认有抑郁、哭泣或想哭，跳到 28

24. 您是否在大部分时间里有抑郁/哭泣/感到想哭？持续多长时间？（一次几小时或更长？）这种情况有多久了？		24 情绪波动持续时间较短或仅偶尔出现，则在此不评定为阳性。此处目的是评定情绪波动的严重程度和持续时间。
24.1 抑郁、哭泣或感到想哭的持续时间比偶尔的几小时要长。	0 1 8 9	
24.2 在大多数时间内都有抑郁、哭泣或感到想哭。	0 1 8 9	
24.3 在上一月中，至少在 2 周中持续存在（确定这个时间，并在这期间与其他症状作比较）。	0 1 8 9	24.3 遵循 DSM-Ⅲ 的描述，功能较以前下降，一天之内的大多数时间都出现，几乎每天都出现，至少持续 2 周。确立上月中连续 2 周症状出现的时间是很重要的，因为由此引发的症状改变在访谈时就可以确定持续时间了。
25. 您是否有时候多多少少感觉到又恢复正常了？		25 只有在波动明显的时候才评定为阳性，不论什么原因导致的情绪恢复正常，可能是因为朋友或亲戚的拜访。
25.1 情绪波动。	0 1 2 8 9	
26. 您觉得一天当中什么时候情绪最坏？		26 要完全确信此处是针对抑郁进行评定。比如，患有关节炎的被试通常回答该题是肯定的，但实际上他们指的是关节的疼痛和僵硬。
如不是下列时间，评为"0"；如一天到晚都很重，下述问题均评为 1。		
26.1 主要是上午。	0 1 8 9	
26.2 主要是下午。	0 1 8 9	
26.3 主要是晚上。	0 1 8 9	
27. 什么能改善您的抑郁？能改善多久？		**27.1 和 27.2 指的是持续性抑郁。**
27.1 什么也不能改善	0 1 8 9	27.1 此处抑郁的程度是任何愉快的经历都不能缓解的。
27.2 当有来访者或娱乐活动时，抑郁解除不到几个小时。	0 1 2 8 9	27.2 尽管一些愉快的经历可以缓解抑郁，可能可以达到 1～2 小时，但是来访者或娱乐活动都不能带来长时间的缓解。
28. 您是否觉得不值得活下去？		28 有些被试尽管看起来没有抑郁情绪，但是有时也给予肯定的回答，此处应该评定为阳性。

觉得不值得活下去。	0 1 2 8 9		

29. 您对自己的前途怎么看(怎么想的)?(您觉得您将来是什么样的?)

您对未来抱有什么希望吗?

29　不要考虑年龄的因素。

和一般观念相反,老人通常对未来不是抱有悲观态度的,可能在去世的前一两年会有一些。他们可能不会像年轻人那样有令人兴奋的计划,但是他们每天过得很满足。因此,调查员不应该考虑年龄。

29.1　不悲观,但也不抱希望(过一天算一天)。(进一步探问)　　　　0 1 8 9

29.1　被试如果对将来不是特别抱有希望,但也不认为将来很糟糕或担心将来,则评为阳性。

如果悲观:

为什么呢?

您真的感到毫无希望(绝望)了吗?

如果回避作答:

您是否对将来的一些事情不愿去考虑?

29.2　悲观或觉得前途暗淡,或根本看不到前途,或对未来无法承受。　　0 1 8 9

29.2　此处评定不合乎实际的悲观,被试认为前途是暗淡的,不能承受的。这是重性抑郁的重要症状。

29.3　一般的无望和绝望感。　　0 1 8 9

29.4　明显是由环境造成的悲观。　　0 1 8 9

29.4　此处评定的是有现实基础的悲观,比如被试知道他们患有绝症,不要想当然地对患有躯体疾病的被试评定为阳性,除非是特别严重的疾病。

30. 您是否曾感到生不如死(因为生命对您已成为负担?)您是否曾想过要一死了之?(您是否曾想过由自己来采取某种行动?)(自杀?)

30.1～32.2　一过性的自杀意念除外,这在老年人中是常见的,没有太大诊断意义。

30.1　曾想过自杀或希望死去。　　0 1 8 9

如果没有这种想法,跳到 33

31. 什么时候有过这种想法的?最近有无这种想法?(在近1个月内?)(有多长时间?)

从无 = 0 有时 = 1

30.1～32.2　一过性的自杀意念除外,这在老年人中是常见的,没有太大诊断意义。

31.1　在上个月　　0 1 8 9

31.2　上一年　　0 1 8 9

31.3　在上个月至少有2周曾有想死的念头。　0 1 8 9

若上个月没有这种想法,跳到 33

32. 您真的采取过什么行动吗?什么时候?是什么行动?(或计划做什么?)您为什么会想去死呢?

30.1～32.2　探问自杀意念,一过性的自杀意念除外,这在老年人中是常见的,没有太大诊断意义。

32.1 为自杀已采取过一些行动或有一些 0 1 8 9
计划。

32.2 无自杀企图，但因觉得生命是一个负 0 1 8 9
担，曾希望自己死去。

观察

虽然观察条目此时要给予评定，但如果在之后的检查过程中出现了此时没有的情绪，那么**答案必须进行修改**。

33. 观察

33.1 外表显得紧张、担忧、抑郁或害怕。　0 1 2 8 9　33.1~33.4　按照指导语谨慎评定，不要
　　　　　　　　　　　　　　　　　　　　　　　　　　把轻微的或一过性的情绪评为0以上。

0=仅为一过性的、轻微的或正常范围的。

1=明确的，过度的，但仅为一段时间（中度或有一些）。

2=明确的，过度的，大部分时间都存在。

如不是，直接跳到34

33.2 看起来或听起来显得紧张或担忧。　0 1 2 8 9

33.3 看起来或听起来显得悲伤、忧郁、悲　0 1 2 8 9　33.3　评定被试的外部表现或说话时的表
痛或抑郁。　　　　　　　　　　　　　　　　　　　情，而**不是**话的内容（尽管可能出现话语
　　　　　　　　　　　　　　　　　　　　　　　　内容是异常的或与讲话表情不一致）。

33.4 看起来或听起来忧虑或胆怯。　　　0 1 2 8 9

33.5 眼含泪：眼泪汪汪或哭出声来。　　0 1 2 8 9

记忆

34. 您的记忆有困难吗？

如果有：（对您而言成为问题了吗？）

34.1 主观感到困难，即记忆受损已对他（她）0 1 2 8 9
构成问题。

34　如果被试说已经成为问题了就评定为
阳性。

35. 您最近容易忘事吗？（忘了哪些事？）（是忘了您家人或好朋友的名字？）（还是忘了把东西放哪儿了？）

35.1 忘了或记错了家人或朋友的名字（不　0 1 2 8 9　35.1　家人和亲密的朋友，而不是偶尔遇
包括一时性错误）。　　　　　　　　　　　　　　见的人。

35.2 忘了放东西的地方　　　　　　　　0 1 2 8 9　35.2　造成某种程度的不便时才评定为
　　　　　　　　　　　　　　　　　　　　　　　阳性。

对于任何一个条目：

1=一周内有几次困难。

2=至少每天都造成很大的困难。

36. 您记事是不是比过去吃力了？

（哪类事？）（您是怎么解决这个问题的？）

续表

36.1 记事要比过去吃力多了。	0 1 8 9	36.1 只有这种情况是持续性的问题时才评定为阳性，被试必须用一定办法才能解决。

如果没有，跳到 37

如果是：您注意到什么时候开始有这种现象的？

感到记事吃力最早出现在：

36.2 过去 1～2 年内。	0 1 8 9	
36.3 过去 3～4 年内。	0 1 8 9	
36.4 过去 5～10 年内。	0 1 8 9	
36.5 10 年前。	0 1 8 9	
36.6 您是否因为这些问题寻求医生或其他专业人员的帮助？	0 1 8 9	0 = 没有；1 = 有。

如果没有，跳到 37

| 36.6.a 第一次去咨询是什么时候？记录第一次咨询至现在的月数。 | | |
| 36.7 医生／专业人员当时给予任何建议了吗？ | 0 1 8 9 | |

如果没有，跳到 36.9

| 36.8 您觉得有用吗？ | 0 1 2 8 9 | 0 = 完全没有帮助；1 = 少许帮助；2 = 帮助很大。 |
| 36.9 医生／专业人员当时给您开药了吗？ | 0 1 8 9 | |

如果没有，跳到 37

36.10 您觉得有用吗？	0 1 2 8 9	
37. 您还记得我姓什么吗？		37 允许有小的发音错误。如果被试说自己不知道，调查员应该再问一句"您能再想想吗？"
37.1 不能正确回忆出调查员的名字，允许有小的发音错误。	0 1 8 9	
38. （现在我问您一个简单问题）现任国家主席叫什么名字？		38 和 39 能说出姓就评定为正确。
38.1 不能回忆国家主席的名字。（如说错了，就如实告诉被试……）	0 1 8 9	
39. 上一届国家主席是谁？		
39.1 不能回忆出上一届国家主席的名字。	0 1 8 9	

40. <u>观察</u>

| 40.1 按调查员意见，认为被试有记忆上的困难。 | 0 1 2 8 9 | 40.1 调查员必须判断被试是否真的有记忆问题。许多抑郁症的被试经常抱怨记忆力不好，但实际上并不影响日常生活。熟人名字记忆出现的小问题不要评定，因为人们变老的时候多半会有这种问题。 |

疑病症

41. 观察

| 41.1 被试看起来消瘦、虚弱、躯体有病或残疾。 | 0 1 2 8 9 | 41.1 总体评定明显的躯体疾病（如异常苍白，休息时的中心性发绀或喘息）或残疾，包括严重的憔悴或虚弱（如非常的体弱）。 |
| 41.2 一肢或多肢看起来全部或部分瘫痪，或脸的一边看起来部分或全部瘫痪。 | 0 1 8 9 | 41.2 阳性评定通常表示是中风的后遗症。 |

如无瘫痪，跳到 43

42. 提到过可能是中风吗？

| 42.1 被试声称他（她）曾患过或可能患过中风。
1= 评定者认为有可能，但不能肯定。
2= 评定者认为确实有。 | 0 1 2 8 9 | 42 只要被试认为自己有中风发作就评定为阳性，除非明显不对。如果被试不确定，询问是否有过一侧肢体的一过性无力，特别是同侧的上肢或下肢。 |

紧张

紧张是一种令人不愉快的感觉；不能被克服；并且与周围环境不成比例。

43. 您是否感到很疲劳（累得很）？
如没有：
到晚上怎样呢？

| 43.1 白天或晚上感到精疲力竭。 | 0 1 2 8 9 | 43.1 白天或晚上感到疲惫。 |

44. 您是否很难放松（休息）？

| | | 44 指的是躯体放松。对于其他症状，必须在过去的 1 个月内对被试造成了问题。 |
| 44.1 放松有困难。 | 0 1 2 8 9 | |

45. 您头痛吗？什么部位？怎么样痛？

| 45.1 描述有头痛。 | 0 1 2 8 9 | 45.1 任何有关头痛的描述。 |
| 45.2 紧张性头痛，如"头上缠着带子""压迫感""颈后紧张""束缚感"。 | 0 1 2 8 9 | 45.2 此处评定的是紧张性头痛。紧张性头痛通常表现为压迫性痛、束缚感、颈后紧张，或头顶部有压力感。有时这些部位感觉比较敏感，特别是接触梳子的时候。紧张性头痛不像偏头痛那样局限于一侧，也不伴有视觉障碍或恶心。向前倾身或头部快速运动不能加剧头痛。**不要将紧张性头痛评定为偏头痛。** |

续表

躯体功能障碍

46. 您食欲怎么样？吃得香吗？比平常吃的
多了还是少了？

46.1　食欲下降	0　1　2　8　9	46.1　此处评定的是吃饭的欲望。一些被试为了不使身体虚弱可能会不停地吃饭，但是可能他们对食物已经完全没了欲望。
46.2　食欲增加。	0　1　2　8　9	46.2　此处评定的是食欲的明显增加。可能是暴饮暴食或大量食用碳水化合物。通常被试难以控制。

如食欲无改变，跳到 48

47. 什么原因引起食欲变化的？过去 1 个月
中是否多数日子都是那样？

47.1　食欲差，但未查出有什么病，也不恶心。	0　1　8　9	47.1　尽力排除任何疾病或躯体虚弱（如酒精滥用和重度吸烟）导致的食欲下降。如果食欲下降不能由这些原因解释，评为 1。
47.2　食欲差，在近 1 个月内至少有 2 周多数日子都如此。	0　1　8　9	
47.3　食欲增加，在近 1 个月内至少 2 周多数日子都如此。	0　1　8　9	

48. 在过去 3 个月中，您是否有体重下降？（或
体重增加？）有多少？上一个月中有多少？

48.1　在过去 3 个月内减轻了 10 磅（4.5 公斤）或更多。	0　1　8　9	48.1　注意该问题的时间限定是 3 个月。
48.2　在过去 1 个月内减轻了 10 磅（4.5 公斤）或更多。	0　1　8　9	注意 48.2 和 48.3 中时间限定是 1 个月，而不是 48.1 中的 3 个月。
48.3　在过去 1 个月内增加了 10 磅（4.5 公斤）或更多。	0　1　8　9	

49. 您最近有没有睡眠困难？（有没有服用
什么东西帮助入睡？）已有多长时间了？过
去怎么样？

49.1　睡眠困难或睡眠习惯最近有改变。	0　1　8　9	49.1　该处评定的是被试注意到的任何形式的睡眠障碍，不管什么原因。

如无，跳到 54

49.2　入睡或保持睡眠困难，或需服药/饮酒来帮助睡眠。	0　1　2　8　9	49.2　用药物或酒精帮助睡眠指的是之前 1 个月开始。药物指的是用于诱导和帮助睡眠的特定的安眠药或镇静药。

续表

49.3 几乎整夜失眠，主要在白天睡觉。	0 1 2 8 9	49.3 此处评定的是睡眠节律的颠倒，被试整个晚上不能入睡，但在白天大部分时间睡觉。
49.4 在过去1个月中，至少2周的多数晚上明显失眠。	0 1 2 8 9	
49.5 在过去1个月中，至少2周的多数晚上明显睡眠过多	0 1 2 8 9	49.5 被试晚上感到比平时需要更多时间睡觉，但是第二天早晨醒来还疲倦。在过去的1个月必须至少维持2周。
50. 您是否入睡有困难？是否很长时间都躺着睡不着？（等待入睡）（这种情况多久发生一次？）		
50.1 入睡困难。如服用药物，则评定被试感觉若不服用药物时会出现的情况。	0 1 8 9	50 如果被试感到入睡困难就评定为阳性，但是这种情况必须连续持续几天。
51. 夜里您入睡后是否会惊醒？（多久发生一次？）		51 只有连续几天才评定为阳性。不要考虑睡眠中断的原因。如果被试需要服用药物，则评定被试在不用药物的情况下会发生的情况。
51.1 夜间睡眠中断（包括刚一入睡就又醒过来，以后一个较长时间内却不能再入睡）。如服用药物，则评定被试感觉若不服药时会出现的情况。	0 1 2 8 9	

如果没有睡眠障碍，跳到54

52. 最近您是否早醒而不能再入睡？在几点钟醒？那是您往常醒来的时间吗？这种情况多久发生一次？		52 只有最近睡眠时间发生改变时才评定为阳性，尤其重要的是一定要询问被试平时醒来的时间。因为很多老人平时都是很自然地早醒，或者退休前的工作需要早起。
52.1 在过去1个月中，至少2周内的多数日子都比过去早醒2小时或更长，而不能再入睡。	0 1 8 9	
53. 您早醒的原因是什么？问题是什么？是不是躯体原因，如想解小便或疼痛？是噪声打扰了您吗？		
53.1 早醒是由于心情或思维变化或紧张(如由于抑郁或焦虑情绪或思绪而睡不着)。	0 1 8 9	53.1 和53.2 调查员必须分清楚睡眠障碍是因为疼痛、躯体疾病或噪声引起的，还是因为心理因素引起的。
53.2 主要是由于躯体原因或噪声等。	0 1 8 9	

恐怖

植物神经症状

54. 在过去 1 个月中，您是否感到过心跳得厉害或自己在发抖？（不是由锻炼引起的）当时情况怎样？

54 该处评定植物神经症状的有无，并鉴别是否因锻炼引起。

54.1 心悸（即患者很清楚自己心脏跳得厉害不是因为锻炼引起，但通常伴有焦虑）。　0　1　2　8　9

54.1 和 54.2 评定时要排除锻炼和发热的影响。

54.2 因焦虑而发抖或有发抖的感觉。　0　1　2　8　9

54.3 焦虑的其他躯体体征。　0　1　2　8　9

思维障碍

55. 近来您是否觉得思考问题变得非常慢？不如以前了？

55 评定思维变慢的主观感觉。老人可能会抱怨记忆力不如年轻时候好了。这种假定的年龄效应在此不予评定。仅评定最近发生的改变。

55.1 主观感到思维变慢。　0　1　2　8　9

56. 您的思维是否变得混乱（一团糟？）（因此您理不出头绪？）（您能清楚考虑问题吗？）（这种情况困扰您多长时间了？是经常发生吗？）

56 不要把思维混乱这种简单的感觉和妄想观念混淆，如思维扩散、思维撤离等。只有在最近发生这种情况才评定阳性。注意评定不要根据调查员自身判断是否有思维混乱。56.1 由调查员判断。

56.1 感到思维混乱。　0　1　2　8　9

57. 您觉得下决心（作决定）有困难吗？（这种情况困扰您多长时间了？经常吗？）

57 评定时要根据被试的自身感受，而不是调查员的主观感觉。

57.1 感到犹豫不决　0　1　2　8　9

57.1 被试感到难以作决定，几乎每天的日常小事都如此。

57.2 至少在 2 周内，多数日子里都感到思维混乱或犹豫不决。　0　1　2　8　9

57.2 思维混乱或犹豫不决在过去的一月内至少持续 2 周，并且每天绝大时间出现时评为阳性。

您对每天必做的事是怎样处理的？

57.3 感觉到对日常生活和工作不能恰当地应付。　0　1　2　8　9

57.3 被试感觉不能满意地处理日常事务时评为阳性；日常事务已经让被试有不能应付的感觉，被试感觉家务活已经不能满意地做好或工作变得很难。

您感到自信程度如何？

57.4 失去自信。　0　1　2　8　9

57.4 失去自信的感觉对于被试来说是不正常时评为阳性。

58. 观察　0　1　2　8　9

58.1 听起来（看起来）思维混乱	0 1 2 8 9	58.1 和 58.2 的评定基于访谈过程中调查员对被试的观察，不是被试自身的感觉。
58.2 显得犹豫不决。	0 1 2 8 9	

活动变慢

老年人经常抱怨随着他们变老，他们的行动逐渐变得很慢了。本节不对由于明显的躯体不便，例如最近的中风、骨折等造成的变化进行评定。

在活动变慢章节作出的所有评定，都不需区分是躯体疾病还是精神疾病带来的影响，除非观察时发现很明显并且是在过去的 3 个月内发生的。

59. 您的动作是否变慢了？		59 被试诉说主观感到变慢即评为阳性，不管什么原因引起。
59.1 主观感到动作变慢了。	0 1 2 8 9	
60. 您是否精力太差（不能去做您想做的事）？这种情况有多长时间了？大多数日子都是如此吗？		60 评定被试主观感受到的精力受限。这种感觉必须是不愉快的，被试不能控制并且与周围环境不相称。
60.1 无精打采或主观感到精力有限。	0 1 2 8 9	
60.2 过去 2 周内的多数日子里都存在此情况。	0 1 2 8 9	
61. 您近来做事情是比平常多了、少了，还是一样多？		61 此处评定的是因为被试自身原因而导致的活动受限，不是外界强加的。
61.1 比平常少。	0 1 2 8 9	

由环境因素引起的限制不在评定之列。

如无动作变慢、无力、活动减少，跳到 79

62. 这种情况（动作变慢、无力、活动减少）是在近 3 个月内开始的或在近 3 个月内加重的吗？		62 这种情况只有在最近 3 个月开始或加重，并且最近 1 个月还持续时才评定阳性。
61.1 在近 3 个月内开始或加重。	0 1 8 9	
63. 在一天之中是否有最严重的时候？多数日子都是这样吗？		63.1 和 63.2 是确定动作变慢或无力是否在早上或晚上最严重。如果一天都比较严重，则两个题目都评定为 1。
63.1 运动变慢、无力早上最重。	0 1 8 9	
63.2 运动变慢、无力晚上最重。	0 1 8 9	
如果一天到晚都是很重，这两个条目都评定为 1。		
63.3 至少在 2 周内的多数日子有运动变慢。	0 1 2 8 9	
64. 当有人来拜访您或您必须外出的时候情况怎样？会有什么不同？		64 有些轻度的精力下降。不过在被试做一些令人愉快的活动时这种精力轻度下降的现象会消失，比较严重的精力下降则不会。只有在被试确定不能改善时评定为阳性。

续表

64.1　现在对往常喜欢的活动提不起精神。　　0　1　8　9

65. 您是否因为无力而长时间坐着（或比往常卧床的时间长）？　　65　只有在精力缺乏与所提到的活动能力明显下降有关系时才评定为阳性。

65.1　因无力而坐着或卧床。　　0　1　2　8　9

66. 观察

66.1　所有动作都很慢。　　0　1　2　8　9

欣快，轻度躁狂，夸大

孤独感

67. 您觉得孤独吗？　　67　只要被试承认孤独就评定为阳性，不管什么原因。

67.1　承认孤独。　　0　1　2　8　9

> ***I 如果不感到孤独，跳到 69***

68. 它很困扰您吗？（使您觉得忧郁吗？您能摆脱它吗？）

68.1　觉得孤独且难以摆脱。　　0　1　8　9　　68.1　被试的孤独感持续出现，并且被试尽力去忘记却仍不能摆脱时评定为阳性。

68.2　因目前的孤独而烦恼或忧郁。　　0　1　8　9　　68.2　大多数时间内被试由于孤独感而抑郁或烦恼时评定为阳性。

69. 想到将来有可能孤独（独自生活），您担心吗？

69.1　担心将来孤独。　　0　1　8　9

被迫害感

70. 您通常与别人相处怎样？他们使您感到不自在吗？　　70　此处评定的是被试在社交活动中保持心情愉快的能力。被试是否健谈不重要，而是他们与人交往时是否感觉自在。

70.1　感到不自在。　　0　1　2　8　9

71. 您有时是否感到有人嘲笑您，或谈论您？

71.1　有那种感觉。　　0　1　2　8　9

> ***上面问题如回答无，跳到 82***

72. 您认为那是真的吗？或者也许仅仅是您的感觉？（您能肯定吗？）

72.1　可能不真实。　　0　1　8　9　　72.1　只评定病态的牵连观念。牵连观念是自我意识的夸大。被试不可控制地认为周围人在议论或说自己的坏话，但是知道可能是不真实的。

72.2 认为是真的。	0 1 8 9	72.2 被试主动去思考可能是真的，但不坚持。这种信念不一定与被试的环境不符合。如果被试由于衣着或行为怪异而引起别人的过度注意则不进行评定。
72.3 确信是真的。	0 1 8 9	72.3 被试深信不疑，觉得周围的人在嘲笑议论自己，他们的观念与其文化和知识背景明显不符合。
73. 我们不能期望与每个人都融洽相处。您是否与个别人相处起来特别困难（您不用告诉我那人是谁）？		73 只有在被试很确认有这样的人时才评定为阳性。
73.1 有这样一个人或许多人。	0 1 8 9	

如果有这样一个或以上的人，跳到 74

74. 是否有人试图故意使您烦恼或伤害您？		
74.1 不切实际地相信有某人试图使他（她）烦恼或受到伤害。	0 1 8 9	

如无，跳到 82

75. 我想您通常是一个有理智的人，那么，＿＿＿＿（对被试尊称），您认为有可能是他们的过错吗？（对这一点，不再进一步探问。）		
75.1 说是别人的错，但被试有怀疑。	0 1 8 9	75.1 尽管被试认为是他人的过错，但是不完全确定，此时评定为阳性。
75.2 说是别人的错，被试无怀疑。	0 1 8 9	
76. 当然，有些人确实令人不愉快，并且能让人心烦意乱——您推测他们这么做是故意使您烦恼的吗？		76 被试毫无疑问的时候评定为阳性，即妄想。
76.1 被试相信他们是有意的。	0 1 2 8 9	
77. 他们都做了些什么？		77 该条目必须符合妄想的表现。是一种无现实基础的观念，被试认为某确定的或不确定的人故意要激怒或伤害他（她）。
77.1 被试不现实地相信人们故意试图使他（她）烦恼或受到伤害。	0 1 2 8 9	
78. 您推测他们为什么会那样做呢？您认为您所做的什么事值得他们那样做吗？对此您真的感觉很强烈吗？		
78.1 表示他（她）对此感觉强烈。	0 1 2 8 9	78.1 被试认为其不应受到伤害的感觉是强烈的，评定为阳性。特别生气和伤心评为 2。

续表

78.2　表示他（她）应该受到迫害。	0　1　2　8　9	78.2　被试认为其应当受到迫害评定为阳性，或许是被试做错了事，或许是被试自身的原因或者迫害者是无辜的。
79. 您想过可能是您错了吗？		79　如果被试有任何的犹豫评定为1。如果完全确信评定为2。
79.1　被试不相信是他（她）自己错了。	0　1　2　8　9	

如被试认为自己错了，跳到 82

80. 他们真的试图要伤害您吗？		
80.1　被试相信有人（们）试图使他（她）心烦意乱、痛苦或被利用。	0　1　2　8　9	80.1　评定妄想的存在。被试确信有人伤害或利用他（她）。
80.2　被试相信有人（们）试图给他（她）造成严重的躯体伤害或杀死他（她）。	0　1　2　8　9	80.2　评定妄想。
80.3　他们使用诡计了吗？	0　1	0= 没有；1= 有。
80A　如果使用诡计，是什么呢？（请记录例子）		
81.　当然，您不必告诉我他是谁，但我很好奇这人到底是谁，能告诉我吗？		
81.1　被试声称是一个官方机构（官员）或组织。	0　1　8　9	
81.2　被试声称是一位认识或不认识的个人。	0　1　8　9	
82. 调查员根据被试的情况认为被试的信念是：		82　调查员对被试的信念作对错的判断时可能并没有掌握真实的情况。但是很多类似的信念或表达的方式不可能是真实的或根本不可能存在的。调查员在此需要作出自己的判断。
82.1　不大可能是真的，但又有可能。	0　1　8　9	
82.2　荒谬，或几乎可确定不是真实的。	0　1　8　9	
83. <u>观察</u>		83　被试不一定会表达自己的被害妄想，因为很多有被害妄想的人都把他们的这种想法隐藏了。但是他们用怀疑的眼神盯着调查员和门窗看。只有在访谈过程中被试一直表现这种行为才评定为阳性。
83.1　被试看起来有过度的怀疑。	0　1　2　8　9	

罪过感

84. 您是否常责备自己或对有些事感到内疚？什么事？（您的意思是您真的感到自己毫无用处吗？）（您有这种感觉多长时间了？）您的这种内疚有合理的理由吗？		

84.1 对过去或现在的微小过失表现出显著过分的内疚或自责(不包括合理的或轻微的自责)。	0 1 2 8 9	84.1 此处评定的**不是妄想**,而是被试对微小过失的过分罪过感,明显将过失扩大化。 合理的或恰当的罪过感不给予评定,必须符合的症状标准有不愉快、不能主动控制以及与环境不相称。除了症状在过去的1个月中一直存在评为1外,其他条目的评定都是一致的。
84.2 提到对过去的后悔(可能合理也可能不合理)。	0 1 2 8 9	84.2 此处合理和不合理的后悔都评为阳性。
84.3 至少在2周内的多数日子里觉得毫无用处或严重罪恶感。	0 1 2 8 9	84.3 持续的罪过感或无用感,与环境不相称,并且至少2周内多数时间存在。
84.4 无用感或罪恶感已达妄想的程度,且在多数日子里存在。	0 1 2 8 9	84.4 无用感或罪过感已达到妄想的程度,如坚信不疑或不能动摇,并且与被试的教育或文化背景不一致,至少2周内多数时间存在,评定为妄想。

易激惹

85. 最近您是否容易激动(发怒)?(多长时间了?)

85.1 承认易激惹(发怒)。	0 1 2 8 9	
85.2 在最近1个月中,至少2周内的多数日子存在易激惹。	0 1 2 8 9	

86. 您生自己的气吗?

86.1 生自己的气。	0 1 2 8 9	86 一些老人会描述他们生气是因为自己的身体原因,任何原因导致生自己的气均评定为阳性。

强迫

___兴趣___

87. 您对事物的兴趣如何?(您是否仍保持您的兴趣?)

87.1 在过去1个月中他(她)对事物的兴趣较往常减少。	0 1 2 8 9
88. 最近喜欢做些什么事?	0 1 2 8 9
88.1 几乎什么都不喜欢做。	

如兴趣爱好无减退,跳到 90

89. 您什么时候注意到这种兴趣、爱好有了减退?是从什么时候开始的?最近有吗?持续多长时间了?是否多数日子都存在?

续表

| 89.1 | 几年内，兴趣、爱好逐渐减低。 | 0　1　2　8　9 | 89.1 | 老人有时会抱怨自己的兴趣丧失或近几年逐渐减低。 |

| 89.2 | 近3个月兴趣、爱好减低。 | 0　1　8　9 | 89.2 | 仅在兴趣爱好的减低发生在近3个月内才评定，即是最近的改变，这更能预示是疾病的症状。 |

89.3　过去1个月中至少有2周大多数日子存在兴趣爱好的丧失。　　0　1　2　8　9

90. 这是否因为您太抑郁或神经紧张了？

90.1　过分抑郁或神经紧张。　　0　1　8　9

注意力

或许有许多原因造成注意力降低。然而，如果有与思维有关的妄想的证据，如思维插入、思维播散，以及有与电视或者收音机或者阅读材料的内容有关的妄想等证据的话，相关的条目就评定为9。

| **91. 您能集中注意力看电视节目（听收音机、看电影）吗？[您能自始至终看（听）吗？]注意力不集中困扰您多长时间了？是经常这样吗？** | | 91 | 被试归咎于因年龄导致的注意力改变不予评定。然而，被试可能非常错误地归因于年龄。这种情况下，如果调查员清楚地知道是在疾病过程中出现的注意力下降，则应评定为阳性。 |

91.1　集中于娱乐活动有困难。　　0　1　2　8　9

92. 您看书吗？您能集中注意力看书吗？（您能一直看下去吗？）

| 92.1 | 集中于阅读有困难。 | 0　1　2　8　9 | 92.1和92用同样的标准，此处评定的是集中阅读困难。 |

如果被试因为眼盲或文盲而不能阅读，评定为9。

92.2　至少2周内的多数日子里存在某种类型的集中注意困难　　0　1　2　8　9

93. 观察

93.1　会谈时，注意力集中有显著困难。　　0　1　2　8　9

感知觉障碍

本节仅评定显著异常和令人不解的体验（即不是大多数人的正常体验）。他们通常预示着某种疾病的发生。

94. 您有过奇怪的感觉吗？（能给出例子吗？）

| 94.1 | 描述异常的感知觉体验。 | 0　1　2　8　9 | 94 | 包括任何被试描述的知觉体验，要符合真性幻觉的标准，被试通常有自知力，意识到不是正常的体验。可能包括错觉，即确实有物体存在，但被错误感知。在作出阳性的评定之前，调查员要尽力获取对感知经过的描述。一过性的感知异常通常与最近的哀伤反应有关，这点要注意。 |

95. 是否发生过您不能解释的古怪事情？

95.1 某些出现的古怪事情令被试不解。	0 1 2 8 9	95	被试困惑的是其有种强烈的感觉，周围发生着一些奇怪的事情，通常是敌意的，但不完全是，被试不能解释和理解。这通常被描述为"妄想性心境"，若被试没有任何证据的情况下完全确信则评定为2。

96. 您身体上有什么奇怪感觉吗？

96.1 躯体幻觉。	0 1 2 8 9	96.1	符合真性幻觉的标准时评定为阳性。比较常见的躯体幻觉是遍布全身的、生动的性幻觉体验。
96.2 包括有性方面感觉的妄想，如由心灵感应引起的妄想、与幻想中的情侣在夜晚发生性交等。 （如评定为阳性，将前一项评定为1或2）	0 1 2 8 9	96.2	没有伴侣的情况下出现的性妄想评定为阳性。这可能是因为基于躯体幻觉，被试认为是情侣诱导所致。该条目必须符合妄想的标准。

97. 您是否闻到了别人闻不到的奇怪气味？

97.1 嗅幻觉。	0 1 2 8 9	97.1	此处评定的嗅觉异常要符合幻觉的标准。
97.2 与气味有关的妄想，如被试本人或他人散发出一种气味、气体被释放进了房间内等。（如阳性将前一项也评为1或2）	0 1 2 8 9	97.2	此处评定的妄想涉及气味，被试认为有气体被排进其房间或者他人释放了某种奇怪气味的气体。
97.3 被试声称他（她）散发出一种有害的气味。（如阳性将前一项也评为1或2）	0 1 2 8 9	97.3	被试没有证据的情况下认为他（她）释放出有害的气味。该条目必须符合妄想的标准。若该条目评定为阳性，123.1和123.2也应该评定为阳性。

98. 您是否在食物或水中注意到了一种异常的味道？（像什么样的味道？）（怎么引起的？）

98.1 不愉快的味道，不一定是幻觉，如苦味。	0 1 2 8 9	98.1	此处评定的是被试感觉到食物或饮料中任何不愉快的味道，并且没有足够的证据。仅仅是抱怨食物较差则不评定。该条目不必一定满足真性幻觉的标准。
98.2 味幻觉。	0 1 2 8 9	98.2	仅在症状符合幻觉时给予评定。

探问：
人们会偶尔有一种奇怪的体验，如：

99. 您能听到别人听不到的声音吗？
如果是：（您听到了什么？）（是什么声音？）
（当时周围是否没人在场？）
如果是：（他们说些什么？）

99 被试倾向于有真性幻听。这些声音对于被试来说是真实的，并且是通过被试的耳朵听到的，声音来自身体之外，如隔壁的房间或被误认为是正常的声音。听到声音时评定为阳性，但要符合幻觉的标准。

续表

99.1　在缺乏确定的外界刺激下，被试表示　0　1　2　8　9 他（她）听到了声音。	
100．您看到过别人看不到的东西吗？	100　真性幻视对被试来说也是真实的，被试不能控制。幻视通常是形象生动的，聪明的被试能给予详细的描述。因为丰富的想象力而呈现的视觉内容通常被描述为"心灵的眼睛"。但这些形象通常是不清楚的、黯淡的和不成形的，这种情况不予评定。
100.1　在缺乏确定的外界刺激下，他（她）　0　1　2　8　9 有视觉体验。	

如果没有幻视，跳到调查员评定

101．那种情况出现时，您十分清醒吗？　　0　1　8　9 101.1　十分清醒时的幻视。	101　被试清醒状态的幻视才评为阳性（即不是被试在床上刚醒来或入睡的时候）
102．您认为那是真的吗？　　0　1　8　9 102.1　认为是真的。	102　对于被试而言，如果其对幻觉内容没有丝毫的怀疑则评定为1。

调查员评定

您做出任何有关妄想（坚信不疑的错误观念）或幻觉（没有外界刺激时出现的感知觉）的阳性评定了吗？

否　**0**　　　是　**1**

对妄想或幻觉的情感反应

如没有幻觉和妄想，跳到105

103．对这些体验您有什么感受？（是发怒或伤心或害怕？）（这是您应得的吗？）（是您的过错吗？）（您怎么证实呢？）（您对这些体验感到享受吗？）	
103.1　明显的情感反应。如果被试仅仅说出　0　1　2　8　9 其情感反应，评定为1；如果被试在访谈时不仅说出而且通过行为表现出了情感反应，评定为2。	103.1　明显的情感反应可以是抑郁、欣快、激惹、生气、焦虑等，即被试因其体验而引起的任何情感反应。
103.2　愤怒地感到这种事不应该有。　　0　1　2　8　9	103.2　如果被试总体上感觉这种体验不应该发生，则评定为1。
103.3　认为这些体验是罪有应得。如果被试　0　1　2　8　9 总体感觉这种体验是应得的，评定为1； 如果被试非常确认是应得的，评定为2。	
103.4　被试似乎是无动于衷、情感淡漠，或　0　1　2　8　9 谈话中情感反应不多。	103.4　如果被试对这种体验无动于衷或很淡漠，或称对妄想内容没情感反应，则评定为阳性。

如被试有抑郁心境:	0 1 2 8 9

103.5 妄想和（或）幻觉内容是不愉快的或迫害性的，但不是怨恨的，故与抑郁情绪协调一致。

103.5 和 103.6 仅评定与心境一致的幻觉或妄想，有时被称为**心境协调**。因此抑郁心境的人体验的幻觉或妄想内容通常是令人不愉快的或害怕的，或其他抑郁体验。这种心境协调的幻觉或妄想通常没有怨恨性的体验，被试通常认为是公正的惩罚，或由于被试本身的过错而导致的不可避免的后果。情绪高涨的被试体验的幻觉或妄想内容是愉快的、令人鼓舞的、讨人喜欢的，或是让被试感到对自己满意高兴的。高涨心境下的幻觉或妄想有可能带有怨恨性。

如被试有心境高涨:

103.6 妄想和（或）幻觉内容是愉快的、赏心悦目的或夸张的，故与高涨的情感协调一致 　0 1 2 8 9

103.7 在疾病过程中，当缺乏突出的心境障碍时，妄想或幻觉的存在持续不超过 2 周（即在情绪症状出现前或消失后）。 0 1 8 9

103.7 如果幻觉和妄想是因为心境障碍引起的，他们通常伴随心境障碍发生。如果妄想和幻觉在没有心境障碍的情况下持续出现 2 周，则评定为阳性。这提示幻觉和妄想的产生是独立于情感反应的。

108. 观察。

108.1 被试因精神/情感问题服用医生开的药。 0 1 8 9

药物滥用

本节要查明的是被试服用的任何种类的药品或药物。这些药物不是医生处方的，那么它们为什么使用这些药物，多长时间使用一次和使用了多长时间？如果被试觉得他（她）不能离开这些药物，才进行评定。如果因为治疗的效果可能会失去，如抗抑郁药物，被试觉得他（她）部分程度上不能离开这些药物，那么对这些处方药物不进行评定。

109. 您是否离不开某些药物？它帮助您应付日常事物或使您感觉好受些或使您平静下来？

109.1 鸦片、鸦片碱、海洛因合成的吗啡类镇痛剂（如杜冷丁、美沙酮、双氢可待因）及可卡因。 0 1 8 9

109.2 致幻剂。 0 1 8 9

109.3 大麻。 0 1 8 9

109.4 其他精神兴奋剂（如苯丙胺）。 0 1 8 9

109.5 巴比妥类。 0 1 8 9

109.6	其他催眠和镇静剂。	0 1 8 9
109.7	弱安定剂（安定，利眠宁等）。	0 1 8 9
109.8	其他。	0 1 8 9

饮酒

由于在该简单的总体精神状况访谈中我们没有足够的时间去问更多的问题，因此很难获取被试饮用酒精的真实情况。调查员在评定该节的时候，一定要注意避免基于年轻群体酒精使用量的假设作出评定，因为这对于老年人来说通常都是过量的。

110. 我能问您的饮酒习惯吗？您是否每天多少都要喝一点儿酒？

110.1　以某种方式饮酒一周至少 5 次。　　0 1 8 9

111. 您是否有时停一段时间不喝，而后连续喝几天呢？

111　被试只有频繁饮酒或在一段时期内暴饮或以饮酒为乐趣时才评定为阳性。

111.1　是的。　　0 1 8 9

112. 不管怎样，酒对您是否已成问题了？

112　只有在被试承认饮酒对其已经造成问题时才评定为阳性。

112.1　被试承认已成问题。　　0 1 2 8 9

> *如上面 3 个问题均评定为 0，跳到 117*

113. 您自己一个人待着时，能喝多少酒？

113　要求有明确的回答。

113.1　承认他（她）独处时，常连喝三巡或　0 1 2 8 9
更多（即一杯接一杯）。

114. 您通常一天喝几次酒？

114　要求有明确的回答。

114.1　他（她）通常一天饮酒 4 次或以上。　0 1 2 8 9

114.2　他（她）在一段时间内通常每天持续　0 1 2 8 9
喝酒 3 小时以上。

> *如 113 和 114 评为 0，跳到 117*

115. 过去 3 个月中您是否曾有摔倒或走路不稳、忘记了一天中一段时间内发生的事、手抖、呕吐（恶心）或其他因喝得太多或喝不到酒而引起的问题？

115　此处评定的是酒精的戒断症状或其他躯体症状。

115.1　有因过度饮酒或戒断引起的上述　0 1 8 9
问题。

116. 早上，在新的一天开始前，您是否需要喝酒？

116　此处评定的是被试平时的情况。

116.1　需要。　　0 1 8 9

117. 观察。

117　基于 139 的评定，但是该条目是基于调查员的评定，不是被试的回答记录。

117.1 评定者认为被试有饮酒问题。	0 1 8 9	
调查员评定 在"定向力"或"记忆"节中有任何差错或"8" 的评定或其他节中评了许多"8"？	0 1 8 9	

差错行为

在"定向力"或"记忆"节中有任何差错或"8"的评定或其他节中评定了许多"8"，才评定此节。评定可能造成这些差错的原因或在这里评定8。

例如，119.2"意识清晰下由于记忆缺陷引起的差错"，该差错是由于比如痴呆造成的，而并不是由于意识模糊造成的，要进行评定。

118. 在"定向力"或"记忆"节中有任何 差错或"8"的评定或其他节中评定了许多 "8"，才评此项。 意识清晰的情况下造成的差错（如不是睡觉， 或酒精药物的影响，或急性躯体疾病引起的 谵妄）。		
118.1 由于激动、抑郁、情绪高涨等引起的 差错。	0 1 8 9	
118.2 由于记忆缺陷引起的差错。	0 1 8 9	
114.3 在意识混浊状态下出的差错（即被试 正打瞌睡，或在酒精和药物的影响下，或处 于由急性躯体疾病引起的谵妄状态）。	0 1 8 9	118.3 如果被试处于打瞌睡，或因躯体 疾病如肺炎以及酒精药物过量引起的谵妄 状态时，意识状态可能就是不清晰的。
118.4 被试对差错的反应表现为特征性的平 淡无奇、无动于衷或欣快。	0 1 8 9	118.4 通常对差错的反应是烦恼、激惹 或低落。如果缺乏这些反应，说明被试不 能理解这些"错误"的重要性。
128. 总体上，_____（尊称患者姓名）您怎 样全面评价您目前对生活的满意程度：好、 一般，还是差？		128 关于乐观态度的总体评估。完全主 观的，要基于被试的回答。被试必须从一 系列的选项中选择一个。
119.1 0=好；1=一般；2=差。	0 1 2 8 9	
129. 总的来说，您怎么评价自己的幸福程度： 很幸福、一般、不太幸福，或一点不幸福？		
120.1 0=很幸福；1=一般幸 福；2=不太幸 福；3=一点儿也不幸福。	0 1 2 8 9	129 该条目的评定方式与155类似。被 试必须选择一个答案。
130. 是否还有我没问到的最近发生的其他 情况？	0 1 2 3 8 9	130 如果提了及可以进行评定的额外信 息，访谈员应该回到相应的章节进行评定。
调查员评定 访谈完成了吗？	0 1 8 9	

续表

行为和言语

调查员指导语：在每次会谈结束后，需从头至尾对本节中的项目进行评定。本节中的项目，除非被试的行为或者仪表有某些明显的异常，其余几乎所有项目都将被评为阴性。即使如此，对本节进行详细评定仍是重要的。**行为项目有两种主要类型：**

1. 大多数项目，仅当行为异常持续存在或严重到一定明显程度时才被评定为异常。这些行为仅仅有时出现在会谈中，并不一定是异常的。这些项目只评定在正常社会环境中出现时，会被当作异常的那些行为。这些项目不是用作对某一行为是否出现的绝对判定。如会谈中偶尔出现一两次扮鬼脸或古怪的面部表情是常见的，也是不重要的；但如反复出现，就很不正常了。

2. 有些项目是指正常情况下完全不应该出现的行为，如大叫或发怒，任何此类行为出现在会谈中都应被评定为阳性。

如评定者对如何评定一个项目有疑问时，应该遵循如下原则：**本节旨在仅记录那些明显异常的行为。**

行为评定

注：仅在调查未完成时，才评定下面158～162项（参阅导言节）。

131. 抑郁。

131.1 外表显得悲哀或抑郁。　　　　　0　1　2　8　9

131.2 眼含泪：眼泪汪汪或哭出声来。　0　1　2　8　9

132. 动作缓慢。

132.1 所有动作都非常缓慢。　　　　　0　1　2　8　9

133. 思维障碍。

133.1 听起来思维混乱。　　　　　　　0　1　2　8　9

133.2 表现犹豫不决。　　　　　　　　0　1　2　8　9

134. 人际关系不良。

134.1 看起来或听起来有过份怀疑。　　0　1　2　8　9

135. 注意力。

135.1 会谈中注意力明显难以集中。　　0　1　2　8　9

情感

136. 情感表达减少。

136.1 面无表情，交谈中面部表情无变化。　0　1　2　8　9

136.2 声音单调，交谈中声音无变化。　0　1　2　8　9

136.3 说话时不伴有动作。　　　　　　0　1　2　8　9

136.4 讨论通常能引发情绪反应的妄想或正　0　1　2　8　9
常事情时无相应的情绪变化。

136.5 不管交谈的语气如何，均是一样的情　0　1　2　8　9
感迟钝（无动于衷、毫无情感反应）。

137. 情感表达过度。

137.1 控制不住的短暂大哭。　　　　　0　1　2　8　9

137.2 控制不住的短暂大笑。 0 1 2 8 9

138. 笑。

138.1 情绪增高、欣快，尽管可能会转变为 0 1 2 8 9
易激惹或抑郁。

138.2 有感染力的快乐。 0 1 2 8 9

139. 其他情感。

139.1 轻浮：愚蠢的玩笑，轻率的言语。 0 1 2 8 9

140. 不合作等。

140.1 总好争辩。 0 1 2 8 9

141. 特殊运动。

141.1 舞蹈病样运动（安静时出现头部、躯 0 1 2 8 9
体或四肢连续的、无目的的、突然的不自主
运动）。

141.2 手足徐动症样运动（舌、口部或四肢 0 1 2 8 9
出现连续的、无目的的、缓慢的扭动）。

141.3 帕金森病样运动（安静时，特征性的 0 1 2 8 9
反复有节律的手抖，常被描述为"搓丸症"，
好像被试正在用拇指及其他手指指端搓药丸
一样）。

步态：

141.4 明显的行走异常。 0 1 2 8 9

141.5 明显的瘫痪或中风。 0 1 2 8 9

141.6 明显的下肢功能异常，如关节炎、截 0 1 2 8 9
肢、显著肿胀。

如上面两个条目均为阴性

141.7 步态正常，仅是不稳。 0 1 2 8 9

141.8 醉汉样步态（蹒跚）。 0 1 2 8 9

141.9 缓慢的摇曳步态。 0 1 2 8 9

社会性语言

社会性言语是指被试讲的话或会谈者在交谈中讲的话。因此，多数不连贯或无关言语也是社会性言语。
如有疑问，将被试的言语都视为社会性言语。

142. 言语不连贯。

142.1 言语内容含糊不清，不能完整表达一 0 1 2 8 9
个思想或观念。

如评为阳性：

142.2　被试谈话非常自然，但含意不清，模　0　1　2　8　9
棱两可，为此不能清楚的表达意思。谈话只
是含糊地从一种想法或一种观点转移到另一
种观点上。

问题：

您在医院里情况怎么样？

回答：

"好，或者……""和……不大相同，或
者……""不知该怎样说。""住院与工作不
同。""嗯……这里的工作不太相同。""差不
多一样，当然，不可能完全相同。"

142.3　回答与提问无关：回答的整个内容与　0　1　2　8　9
提问毫无关系（不包括离题或松散或不连贯）。

142.4　赘述：说许多不必要的细节，但最后　0　1　2　8　9
能达到开始谈话的目的。

142.5　松散：谈话无指向性，离开了开始谈　0　1　2　8　9
话的主题。

143．言语速度。

143.1　言语非常快，但可被打断。　0　1　2　8　9

143.2　言语急迫：言辞太多、太快且不能被　0　1　2　8　9
打断。

143.3　思维奔逸：从一个概念联想到另一个　0　1　2　8　9
概念、转换迅速，故被试言语常很快离题
千里。

问题：

现在几点了？

回答：

我的闪亮的金表显示是三点钟，但它不是标
准的金色，将手中的小旗挥动成波浪形状。

143.4　言语非常慢，字与字之间停顿明显。　0　1　2　8　9

143.5　在回答到某一特定问题时，常有长时　0　1　2　8　9
间停顿。

144．持续语言。

144.1　不恰当地重复作答。　0　1　2　8　9
例如，问："星期几？"答："星期二。"问："几
月份？"答："星期二。"

145．判断。

178.1 记忆障碍比思维障碍突出，即记事要 　0　1　2　8　9
比做事困难

交流困难

在评定老人时，知道资料为什么不完整或者明显的矛盾是非常有用的。他们或许是由影响交流的躯体疾病、聋或盲或认知缺陷造成的。聋的报告偏低并且表现出与抑郁相关。因此必须特别注意认识到聋的问题。

146. 非病理性交流困难。	146 该节 23 个条目的交流困难的评定不是由于被试目前的精神疾病引起的。智能低下可能归咎于童年时期的疾病。头部外伤或中风本身不列为精神疾病。
146.1 方言重，访谈时需要有人翻译。　0　1　8　9	
146.2 发音不清或方言不清。　0　1　8　9	
146a 躯体缺陷引起的交流困难。（在此处不评定记忆缺陷）。	
146.3 言语障碍（由脑损伤造成）：语词混　0　1　8　9杂或使用不当。	
146.4 构音障碍（由脑损伤造成）：被试知　0　1　8　9道他想说的话，但发音困难。	
146.5 构音障碍（由发音器官造成），如由　0　1　8　9于粗大舌震颤或声带麻痹。	
146.6 严重耳聋。　0　1　8　9	
146.7 几乎全盲。　0　1　8　9	
146.8 口吃。　0　1　8　9	
146.9 由躯体疾病引起的缄默症。　0　1　8　9	
146.10 严重虚弱。　0　1　8　9	
146.11 其他。　0　1　8　9	
146.12 智能低下。　0　1　8　9	
非特异性行为：	
146.18 言语含糊不清，不能归为躯体障碍　0　1　8　9或药物引起。	
146.19 其他。　0　1　8　9	
146.20 会谈条件不良，如有噪声、分散注　0　1　8　9意力的环境。	
146.21 被试反复入睡，必须要叫醒。　0　1　8　9	
146.22 被试显得想睡，但未真正睡着。　0　1　8　9	
147. 病理性交流障碍。	147 当交流困难是由于器质性或功能性精神疾病（如抑郁）引起时，以下 20 个条目评定为阳性。

续表

147.1　确定的记忆缺陷，如定向障碍、记忆　0　1　8　9
明显丧失、明确的记忆脱失。

147.2　可疑的记忆缺陷，如模糊回忆、令人　0　1　8　9
无法信服地宣称记不起了、不努力回忆。

147.3　意识清晰下的思维不连贯（如未入　0　1　8　9
睡），即无关的或古怪的或随意回答，无关
联的观念，发出无意义的声音，语词新作，
持续言语，思维奔逸。

鲜明生动的病理行为：

147.4　一直谈及妄想或幻觉。　　　　　　0　1　8　9

147.5　将调查员纳入自己的妄想中。　　　0　1　8　9

147.6　姿势异常（反复或一次持续几分钟保　0　1　8　9
持身体某一部位的异常或古怪姿势）、怪异
行为。

147.7　连贯地自言自语，与幻听对话。　　0　1　8　9

147.8　不能控制地大哭。　　　　　　　　0　1　8　9

147.9　言语急迫（用通常的方式不能打断，　0　1　8　9
调查员插不上话）。

147.10　明显多疑。　　　　　　　　　　0　1　8　9

147.11　其他。　　　　　　　　　　　　0　1　8　9

模棱两可的病理行为：

147.12　如不能归类于躯体缺陷引起的缄　0　1　8　9
默症。

147.13　怀疑，违拗（做与检查者要求或期　0　1　8　9
望相反的行为）。

147.14　由于淡漠或严重抑郁引起的退缩或　0　1　8　9
显著情感淡漠。

147.15　说话过多，但无言语急迫。　　　　0　1　8　9

147.16　自知力缺乏，完全否认症状或疾病。　0　1　8　9

147.17　兴奋或易激动或明显的情感高涨（不　0　1　8　9
能一直坐着，或常用愚蠢的玩笑打断交谈）。

147.18　沉溺于无法表述的内心体验中（非　0　1　8　9
特异的先占观念）。

147.19　注意涣散（被试的注意力常被环境　0　1　8　9
中一些无足轻重或无关的事情所吸引）。

147.20　其他。　　　　　　　　　　　　0　1　8　9

资料的可靠性

注：本节的评定不涉及定向力和记忆力，评定依据会谈中获得的所有资料完成。

148. 资料可靠性的总体评定。

每次会谈结束后，都要完成这些评定。如有进一步的会谈，(开始前) 先检查上次的评定，必要的地方可进行修改，以便能全面评定本表中资料的质量及质量不佳的原因。

调查员对资料的可信程度：

0 = 可信的，被试对几乎所有问题都作出了适当考虑后的回答。

1 = 轻度疑问。

2 = 中度疑问。

3 = 重度疑问（检查者认为被试对多数提问不能够 / 不愿意作出考虑后的适当回答）。

4 = 毫无价值，有或多或少的随意回答。

148.1 评定   0 1 2 3 4 8 9

149. 如有疑问，除交流困难外，评定者对资料可靠性的怀疑是由于被试：

149.1 夸张或倾向于不加选择地给出肯定   0 1 2 8 9 回答。

149.2 缩小或倾向于不加选择地给出否定   0 1 2 8 9 回答。

148 痴呆患者提供的有关情绪及习惯的信息通常只有极少部分是调查员可信的。调查员评定的是其对信息的信任程度。

精神状态总结表

这个表格将被用作提供简单的、实际的信息以及疾病的摘要，和疾病对被试生活的影响。调查员在这里记录他们发现任何难以评定的症状。

对过去症状的总结对于症状的清晰评定是有用的，并且对解释诊断的偏倚和提供对疾病"人性"方面的一些理解也是很有帮助的。

提供疾病的大致病程。

可以提供一些疾病的背景。包括调查员考虑的任何信息，都会对调查结果的解释提供帮助。

认知测试问卷（COGNITIVE）

1. 编码

1.1 会谈日期（按日/月/年记录日期，如 05/09/2015）　　□□/□□/□□□□

1.2 调查员 ID 编号　　□□

1.3 家庭 ID 编号　　□□□□

1.4 被试 ID 编号　　□

词表学习

"我现在要给您念一列词。请您仔细听，因为我念完后要请您重复。"

念10个词,两词之间间隔1秒。在下表中给正确回忆的每个词记1分。共重复做三次, 每次念词之前都要提醒被试仔细听。全部做完后统计每次正确回忆的总分。

	第1次	第2次	第3次	
酱油				酱油
胳膊				胳膊
信件				信件
主席				主席
车票				车票
草地				草地
角落				角落
石头				石头
书本				书本
棍子				棍子
合计				

第一次测验

1. 请告诉我您记住的所有词汇。 □□

调查者 —— 记录所有正确回忆出来的词汇的数目。

第二次测验

"谢谢您！现在我给您再读一遍这些词汇，请您仔细听，当我读完以后，请您重复这些词汇。"

调查者 —— 读出这十个词汇，每个词汇间停顿1秒。

2. 请告诉我您记住的所有词汇。 □□

调查者 —— 记录所有正确回忆出来的词汇的数目。

第三次测验

"谢谢您！现在我给您再读一遍这些词汇，请您仔细听，当我读完以后，请您重复这些词汇。"

调查者——读出这十个词汇，每个词汇间停顿1秒。

3. 请告诉我您记住的所有词汇。 □□

调查者——记录所有正确回忆出来的词汇的数目。

痴呆的社区筛查工具（CSID）

4. 我想请您记住我的名字，我叫_____。您能重复一遍吗？ □

不能重复 / 无回应 0　　　　　　正确重复 1

"我们现在开始给一些东西命名。我指着一个东西，您能告诉我它的名字吗？比如说："

5. （检查者拿着铅笔）这叫什么？ □

不正确 / 无回应 0　　　　　　正确 1

6. （检查者指着手表）这叫什么？ □

不正确 / 无回应 0　　　　　　正确 1

7. （检查者拍着椅子）这叫什么？ □

不正确 / 无回应 0　　　　　　正确 1

8. [检查者指着鞋子（或袜子或长筒袜，如果他们把鞋子放在外面了）] 这些呢？

□

不正确 / 无回应 0　　　　　　正确 1

9．[检查者指着他（她）的指关节] 我们管这些叫什么? ☐

不正确／无回应 0　　　　　　正确 1

10．[检查者指着他（她）的肘部] 这叫什么? ☐

不正确／无回应 0　　　　　　正确 1

11．[检查者指着他（她）的肩膀] 这是什么? ☐

不正确／无回应 0　　　　　　正确 1

"我刚才给您看了一些东西，您告诉了我它们的名字。现在我说一些东西，请您描述一下它们是什么样子的。例如："

12．什么是桥? ☐

不正确／无回应 0　　　　　　正确 1

正确答案：跨在水上，能走过去。

13．您用锤子能干什么? ☐

不正确／无回应 0　　　　　　正确 1

正确答案：把钉子钉到东西里。

14．人们在教堂／寺庙／清真寺做什么? （选择恰当的） ☐

不正确／无回应 0　　　　　　正确 1

正确答案：祈祷或烧香或结婚。

15．我们在什么地方买药? ☐

不正确 0　　　　　　正确 1

正确答案：医院／药店（符合当地实情的地方）。

16．现在我请您重复我所说的话（只允许说一遍，因此调查员必须说得清楚缓慢，并注意发音准确）："如果、并且、但是"。 ☐

不正确／无回应 0　　　　　　正确 1（需要完全准确）

词表学习——延迟回忆

"您还记得我给您念过的十个词吗? 您现在还记得多少? 您能告诉我您还记得的词吗? "

检查者在下表记分，并给出总分。

酱油	
胳膊	
信件	
主席	
车票	
草地	
角落	
石头	
书本	
棍子	
合计	

17．正确回忆词汇的数目。 ☐☐

CSID 被试部分——继续

18．您记住我的名字了吗？我叫什么？ ☐

不正确 / 无回应 0　　　　　　正确 1

（允许有微小的错误）

19．"现在我们要做一件稍微不同的事情。我说出一个种类，请您尽快说出所有属于这一类的事物的名称。比如说，如果我说服装，您可以说衬衫、领带或帽子。您能说出其他的服装种类吗？"

等被试说出两种。如果说对了，表明被试理解正确并可以继续测试。如果给了一个错误的词或答案，纠正答案并且重复指令。如果被试真的不理解指令，终止该测试并且解释为什么终止。在您觉得被试理解这项测试并给出两个服装种类的名字后，说：

"对了。请您说出属于另一类东西的名字，'动物'。请您想想您知道的动物的名字，可以是在天上、地上、水里、森林里的任何动物。现在请您告诉我您知道的不同动物的名字。您有一分钟的时间来说。您准备好了吗？开始。"

只允许一分钟的时间。如果在规定时间结束前被试停止了，鼓励他们尽量多说些。如果他们沉默了 15 秒，应重复最初的指令（"请您告诉我您想到的所有动物的名字"）。如果不得不重复指令时，规定的一分钟时间不能延长。

（分数是所说的正确动物名称的总和。动物界任何成员，真的或传说的都可得分，除了重复和不正确的名称。尤其是下面任何一种都可得分：一个属的名称、种属内任何

相似的品种；种属中雄性、雌性、幼兽的名字。）

一分钟内动物的数目 ☐☐

20．现在我告诉您三个词，请您在我说完以后重复。

船——房子——鱼

检查者 —— 在第一次测验中每说对一个给 1 分。

20.1 第一次测验得分。 ☐

没有记住 0 记住 1 个 1 记住 2 个 2 记住 3 个 3

然后继续重复这三个词，直到被试能全部正确地记住它们，但最多六遍。

20.2 记录被试能全部正确重复所需的次数。 ☐

（如果第六遍仍不能记住，此题记为 6）

"好！现在请记住这些词，过一会儿我还要问您。"

21．这个城市 / 城镇 / 乡村叫什么名字？ ☐

不正确 / 无回应 0 正确 1

22．现在的国家主席是谁？ ☐

不正确 / 无回应 0 正确 1

23．说出这附近两条主要街道的名称。 ☐

（如果不适合）或离这儿最近的河叫什么名字？

不正确 / 无回应 0 正确 1

24．附近的市场 / 商店在哪儿？ ☐

不正确 / 无回应 0 正确 1

25．您住在哪儿？ ☐

（如果不适用）可以问：您的邻居是谁？

不正确 / 无回应 0 正确 1

26．您能说出刚才我让您记住的那三个词吗？ ☐

没有记住 0 记住 1 个 1 记住 2 个 2 记住 3 个 3

27．长时记忆。

谁在 1949 年宣告了中华人民共和国的成立？ ☐

不正确 / 无回应 0 正确 1

"现在我想问您一些有关时间的问题。"

28．现在是几月份? □

不正确／无回应 0 正确 1

29．现在是星期几? □

不正确／无回应 0 正确 1

30．现在是哪年? □

不正确／无回应 0 正确 1（在 1 年之内）

31．现在是什么季节? □

不正确／无回应 0 正确 1

"我想请您做一些动作，因为我只说一遍请仔细听好。"

(检查者——每次说出完整的指令，不要一步一步地说。)

32．请您点头。 □

不正确／无回应 0 正确 1

33．请先指一下窗户再指一下门。 □

不正确／无回应 0 正确 1

34．我给您一张纸。当我给您的时候，请用您的右手拿着这张纸；用双手把它对折起来再放到您的腿上。(每个正确的动作记 1 分) □

完全不正确 0 能使用右手 1 能对折 1 能放在腿上 1

(将正确的得分相加，最高为 3 分)

35．现在我请您用笔把下面的图照着画下来。(出示下面两个图案)

35.1 圆的得分。 □

不正确／无回应 0 正确 1

如果将两个大致的圆形部分重叠成梭形记 1 分。

35.2 五边形得分。 □

不正确 / 无回应 0 正确 1

如果两个五角形部分重叠成菱形记 1 分。

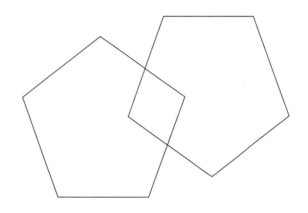

36．"现在我讲一个小故事，然后我要您重复您记得的故事情节。请仔细听，我希望您尽可能多告诉我一些您记得的故事情节。"

"三个小孩自己在家，房子着火了。一个勇敢的人设法从后窗户爬进去，把孩子们救到了安全的地方。孩子们除了有轻微的划伤和擦伤，一切都好。"

"现在您尽可能地告诉我您记得的情节。"

故事复述——所有的术语复述出来。 □

检查者——每个准确回忆的成分记 1 分（最高为 6 分）。

三个孩子 1 房子着火 1 勇敢的人爬了进去 1

孩子获救 1 轻微碰伤 1 每个人都很好 1

躯体和神经系统问卷（NEUROEX）

在该检查中，你需要如下工具：

电子血压计

电子肺活量测试仪（测试用力肺活量和第 1 秒用力呼气容积）

测力计（测试握力）

肌腱反射锤

可折叠的衣服尺子或直尺（2 米长）

一根 5 米长的绳子

会谈日期（按日 / 月 / 年记录日期，如 05/09/2015）	□□ / □□ / □□□□
调查员 ID 编号	□□
家庭 ID 编号	□□□□
被试 ID 编号	□

1．脉率

请数 30 秒脉搏，然后计算出每分钟的脉率

每分钟的脉率	□□□

2．血压

2.1　坐位血压 1

让被试坐下并且放松，测量右臂血压。记录收缩压和舒张压。

收缩压 1	□□□
舒张压 1	□□□

2.2　坐位血压 2

重复测量。记录收缩压和舒张压。

收缩压 2　　　　　　　　　　　　　　　　　　　□□□

舒张压 2　　　　　　　　　　　　　　　　　　　□□□

2.3　站位血压

让被试站着。记录站立时的收缩压和舒张压。

站立时收缩压　　　　　　　　　　　　　　　　　□□□

站立时舒张压　　　　　　　　　　　　　　　　　□□□

2.4　臂围

请被试上臂放松，测量被试右上臂的臂围。将卷尺上下移动，测量上臂最粗地方的周长。

臂围（厘米）　　　　　　　　　　　　　　　　　□□

2.5　腿肚周长

让被试坐在椅子上，双脚一定要放在地上，并且膝盖和脚踝呈垂直状态，将尺子上下移动，测量小腿最粗部分的周长。

腿肚周长（厘米）　　　　　　　　　　　　　　　□□

3．头围

测量被试的头围。将卷尺刚好放于被试眉毛上方，并将其绕到头后面的枕叶（枕骨结节），绕一圈的周长即为头围的尺寸。枕骨结节是一个骨突起，它是颈部带状肌附着在颅骨的位置。

头围（厘米）　　　　　　　　　　　　　　　　　□□

4．腰围

测量被试腰围。如果是女性，这是指胸部和臀部中间最窄的部分。如果是男性，则齐肚脐水平测量。

腰围（厘米）　　　　　　　　　　　　　　　　　□□□

5．臀围

测量被试的臀围。将尺子放在股骨之上较为宽大的部位（髋骨），尺子要围绕臀部最宽的部分。

臀围（厘米）　　　　　　　　　　　　　　　　　□□□

6．身高

6.1 腿长

测量被试的腿长，从髂嵴（骨盆）开始到外踝（踝骨）。

腿长（厘米） □□□

6.2 身高

测量被试身高，让被试靠墙站直，用一本书或相似的东西平放于其头上，并标记其位置，用尺子测量该高度。

身高（厘米） □□□

7. 眼睛体征：垂直凝视

说："请随我的手指动，但是您的头不动。"

请把您的手放在离被试前方大约 30 厘米的地方，然后尽可能向上抬起手指，使被试的眼睛随着手指在动。仔细看并确保他们不会通过仰头来欺骗您。

如果他们真的仰头了，告诉他们"请保持您的头不动，用您的眼睛追随我的手指"。

0= 向上凝视正常 1= 向上凝视受限 2= 不能向上凝视，或者几乎不能向上凝视

垂直凝视 □

8. 原始反射

8.1 眉间反射

拍打被试鼻梁上部的前额部，重复拍打，直到他们停止眨眼。记录拍打的次数。

1 = 1 ～ 4 次 2 = 5 次 3 = 6 ～ 9 次 4 = 10 + 次

眉间反射 □

8.2 噘嘴反射

用您的食指拍被试的嘴唇。

0= 没有噘嘴 1= 噘嘴反射存在

噘嘴反射 □

8.3 掌颏反射

用一个钥匙来回刮被试手掌小指侧，同时观察他们同侧下巴或嘴角是否抽动。

0= 没有面部抽动 1= 面部抽动反射存在

掌颏反射 □

9. 静止震颤

观察被试,在安静状态下观察 1 分钟.观察被试是否有震颤的表现。记录下面的 0 ～ 3

编码。

0= 没有震颤　　1= 缓慢震颤　　2= 中等速度震颤　　3= 快速震颤

9.1　头部　　　　　　　　　　　　　　　　　　　　　　　□

9.2　右上肢　　　　　　　　　　　　　　　　　　　　　　□

9.3　左上肢　　　　　　　　　　　　　　　　　　　　　　□

10．晃动

要求被试将双手向前伸，与他们的肩膀平行，手掌向上。您可以示范给他们看您想要他们怎么做。

说："请像我这样把您的手伸到前面。现在请闭上眼睛，但是保持您的手臂不动。"

观察每个手臂"晃动"现象。典型症状为，如果手臂因为中风受到影响，它会向中间晃动而且手掌会向下转动。如果这样，重复测试进行确定。如果您觉得是疲乏或关节炎造成这种晃动，就不要评定为晃动。

10.1　晃动存在

0= 没有晃动　　　　　　　　1= 晃动存在

晃动存在　　　　　　　　　　　　　　　　　　　　　　　□

如果没有晃动，请跳到第11题。

10.2　晃动侧

1= 右侧　　　　　　　　　　2= 左侧

晃动侧　　　　　　　　　　　　　　　　　　　　　　　　□

11．肌张力

检查双臂和双腿肌肉的肌张力。

双臂的肌张力通过腕部（弯曲／伸展）和肘部（弯曲／伸展和转动）来测试。腿部的肌张力通过膝部（弯曲／伸展）来测试。

说："请坐下，放松。我将要检查一下您的手臂／腿。"

检查时，请在放松的情况下从伸展位向弯曲位活动。否则的话，被试会和您一起移动他们的手臂／腿，这样您就无法测到被动肌张力。

当对活动存在持续的抵抗，就可能存在"僵直"（有时叫做"铅管样"僵直）。

在您移动被试的手臂／腿时，肌张力存在"锯齿状"地增加或减少。这是肌张力增强和震颤共同作用的结果。

按下面的情况编码：

0= 肌张力正常　　1= 肌张力轻微增加　　2= 肌张力明显增加

	上肢	下肢

11.1　僵直

右侧	☐	☐
左侧	☐	☐

11.2　锯齿状

右侧	☐	☐
左侧	☐	☐

12．协调性

12.1　优势手

问："您用哪只手写字？"

（如果被试是文盲，也再想一个合适的问题来询问优势手。）

1= 右手　　　　　　　2= 左手

优势手　　　　　　　　　　　　　　　　　　　　　　☐

12.2　手指活动良好

让被试尽量将他们的拇指朝着与食指、中指、无名指和小指相反的方向来回不停地活动。左手和右手都要检查。

说："请看我怎么做，然后照着我的动作做。"

0= 活动不受限　　　　1= 活动受限（缓慢，和 / 或者笨拙）

右侧手指活动良好　　　　　　　　　　　　　　　　　☐

0= 活动不受限　　　　1= 活动受限（缓慢，和 / 或者笨拙）

左侧手指活动良好　　　　　　　　　　　　　　　　　☐

12.3　轮替活动不能

被试尽量交替将一只手的手掌和手背放在另一只手的手背上。左右手交替检查。

说："请看我怎么做，然后照着我的动作做。"

记录速度和协调性（注意：非优势侧稍微差些是正常的）。

12.3.1　速度

0= 速度正常　　　　　1= 缓慢

右侧交替运动速度　　　　　　　　　　　　　　　　　　☐

0= 速度正常　　　　　　　　　1= 缓慢

左侧交替运动速度　　　　　　　　　　　　　　　　　　☐

12.3.2　协调性

0= 协调性正常　　　　　　　　1= 笨拙，不协调

右侧交替运动协调性　　　　　　　　　　　　　　　　　☐

0= 协调性正常　　　　　　　　1= 笨拙，不协调

左侧交替运动协调性　　　　　　　　　　　　　　　　　☐

13．额叶功能的 Luria 测试

接下来的测试要求被试用优势手，除非因为中风、截肢或关节炎症不能进行，并记录用的是左右哪只手。

13.1　"掌 - 腕 - 侧"试验中用的哪只手？

1= 优势手　　　　　　　　2= 非优势手

哪只手　　　　　　　　　　　　　　　　　　　　　　　☐

13.2　腕 - 掌 - 侧

坐在椅子上，把您的拳头放在您的大腿上，然后展开手掌，下一步将张开的手翻到侧面，使您的小指放在您的大腿上。

13.2.1　学习——"腕 - 掌 - 侧"

说："我想让您看一下我的手活动，当我做完这些动作的时候请您重复做这些动作。"（一秒一个动作）

0= 只要求一次示范　　　1= 要求 2 ～ 3 次示范　　　2= 要求 4 ～ 5 次示范

3= 在 5 次示范以后不能正确模仿（如果这样，不用再进行下面的检查，将 neo8b 记录为 3）

学习，优势手 {neo8a}　　　　　　　　　　　　　　　☐

13.2.2　连续——"腕 - 掌 - 侧"

说："我现在想要您重复这些动作五遍。"如果有一次以上做错的话，就重新示范如何做，再让被试尽量重新做。

0=5 次连续动作正确　　　1=5 次中有一次错误　　　2= 在重复示范后 5 次正确

3=5 次连续动作不能完全正确（包括上述学习检查部分中那些得分 3 的）

连续，优势手 □

13.3 交替协调（双手）

坐着的时候双手悬空，一只手握拳，另一只手同时张开手掌，然后交换。

13.3.1 学习——交替协调

说："我想让您看一下我的手活动，当我做完这些动作的时候请您重复做这些动作。"

0= 只要求 1 次示范　　1= 要求 2～3 次示范　　2= 要求 4～5 次示范

3= 在 5 次示范以后不能正确模仿（如果这样，不用进行下面的检查，将 neo8d 记录为 3）

学习 □

13.3.2 连续——交替协调

说："我现在想要您重复这些动作五遍。"

0= 5 次连续动作正确　　1= 5 次中有一次错误　　2= 在重复示范后 5 次正确

3= 5 次连续动作不能完全正确（包括上述学习中那些得分 3 的）

连续 □

14. 腱反射

腱反射最好是被试躺下去做。如果不能躺下做，那么确保他们很舒服和放松地坐着。

0= 不存在　　1= 正常（+）　　2= 轻度活跃（2+）　　3= 病理性活跃（3+）

14.1 二头肌腱反射，右侧 □

14.2 二头肌腱反射，左侧 □

14.3 下颌反射 □

14.4 膝反射，右侧 □

14.5 膝反射，左侧 □

15. 步态

沿着地面放一个 5 米长的绳子，然后要求被试正常地沿着绳子走到绳子的末端，转身而且返回。观察：

15.1 步数 □□

15.2 时间（秒） □□□

15.3 手臂摆动，右侧

0= 正常的手臂摆动　　1= 手臂摆动减少　　2= 没有手臂摆动

手臂摆动，右侧　　　　　　　　　　　　　　　　　　　　□

15.3.1　手臂摆动，左侧

0= 正常的手臂摆动　　　1= 手臂摆动减少　　　2= 没有手臂摆动

手臂摆动，左侧　　　　　　　　　　　　　　　　　　　　□

15.4　共济失调

0= 正常步态　　　1= 不稳的大步步态　　　2= 非常不稳的大步步态

共济失调　　　　　　　　　　　　　　　　　　　　　　　□

15.5　动作迟缓

0= 所有的动作都是正常速度　　　1= 动作有某种程度的缓慢　　　2= 非常缓慢的动作

动作迟缓　　　　　　　　　　　　　　　　　　　　　　　□

16．握力

说："在下面的测试中，请您尽可能地用力紧握着这个把手。请您两脚分开，与臀同宽，脚趾向前，就像这样。伸出您的手，使手不要碰到身体，然后用力握住手柄。您应该先深吸一口气，然后边呼气边用力握。尽您所能使劲握，直到您不能再用上劲了。就像这样。"

检查：

最近 3 个月，您的手是否做过手术？

最近，您手部或腕部是否骨折过？

您的手部和腕部疼吗？

是否有其他您知道的原因，使您无法用左手 / 右手完成这项测试？

指导：

每只手测试 3 次。先测试优势手，再测试非优势手，轮流进行（如：右 / 左 / 右 / 左 / 右 / 左）。鼓励老人尽可能地用力握 3 秒。每次测试之间最少休息 60 秒。如果老人不能站着测试，也可以让他们坐直了测试，脚放在地上，测试的手臂放松。

记录结果（千克）

16.1　左手

　　第一次测试　　　　　　　　　　　　　　　　□□ . □

　　第二次测试　　　　　　　　　　　　　　　　□□ . □

　　第三次测试　　　　　　　　　　　　　　　　□□ . □

16.2　右手

第一次测试　　　　　　　　　　　　　□□.□

第二次测试　　　　　　　　　　　　　□□.□

第三次测试　　　　　　　　　　　　　□□.□

17．肺功能测定

说："下面我们将测试一下您的呼吸。我会让您先深深地吸气，然后再将所有的气体通过这个仪器吹出。请您尽可能地呼出所有气体。就像您在吹灭蛋糕蜡烛一样 *。一定要确保您把吹气口放到了嘴里，用牙咬住，将嘴闭住。下面，我将示范一下如何完成。"

* 必要的话根据情况进行更改。

指导：

（1）给下一个人测试前，确保更换了吹气口。

（2）鼓励他们用力吹气，可能的话至少吹 6 秒（最多 15 秒）。

（3）如果老人戴有假牙，在测试前应将假牙摘除。

17.1　用力肺活量

用力肺活量（毫升）　　　　　　　　　□□□□

17.2　第 1 秒用力呼气容积

用力呼气容积（1 秒）（毫升）　　　　□□□□

18．体重

确保体重计放在水平面。不用让被试脱掉所有衣服，但是尽量让被试脱掉厚重的外衣和鞋子。体重应精确到 0.1 千克。

体重（千克）　　　　　　　　　　　□□□.□

19．假牙的使用和质量

19.1　您是否用假牙？

0= 用假牙　　　　　　1= 不用假牙　　　　　　　　□

如果没有假牙，跳到问题 19。

19.2　观察：被试者检查当时是否戴着假牙？

0= 否　　　　　　　　1= 是　　　　　　　　　　□

如果选 1，在数牙齿数目之前，让被试摘掉假牙。

20．牙齿数目（被试自己的牙齿，不含假牙）

20.1　上颌牙齿数目　　　　　　　　　　　　　　　　　　　　□□

20.2　下颌牙齿数目　　　　　　　　　　　　　　　　　　　　□□

20.3　您咀嚼食物有困难吗?

0= 没有问题　　　1= 有一些问题　　　2= 有许多问题　　　　□

21．下肢力量（起立坐下试验）

指导:

被试在听到"开始"的指令后，从坐姿变为站姿，然后再变回坐姿。在完成这个动作时，应让被试双臂交叉抱胸，但如果被试站不起来，则允许他们用手帮助自己站起来。

评估者示范这个动作，让被试练习 1 ～ 2 次，以保证他们理解这个动作。然后鼓励被试在 30 秒内尽量多地完成这个动作。

21.1　观察

被试能否完成这个动作?　　　　　　　　　　　　　　　　　　□

1= 不能完成动作　　2= 可以完成，但需要用手帮忙　　3= 可以不用手帮忙完成这个动作

21.2　观察

在 30 秒内完成的次数。　　　　　　　　　　　　　　　　　□□

22．活动能力评估　　　　　　　　　　　　　　　　　　　　　□

根据以上访谈中你所观察和听到的，选出最符合被试移动能力的编码。

1= 卧床

2= 限于椅子上（活动能力受限，能从椅子上移动到床上）

3= 限于屋内（活动能力受限，只能在屋内活动）

4= 在室外活动受限

5= 在房间内外活动均不受限

23．标准对数视力表视力测查

指导:

使被试坐在离视力表若干米处，视力表的位置灯光明亮。当测试单眼视力时盖住另一只眼。先不用针孔测试，然后再用针孔测试。视力就是被试能准确读出的最小的那一行的分值。如果老人平时看远处时就戴眼镜或者隐形眼镜，测试时他们也应该戴着。

如果被试不能进行此项测试，则在 24.2 题记录原因。

如果可以进行测试，但是被试看不到任何字符，则 24.3 题和 24.4 题编码为 0。

23.1　是否可以进行视力测查？　　　　　　　　　　　　　　　□

0= 不能　　　　　　　　1= 能（跳至 24.3 题）

23.2　为什么不能进行测试？

0= 被试不能理解此项测查　1= 测查条件不充足　2= 被试拒绝　3= 其他原因

23.3　裸眼视力或矫正视力

左眼视力　　　　　　　　　　　　　　　　　　　　2.0/□.□

右眼视力　　　　　　　　　　　　　　　　　　　　2.0/□.□

23.4　针孔视力

左眼针孔视力　　　　　　　　　　　　　　　　　　2.0/□.□

右眼针孔视力　　　　　　　　　　　　　　　　　　2.0/□.□

23.5　助视器

被试测查时是否佩戴眼镜或隐形眼镜？　　　　　　　　　　　□

0= 否　　　　　　　　　　1= 是

24．耳语试验

指导：

（1）站在被试的视野范围之后以防止被试读唇语。

（2）轻轻地堵住非测试侧的外耳道。

（3）检查者在被试被测耳旁以 4 种逐渐减小的响度说出三个 10 以内的数字，让被试重复这三个数字。4 种响度分别为：以谈话声音大小分别距被测耳 0.15 米和 1.83 米，以耳语声音大小分别距被测耳 0.15 米和 1.83 米。以耳语声音测试前请呼出所有气体，用肺内余气发声。

（4）如果被试不能准确重复第一套（3 个）数字，则用不同的数字再重复测试两遍。

（5）测试通过：当 3 个数字全部重复正确或 3 次都能正确重复至少 50% 的数字。

（6）测试通过后，则进行下一响度的测试。当测试失败时，记录被试通过的最高级别，然后测试另一只耳朵。

24.1　听力测试是否能够进行？　　　　　　　　　　　　　　□

0= 不能　　　　　　　　1= 能（跳至 25.3 题）

24.2　为什么不能进行？　　　　　　　　　　　　　　　　　□

1= 被试无法理解测试　　2= 被试拒绝　　　3= 其他原因

24.3　观察：左耳

记录通过的最高级别。　　　　　　　　　　　　　　　　　　　□

0= 没有通过任何测试　1= 谈话声音，0.15 米　2= 谈话声音，1.83 米

3= 耳语，0.15 米　　　4= 耳语声音，1.83 米

24.4　观察：右耳

记录通过的最高级别。　　　　　　　　　　　　　　　　　　　□

0= 没有通过任何测试　1= 谈话声音，0.15 米　2= 谈话声音，1.83 米

3= 耳语声音，0.15 米　4= 耳语声音，1.83 米

（王　波　闫永平）

第五章 | 指标和统计分析方法

中国精神卫生调查研究的统计分析指标包括各类精神障碍的患病率、残疾率、致残率、疾病负担、治疗率、痴呆的照料需求、精神障碍相关知识态度与行为等。涉及的统计分析方法主要为率计算、比较及假设检验。

一、指标及定义

（一）精神障碍患病率

1. 率

率又称为频率指标，用以说明某现象的发生频率或强度，不考虑任何人群特征而对一般人群计算的率，习惯上称为总率或粗率，可简称为率。其通用计算式如下：

$$率 = \frac{发生某现象的观察单位数}{可能发生某现象的观察单位总数} \times K \tag{5-1}$$

式 5-1 中的 K 称为比例基数，其取值常采用学界的习惯用法，亦可在扩大 K 倍以后，使率在数值上保留 1 ～ 2 位整数。据此，K 的取值可以为 100%、1000‰、10 万 /10 万等。

2. 专率

考虑任何人群特征的率，统称为专率。根据考虑的人群特征不同，可具体为性别率、疾病别率、残疾率等各种相应的专率。本研究计算的专率包括如下七个大类的精神障碍及由此导致的残疾率：

（1）心境障碍：抑郁症、心境恶劣、抑郁障碍未特定、双相Ⅰ型障碍、双相Ⅱ型障碍、其他双相障碍、物质所致心境障碍、躯体疾病所致心境障碍。

（2）焦虑障碍：惊恐障碍、广场恐怖症（不伴惊恐）、特殊恐怖症、社交恐怖症、强迫障碍、创伤后应激障碍、广泛性焦虑障碍、焦虑障碍未特定、物质所致焦虑障碍、躯体疾病所致焦虑障碍。

（3）酒精药物使用障碍：酒精依赖、酒精滥用、药物依赖、药物滥用。

（4）间歇性暴发性障碍：间歇性暴发性障碍、物质所致间歇性暴发性障碍、躯体疾病所致间歇性暴发性障碍。

（5）进食障碍：厌食症、贪食症。

（6）精神分裂症及其他精神病性障碍：精神分裂症、精神分裂样障碍、分裂情感障碍、偏执性障碍、短暂精神病性障碍、物质所致精神病性障碍、躯体疾病所致精神病性障碍、未特定精神病性障碍。

（7）老年期痴呆。

其中第（1）～（5）类的精神障碍由全定式化的复合性国际诊断交谈表（Composite International Diagnostic Interview，CIDI）的疾病章节获得资料，可按照美国《精神病学协会诊断与统计手册》（第4版）（DSM-Ⅳ）和《国际疾病分类第十次修订本》（ICD-10）两套标准获得诊断。第（6）类的精神分裂症及其他精神病性障碍由CIDI获得筛查结果，由DSM-Ⅳ轴Ⅰ障碍定式临床检查（Structured Clinical Interview for DSM-Ⅳ Axis Ⅰ Disorders，SCID-Ⅰ）的概述、心境发作（A节）、精神病性及相关症状（B节）、精神病性鉴别（C节）以及心境障碍（D节）五个部分获得诊断结果。第（7）类的老年期痴呆，根据10/66痴呆诊断工具的社区痴呆筛查表（Community Screening Interview for Dementia，CSID）以及结合受访者的WHODAS得分和受教育程度，采用计算机化筛查程序获得。老年精神状况量表（Geriatric Mental Status Examination，GMS）的相关信息用于结合10/66其他痴呆诊断工具，获得老年期痴呆的诊断。

3. 患病率

在应用中，若率的分子当中既包含新发病例又包含既往病例，则计算的疾病或残疾率称为患病率，其通用计算式见式5-2：

$$患病率 = \frac{同一时期同一人群新发和既往病例数}{某时期某人群的全部观察单位数} \times K \tag{5-2}$$

同样地，可计算总患病率亦可计算特征别患病率，如上述各种精神障碍的总患病率、性别患病率、年龄别患病率、特定疾病如抑郁的患病率等。另外，根据包含病例的时期的特点，可计算不同时期的患病率。本研究中根据资料的可得性，计算了各种精神障碍合计的 30 天患病率（式 5-3）、12 月患病率（式 5-4）和终生患病率（式 5-5）。对精神分裂症及其他精神病性障碍，只计算既往 30 天的患病率。

$$精神障碍的 30 天患病率 = \frac{研究队列中规定时点前 30 天内诊断的新发和既往病例数}{研究队列的全部观察单位数} \times K$$

$$\tag{5-3}$$

$$精神障碍的 12 月患病率 = \frac{研究队列中规定时点前 12 个月内诊断的新发和既往病例数}{研究队列的全部观察单位数} \times K$$

$$\tag{5-4}$$

$$精神障碍的终生患病率 = \frac{研究队列中规定时点前诊断的全部病例数}{研究队列的全部观察单位数} \times K$$

$$\tag{5-5}$$

本研究估计的精神障碍患病率的样表见附录 5-1 的附表 5-1～附表 5-6，共病患病率的样表见附录 5-1 的附表 5-7～附表 5-10。

（二）人群残疾指标

本研究用于评定残疾严重程度的指标包括 12 个月内和有生以来（精神分裂症及其他精神病性障碍时点为 30 天）精神障碍的残疾率、致残率、残疾等级构成。其中个体残疾的评定根据《世界卫生组织残疾评定量表》（WHODAS-2.0）的得分获得，WHODAS-2.0 评分越高，残疾程度越重。

1. 残疾率

精神障碍的残疾率等于调查人群中罹患精神障碍且达到残疾标准的患者所占的比

例。本研究对患病率超过 1‰ 的 6 类疾病（心境障碍、焦虑障碍、酒精药物使用障碍、间歇性暴发性障碍、精神分裂症及其他精神病性障碍、老年期痴呆）的残疾情况进行了分析。展示研究结果的样表见附录 5-2 的附表 5-11。

$$精神障碍的残疾率 = \frac{研究队列中规定时点前诊断的罹患精神障碍且达到残疾标准的全部病例数}{研究队列的全部观察单位数} \times K$$

$$(5\text{-}6)$$

2. 致残率

精神障碍致残率为罹患精神障碍的患者中达到残疾标准的患者所占的比例。

$$精神障碍的致残率 = \frac{研究队列中规定时点前诊断的罹患某精神障碍且达到残疾标准的全部病例数}{研究队列的罹患某精神障碍的全部病例数} \times K$$

$$(5\text{-}7)$$

3. 残疾等级构成

统计学上：

$$构成比 = \frac{某一组成部分的观察单位数}{全部组成部分的观察单位数} \times K \qquad (5\text{-}8)$$

根据构成比的定义式：

$$一级残疾者所占的比例 = \frac{一级残疾者的观察人数}{一级到四级残疾者的观察人总数} \times K \qquad (5\text{-}9)$$

其余类推。无残疾者不参与构成比的计算。

根据 WHODAS-2.0 的得分，可将精神残疾确定为如下 5 个等级：

（1）无残疾：WHODAS-2.0 的得分 ≤ 51 分。

（2）四级残疾：WHODAS-2.0 的得分为 52 ~ 95 分。

（3）三级残疾：WHODAS-2.0 的得分为 96 ~ 105 分。

（4）二级残疾：WHODAS-2.0 的得分为 106 ~ 115 分。

（5）一级残疾：WHODAS-2.0 的得分 ≥ 116 分。

展示致残率和残疾等级构成研究结果的样表见附录 5-2 的附表 5-12。

（三）疾病负担

本研究根据伤残调整寿命年（disability adjusted life year，DALY）评估精神障碍的疾病负担。DALY 是指发病到死亡所损失的全部健康寿命年，包括因早死所致的寿命损失年（years of life lost，YLL）以及残疾所致的健康寿命损失年（years lost due to disability，YLD）两个部分，是定量计算因各种疾病造成的早死与残疾对健康寿命年损失的综合测量指标。DALY 根据 WHO 推荐的患病率法计算，基本数据为本研究获得的 12 个月内的精神障碍患病率。

DALY 是 WHO 推荐评价疾病负担的指标。因精神障碍具有高致残率、低病死率的特点，WHO 在计算各类精神障碍 DALY 时对于极低病死率的精神障碍忽略了其早死所致的寿命损失年，仅以残疾所致的健康寿命损失年（YLD）作为 DALY 估计值。本研究未调查各类精神障碍病死率，因此采用 WHO 最新提出的以患病率为基础计算 YLD 的方法对 DALY 进行估计。

计算式为：

$$YLD = 患病率 \times 疾病伤残权重系数 \tag{5-10}$$

其中的疾病伤残权重系数参考"全球疾病负担研究"（GBD）推荐的系数。对于某类精神障碍（如心境障碍、焦虑障碍、酒精药物使用障碍）的 DALY，由于其所包含的二级分类障碍的残疾权重不同，无法直接以各大类患病率计算获得，则以其二级分类障碍的 DALY 求和而获得该大类精神障碍的 DALY。因 GBD 研究未计算间歇性暴发性障碍和物质躯体疾病所致精神障碍的残疾权重，故本研究未计算这 2 类疾病。最终，任何一种精神障碍的 DALY 通过求和法获得。展示各类精神障碍疾病 DALY 的样表见附录 5-3 的附表 5-13。

（四）痴呆的照料需求

老年期痴呆患者除收集卫生服务利用外，还包括了其过去 1 个月的照料需求及时间，该信息由知情人报告过去 24 小时的照料情况，随后乘以 30 天获得 1 个月的估计值。照料的种类包括基本日常生活照料（包括穿衣、吃饭、照顾外表、上厕所、洗澡）、工具性日常活动照料（沟通和使用交通工具）以及监督。通过统计分析可以获得老年期痴呆患者与非患者相比所需的额外照料时间，展示研究结果的样表见附录5-4的附表5-14。

（五）医疗卫生服务利用

本研究中所指的卫生服务利用为受访者自我报告接受治疗的情况。调查的重点为精神障碍患者对精神障碍相关的卫生服务利用的意愿及实际接受卫生服务的情况，治疗情况中还对首次治疗的时间、治疗时选择的机构、求助的专业人员类型以及采取的治疗方式等信息进行了收集。由于老年期痴呆患者无法报告归因于老年期痴呆的就诊信息，本研究收集了所有受访者过去一年的治疗信息，以此反映老年期痴呆患者与非患者卫生服务利用的差异。此外，本研究还对老年期痴呆患者的日常生活照料信息进行了收集，并比较了患者与非患者照料需求的差异。精神卫生服务的信息来自CIDI中各疾病诊断章节、卫生服务章节和慢性病章节，SCID、10/66痴呆诊断工具，以及精神科访谈补充问卷中与诊断和服务相关题目。具体指标包括咨询率、治疗率、及时治疗比例、延误治疗时间、在某机构接受治疗的比例、向某类专业人员求助的比例、接受某种治疗方式治疗比例。指标定义及意义详见表5-1。展示研究结果的样表见附录5-5的附表5-15～附表5-26。

表 5-1　医疗服务利用评价指标

指标名称	指标定义	指标意义
咨询率	在精神障碍患者中，自发病以后至调查之日，咨询各类专业人员的人数的比例	反映患者自发病后因为自己精神症状而咨询求助各类专业人员的状况
治疗率	在精神障碍患者中，自发病以后至调查之日，自我报告曾因为精神问题接受治疗的人数的比例	反映患者自发病后接受治疗的状况
及时治疗比例	在曾接受治疗的精神障碍患者中，于首次发病后一年内接受治疗的患者人数的比例	反映患者能够及时接受治疗的状况
延误治疗时间	将首次发病后一年内未治定义为延误治疗。首次发病后的延误治疗时间指曾接受治疗的精神障碍治疗延误患者从首次发病起，至接受治疗的时间间隔，以年为单位计算	描述患者延误治疗的时间

续表

指标名称	指标定义	指标意义
在某机构接受治疗的比例	指在曾接受过治疗的精神障碍患者中，自发病以后至调查之日，自我报告曾在某机构接受治疗的人数的比例	反映患者自发病后接受治疗的不同机构的种类
向某类专业人员求助的比例	在曾接受过治疗的精神障碍患者中，自发病以后至调查之日，自我报告曾向某类专业人员求助的人数的比例	反映患者自发病后求助的不同专业人员的种类
接受某种治疗方式治疗比例	在接受过治疗的精神障碍患者中，自发病以后至调查之日，自我报告曾接受某类治疗方式治疗的人数的比例	反映患者自发病后接受不同治疗方式的种类

二、率的加权

作为全国性的分层多阶段不等概率的复杂抽样设计，为了对目标变量进行恰当的估计，本研究在计算相应的指标之前，需要首先对数据进行加权调整。加权调整包含抽样设计权数、无应答调整权数、事后分层调整权数和权数的极值调整。

1. 率的抽样设计、权数及计算

本研究第一阶段研究的抽样涉及五个步骤。第一步为抽取县/区，即纳入全国慢病监测点 157 个县/区为样本县/区；第二步为在各慢病监测县/区抽取乡镇/街道，按容量比例概率抽样（PPS）方法在每个县/区中抽取 4 个乡镇/街道，共计 628 个乡镇/街道作为样本乡镇/街道；第三步为抽样村委会/居委会，按照系统 PPS 和简单随机抽样相结合的方法，在每个乡镇/街道抽取 2 个村/居委会，共计 1256 个村/居委会作为样本村/居委会；第四步抽取家户样本，每个村/居委会抽取 28～50 个家户，共抽取 40 964 户作为样本户，其中符合要求的样本户 38 593 个；第五步抽取受访者，按照 Kish 表随机抽样方法，在每个家户中抽取 1 名在该家户中居住满 6 个月及以上的非聋哑、非妊娠的 18 岁及以上成人作为本研究的样本人群，在 31 个省（自治区、直辖市）157 个县/区 268 个乡镇/街道 1256 个村/居委会的 38 593 户中，共完成调查 32 552 人，应答率为 84.3%（32 552/38 593）。

本研究的抽样设计权数与抽样过程密切相关，包括第一步的县/区和调整县/区抽样设计权数、第二步的乡镇/街道抽样设计权数、第三步的村/居抽样设计权数、第四步的地址内的户的抽样设计权数和调整设计权数、第五步的户内 Kish 抽样的抽样设计权数。每一步骤的抽样权数等于相应的抽样概率的倒数。总的抽样权数等于各步骤抽样权数的乘积。其中，第四步的抽样设计权数主要是为了弥补末端抽样框不完善的误差，即同一个抽样地址下有多个满足条件的家户导致的抽样框误差，本研究所采用的抽样方法为随机抽取一户纳入研究样本户。在第一阶段调查中，完成 CIDI 问卷 28 140 人，应答率为 72.9%（28 140/38 593）；完成 A1 问卷 923 人，完成 A2 问卷 647 人，另有 119 人因住院或智力问题直接进入第二阶段调查。在第二阶段调查中，按照抽样流程，共有 2550 人进入 SCID 访谈流程，完成 SCID 问卷 1860 人，应答率为 72.9%（1860/2550）；共有 3401 人进入 10/66 老年期痴呆诊断访谈流程，完成 10/66 诊断访谈 2746 人，应答率为 80.7%（2746/3401）。抽样流程图见附录 5-6 的附图 5-1，各省抽样结果及应答率详见附录 5-6 的附表 5-27。

2. 率的无应答权数及计算

由于本研究为全国性的分层多阶段不等概率的复杂抽样设计，受多种因素的影响，实际调查中不可避免地存在无应答的情况。无应答导致样本量减少，指标估计的精度降低，因此需要相应的无应答调整进行纠正。无应答包括单元无应答和项目无应答 2 类，加权调整主要针对单元无应答进行。

单元无应答可能包含各个步骤的无应答，例如县 / 区、乡镇 / 街道、村 / 居、地址、家户、个体层次的无应答，包含的无应答类型有无法到达访谈区域、无法入户调查、无法联系、拒绝访谈、受访者身体原因无法回答等。在问卷层面同样包含上述无应答以及由于数据传输、数据清理导致的数据丢失和数据无效等无应答。

在本研究中根据可获得辅助信息和无应答的类型采用不同的无应答加权方法。在实际调查中，由于县 / 区、乡镇 / 街道没有无应答，在村 / 居层面，由于特殊原因，有一个村 / 居没有进行任何调查，因此本研究的无应答包含村 / 居层面的无应答、Kish 过滤（包括住户层面、地址层面和 Kish 问卷层面的无应答）和 CIDI 问卷层面的无应答。其中在村 / 居 Kish 过滤阶段由于没有更多详细的辅助信息，采用加权组调整的方法。CIDI 阶段由于有一些家庭层面和住户层面的辅助信息，采用基于 Logistic 回归的倾向应答的方法计算相应的应答率。每一层面的无应答权数等于应答率的倒数，总的无应答权数等于各级无应答权数的乘积。对于研究对象的年龄、性别等缺失率极低的变量，其无应答采用中位数插补方法进行填补。

3. 率的事后分层权数及计算

由于抽样设计的复杂性、实地调查过程的复杂性和样本无应答的存在，可因某些关键变量如人群基本特征变量上存在样本结构性偏差，导致最终的估计量有偏差。为了调整该结构性偏差，提高估计精度，需要对 CIDI 问卷数据进行事后分层调整。在本研究中，性别、年龄、城乡是非常重要的指标。因此，选用城乡（分为城市和农村 2 类）、性别（分为男和女 2 类）、年龄变量（分为 18 ~ 29 岁，30 ~ 39 岁，40 ~ 49 岁，50 ~ 59 岁，60 ~ 69 岁，70 岁及以上 6 类）合计 24 个联合分层进行事后分层调整。事后分层调整选用的总体人口为我国第六次全国人口普查的人口资料。

为避免因事后分层权数差异过大影响估计的效率，本研究对权数进行了极值调整。通过对最终的事后分层调整权数分布的分析以及经验研究，用事后分层权数分布的 0.01 和 0.99 分位数作为最小最大值的极值点进行调整。

4. 最终权数

本研究的最终权数等于上述抽样权数、无应答权数和事后分层全数的乘积，公式为：

$$W = W_{ijk\ lop}W_{ijk\ lodp}^{non}W_s^{post}$$
$$= w_{ij}'w_{ijk}w_{ijkh}'w_{ijkhl}w_{ijkhld}w_{ijkhldo}w_{ijkhldop}w_{ijkh}^{non}w_{ijkhlod}^{non}w_{ijkhlodp}^{non}\frac{1}{p_s^{post}}w^{extr} \qquad (5-11)$$

经抽样设计权数、无应答权数、事后分层权数和极值调整，加权后样本的年龄、性别和城乡联合分布与我国第六次全国人口普查的总体特征接近，调整前后的特征的联合分布见附录 5-6 的附图 5-2。

本研究的 10/66 痴呆诊断样本，根据嵌入 CIDI 的 CSID- 受访者问卷（即 DS 章节）结果，选择全部筛查阳性样本及同比例的阴性复查样本；抽取全部 55 岁及以上拒绝接受访谈样本和访谈中断样本进行诊断。各环节的具体条件及抽取人数、具体抽样方法如下：

（1）拒绝接受 CIDI 访谈的所有 55 岁及以上的样本全部进行 10/66 老年期痴呆诊断，此抽样环节称为 D1 环节，符合条件 353 人，完成调查 249 人。

（2）CIDI 访谈中访谈中断的所有 55 岁及以上的样本全部进行 10/66 老年期痴呆

诊断，此抽样环节称为 D2 环节，符合条件 316 人，完成调查 204 人。

（3）完成 CIDI 问卷的 55 岁及以上的样本中，痴呆章节（DS）筛查阳性的样本全部进行 10/66 老年期痴呆诊断，此抽样环节称为 D3 环节，符合条件 1385 人，完成调查 1153 人。

（4）随机抽取与 D3 环节入选者相同比例的未进入 D3 环节的样本进行 10/66 老年期痴呆诊断，此抽样环节称为 D4 环节，符合条件 1347 人，完成调查 1140 人。抽样的流程图见附录 5-6 的附图 5-3。

第二阶段抽样加权的原理、步骤和方法与其他精神障碍的相似。率的标准误与置信区间采用泰勒级数的算法获得。

三、率的比较

本研究对患病率高于 1‰ 的 6 类精神障碍（即心境障碍、焦虑障碍、酒精药物使用障碍、间歇性暴发性障碍、精神分裂症及其他精神病性障碍、老年期痴呆）患病率、残疾率、致残率、共病率的性别、年龄、城乡、东中西经济区、婚姻状态、受教育程度、收入水平的分布特点进行了分析比较，单因素分析采用了 Rao-Scott 卡方检验的方法，多因素分析采用了 Logistic 回归模型的分析方法，检验水准 α 为 0.05。展示分析结果的样表见附录 5-7 的附表 5-28 ～附表 5-72。

四、其他分析

（一）自杀相关行为

1. 社区人群自杀状况

计算的指标包括自杀意念的终生发生率，过去一年发生率；自杀计划的终生发生率，过去一年发生率；自杀未遂的终生发生率，过去一年发生率。

2. 精神障碍患者自杀状况

计算的指标包括心境障碍、焦虑障碍、酒精药物使用障碍的终生患者中，曾有过自杀意念、有过自杀计划、自杀未遂的比例。

（二）注意缺陷多动障碍

本研究对儿童期及成人注意多动缺陷障碍（ADHD）进行了估计。计算了儿童期 ADHD 的加权后终生患病率；成人 ADHD 加权后终生患病率、12 月患病率。

（三）尼古丁依赖

计算了尼古丁依赖的加权后终生患病率、12 月患病率。

（四）失眠嗜睡症状

计算了受访者过去一年的可获得失眠症状和嗜睡症状的 12 月患病率。失眠症状指过去一年中有两周或两周以上时间存在入睡困难（几乎每天晚上要花两个或两个小时以上才能入睡）、维持睡眠困难（几乎每晚都会醒，且需一小时以上才能重新入睡）、早醒且不能再入睡（几乎每天早上都要早醒至少两小时）、或睡眠质量差（即使睡了足够长的时间，仍然感觉没有睡够）。嗜睡症状指过去一年经常或有时存在同一天内反复睡眠（没事做要打瞌睡，看电视、谈话或坐着会睡着）的症状。

此部分的分析样表略。

附录 5-1

各类精神障碍患病率样表

附表 5-1　各类精神障碍患病率样表

精神障碍种类	终生患病率（%）				12 月患病率（%）			
	未加权		加权		未加权		加权	
	%	95%CI	%	95%CI	%	95%CI	%	95%CI
Ⅰ. 心境障碍								
Ⅱ. 焦虑障碍								
Ⅲ. 酒精药物使用障碍								
Ⅳ. 间歇性暴发性障碍								
Ⅴ. 进食障碍								
Ⅵ. 精神分裂症及其他精神病性障碍								
Ⅶ. 老年期痴呆 #								

注：表中精神分裂症及其他精神病性障碍的为 30 天患病率。

\# 仅计算 65 岁及以上人群的患病率。

附表 5-2　各类心境障碍患病率样表

精神障碍种类	终生患病率（%）				12 月患病率（%）			
	未加权		加权		未加权		加权	
	%	95%CI	%	95%CI	%	95%CI	%	95%CI
抑郁障碍								
抑郁症								
心境恶劣								
抑郁障碍未特定								
双相障碍								
双相Ⅰ型障碍								
双相Ⅱ型障碍								
其他双相障碍								
物质所致心境障碍								
躯体疾病所致心境障碍								
任何一种心境障碍								

附表 5-3 各类焦虑障碍患病率样表

精神障碍种类	终生患病率（%）				12月患病率（%）			
	未加权		加权		未加权		加权	
	%	95%CI	%	95%CI	%	95%CI	%	95%CI
惊恐障碍								
广场恐怖症（不伴惊恐）								
特殊恐怖症								
社交恐怖症								
强迫障碍								
创伤后应激障碍								
广泛性焦虑障碍								
物质所致焦虑障碍								
躯体疾病所致焦虑障碍								
焦虑障碍未特定								
任何一种焦虑障碍								

附表 5-4 各类酒精药物使用障碍患病率样表

精神障碍种类	终生患病率（%）				12月患病率（%）			
	未加权		加权		未加权		加权	
	%	95%CI	%	95%CI	%	95%CI	%	95%CI
酒精使用障碍								
酒精依赖								
酒精滥用								
药物使用障碍								
药物依赖								
药物滥用								
任何一种酒精药物使用障碍								

附表 5-5　各类进食障碍患病率样表

精神障碍种类	终生患病率（%）				12 月患病率（%）			
	未加权		加权		未加权		加权	
	‰	95%CI	‰	95%CI	‰	95%CI	‰	95%CI
厌食症								
贪食症								
任何一种进食障碍								

附表 5-6　各类精神分裂症及其他精神病性障碍患病率样表

精神障碍种类	终生患病率（%）				30 天患病率（%）			
	未加权		加权		未加权		加权	
	‰	95%CI	‰	95%CI	‰	95%CI	‰	95%CI
精神分裂症								
其他精神病性障碍								
精神分裂样障碍								
分裂情感障碍								
偏执性障碍								
短暂精神病性障碍								
物质所致精神病性障碍								
躯体疾病所致精神病性障碍								
未特定精神病性障碍								
任何一种精神分裂症及其他精神病性障碍								

附表 5-7　精神障碍共病患病率样表

共病种类	终生患病率（%）				12 月患病率（%）			
	未加权		加权		未加权		加权	
	%	95%CI	%	95%CI	%	95%CI	%	95%CI
仅罹患 1 类疾病								
罹患 2 类疾病								
罹患 3 类及以上疾病								

附表 5-8 焦虑障碍患者终生共病抑郁障碍的比例（%）及年龄和性别分布样表

焦虑障碍患者共病抑郁障碍种类	年龄组				性别	
	18~34 n（%）	35~49 n（%）	50~64 n（%）	65岁及以上 n（%）	男 n（%）	女 n（%）
抑郁症						
心境恶劣						
抑郁障碍未特定						
抑郁障碍合计						

附表 5-9 抑郁障碍共病各类焦虑障碍发病年龄先后顺序样表

抑郁障碍共病焦虑障碍	晚于抑郁障碍		同一年		早于抑郁障碍	
	n	%	n	%	n	%
惊恐障碍						
广场恐怖症（不伴惊恐）						
特殊恐怖症						
社交恐怖症						
强迫障碍						
广泛性焦虑障碍						

附表 5-10 焦虑障碍共病各类抑郁障碍发病年龄先后顺序样表

焦虑障碍共病抑郁障碍	晚于焦虑障碍		同一年		早于焦虑障碍	
	n	%	n	%	n	%
抑郁症						
心境恶劣						
抑郁障碍未特定						

附录 5-2

各类精神障碍残疾率、致残率、残疾等级构成样表

附表 5-11　各类精神障碍残疾率样表

精神障碍种类	残疾人数（人）	残疾率(%)	残疾率 95%CI（%）
Ⅰ. 心境障碍			
抑郁障碍			
抑郁症			
心境恶劣			
抑郁障碍未特定			
双相障碍			
双相Ⅰ型障碍			
双相Ⅱ型障碍			
其他双相障碍			
物质所致心境障碍			
躯体疾病所致心境障碍			
任何一种心境障碍			
Ⅱ. 焦虑障碍			
惊恐障碍			
广场恐怖症（不伴惊恐）			
特殊恐怖症			
社交恐怖症			
强迫症			
创伤后应激障碍			
广泛性焦虑障碍			
躯体疾病所致焦虑障碍			
焦虑障碍未特定			

续表

精神障碍种类	残疾人数（人）	残疾率（%）	残疾率95%CI（%）
任何一种焦虑障碍			
Ⅲ. 酒精药物使用障碍			
酒精使用障碍			
酒精依赖			
酒精滥用			
物质使用障碍			
物质依赖			
物质滥用			
任何一种物质使用障碍(不含烟草)			
Ⅳ. 间歇性暴发性障碍			
Ⅴ. 进食障碍			
厌食症			
贪食症			
任何一种进食障碍			
Ⅵ. 精神分裂症及其他精神病性障碍			
精神分裂症			
其他精神病性障碍			
任何一种精神分裂症及其他精神病性障碍			
Ⅶ. 老年期痴呆[#]			

[#] 老年期痴呆仅计算65岁及以上人群残疾率，$n = 5331$。

附表 5-12　精神障碍患者的致残率及残疾等级样表

精神障碍种类	致残率（%）	残疾等级构成比（%）			
		一级残疾	二级残疾	三级残疾	四级残疾
Ⅰ. 心境障碍					
抑郁障碍					
抑郁症					
心境恶劣					
抑郁障碍未特定					
双相障碍					
双相Ⅰ型障碍					
双相Ⅱ型障碍					
其他双相障碍					

续表

精神障碍种类	致残率（%）	残疾等级构成比（%）			
		一级残疾	二级残疾	三级残疾	四级残疾
物质所致心境障碍					
躯体疾病所致心境障碍					
任何一种心境障碍					
II. 焦虑障碍					
惊恐障碍					
广场恐怖症（不伴惊恐）					
特殊恐怖症					
社交恐怖症					
强迫障碍					
创伤后应激障碍					
广泛性焦虑障碍					
躯体所致焦虑障碍					
焦虑障碍未特定					
任何一种焦虑障碍					
III. 酒精药物使用障碍					
酒精使用障碍					
酒精依赖					
酒精滥用					
物质使用障碍					
物质依赖					
物质滥用					
任何一种物质使用障碍（不含烟草）					
IV. 间歇性暴发性障碍					
V. 进食障碍					
VI. 精神分裂症及其他精神病性障碍					
精神分裂症					
任何一种精神分裂症及其他精神病性障碍					
VII. 老年期痴呆					

各类精神障碍疾病负担样表

附表 5-13　各类精神障碍疾病负担样表

疾病种类	严重程度	残疾权重	DALY 率（/1000）
I. 心境障碍			
抑郁症			
心境恶劣			
双相障碍			
II. 焦虑障碍			
惊恐障碍			
广场恐怖症（不伴惊恐）			
特殊恐怖症			
社交恐怖症			
强迫障碍			
创伤后应激障碍			
广泛性焦虑障碍			
III. 酒精药物使用障碍			
酒精使用障碍			
药物使用障碍			
药物			
大麻			
可卡因			
IV. 进食障碍			
V. 精神分裂症			
VI. 老年期痴呆			
合计 #			

未包括间歇性暴发性障碍。

附录 5-4

65 岁及以上人群需要照料的比例及每月照料时间样表

附表 5-14　65 岁及以上人群需要照料的比例及每月照料时间样表

照料类别	老年期痴呆人群		非老年期痴呆人群		全体老人		痴呆人群与非痴呆人群相比的额外照料时间（小时）#	P
	照料比例（%）	需照料人群平均每月所需照料时间（小时）	照料比例（%）	需照料人群平均每月所需照料时间（小时）	照料比例（%）	需照料人群平均每月所需照料时间（小时）		
	n=66	n=28	n=534	n=46	n=600	n=74		
日常生活能力量表								
穿衣								
吃饭								
照顾外表								
去厕所								
洗澡								
总和								
工具性日常活动照料								
与人交流								
使用交通工具								
总和								
监督								
合计								

采用 Bootstrapped 线性回归模型估计获得。

精神障碍患者的治疗及卫生服务利用

附表 5-15 各类精神障碍患者的精神卫生需求和治疗样表

精神障碍种类	调查患病人数（人）	咨询率（%）	治疗率（%）	治疗机构			在其他机构接受治疗的比例（%）
				在精神科或心理科接受治疗的比例（%）			
				精神科	心理科	合计	
Ⅰ. 心境障碍							
抑郁障碍							
抑郁症							
心境恶劣							
抑郁障碍未特定							
双相障碍							
双相Ⅰ型障碍							
双相Ⅱ型障碍							
其他双相障碍							
物质躯体疾病所致的心境障碍							
任何一种心境障碍							
Ⅱ. 焦虑障碍							
惊恐障碍							
广场恐怖症（不伴惊恐）							
特殊恐怖症							
社交恐怖症							
强迫障碍							
广泛性焦虑障碍							

续表

精神障碍种类	调查患病人数（人）	咨询率（%）	治疗率（%）	治疗机构			在其他机构接受治疗的比例（%）
				在精神科或心理科接受治疗的比例（%）			
				精神科	心理科	合计	
创伤后应激障碍							
物质躯体疾病所致的焦虑障碍							
焦虑障碍未特定							
任何一种焦虑障碍							
Ⅲ. 酒精药物使用障碍							
酒精使用障碍							
酒精依赖							
酒精滥用							
药物使用障碍							
药物依赖							
药物滥用							
任何一种酒精药物使用障碍							
Ⅳ. 间歇性暴发性障碍							
Ⅴ. 进食障碍							
Ⅵ. 精神分裂症及其他精神病性障碍							
精神分裂症							
物质躯体疾病所致的精神病性障碍							
其他精神病性障碍							
任何一种精神分裂症及其他精神病性障碍							
任何一种精神障碍[#]							

[#] 未包括老年期痴呆。

附表 5-16　各类精神障碍患者首次接受治疗机构的构成比[#]（%）样表

精神障碍种类	精神卫生机构或科室			非精神卫生机构或科室
	精神专科医院	综合医院心理科	合计	
Ⅰ. 心境障碍				
抑郁症				
心境恶劣				
双相障碍				
Ⅱ. 焦虑障碍				
惊恐障碍				
广场恐怖症（不伴惊恐）				
特殊恐怖症				
社交恐怖症				
强迫障碍				
广泛性焦虑障碍				
Ⅲ. 酒精药物使用障碍				
药物依赖				
药物滥用				
Ⅳ. 间歇性暴发性障碍				

[#] 未包括老年期痴呆、进食障碍和精神病性障碍。

附表 5-17　各类精神障碍患者的求助人员样表

精神障碍种类	求助人员									
	向精神科或心理科医务工作者求助的比例（%）			向非精神科或非心理科医务工作者求助的比例（%）			向非医务工作者求助的比例（%）			
	医生	其他	合计	医生	其他	合计	咨询师	宗教界人士	其他	合计
Ⅰ. 心境障碍										
抑郁障碍										
抑郁症										
心境恶劣										
抑郁障碍未特定										
双相障碍										
双相Ⅰ型障碍										

续表

精神障碍种类	求助人员									
	向精神科或心理科医务工作者求助的比例（%）			向非精神科或非心理科医务工作者求助的比例（%）			向非医务工作者求助的比例（%）			
	医生	其他	合计	医生	其他	合计	咨询师	宗教界人士	其他	合计
双相Ⅱ型障碍										
其他双相障碍										
任何一种心境障碍										
Ⅱ. 焦虑障碍										
惊恐障碍										
广场恐怖症（不伴惊恐）										
特殊恐怖症										
社交恐怖症										
强迫障碍										
广泛性焦虑障碍										
创伤后应激障碍										
物质躯体疾病所致的焦虑障碍										
焦虑障碍未特定										
任何一种焦虑障碍										
Ⅲ. 酒精药物使用障碍										
酒精使用障碍										
酒精依赖										
酒精滥用										
药物使用障碍										
药物依赖										
药物滥用										
任何一种酒精药物使用障碍										
Ⅳ. 间歇性暴发性障碍										
Ⅴ. 进食障碍										
Ⅵ. 精神分裂症及其他精神病性障碍										

续表

精神障碍种类	求助人员									
	向精神科或心理科医务工作者求助的比例（%）			向非精神科或非心理科医务工作者求助的比例（%）			向非医务工作者求助的比例（%）			
	医生	其他	合计	医生	其他	合计	咨询师	宗教界人士	其他	合计
精神分裂症										
物质躯体疾病所致的精神病性障碍										
其他精神病性障碍										
任何一种精神分裂症及其他精神病性障碍										
任何一种精神障碍[#]										

[#] 未包括老年期痴呆。

附表 5-18　各类精神障碍患者的治疗方式样表

精神障碍种类	治疗方式						
	药物或心理治疗的比例（%）			其他治疗方式的比例（%）			
	药物治疗	心理治疗	合计	互联网或聊天室	自助团体	心理热线	合计
Ⅰ. 心境障碍							
抑郁障碍							
抑郁症							
心境恶劣							
抑郁障碍未特定							
双相障碍							
双相Ⅰ型障碍							
双相Ⅱ型障碍							
其他双相障碍							
物质躯体疾病所致的心境障碍							
任何一种心境障碍							
Ⅱ. 焦虑障碍							

续表

精神障碍种类	治疗方式						
	药物或心理治疗的比例（%）			其他治疗方式的比例（%）			
	药物治疗	心理治疗	合计	互联网或聊天室	自助团体	心理热线	合计
惊恐障碍							
广场恐怖症（不伴惊恐）							
特殊恐怖症							
社交恐怖症							
强迫障碍							
广泛性焦虑障碍							
创伤后应激障碍							
物质躯体疾病所致的焦虑障碍							
焦虑障碍未特定							
任何一种焦虑障碍							
Ⅲ. 酒精药物使用障碍							
酒精使用障碍							
酒精依赖							
酒精滥用							
药物使用障碍							
药物依赖							
药物滥用							
任何一种酒精药物使用障碍							
Ⅳ. 间歇性暴发性障碍							
Ⅴ. 进食障碍							
Ⅵ. 精神分裂症及其他精神病性障碍							
精神分裂症							
物质躯体疾病所致的精神病性障碍							
其他精神病性障碍							
任何一种精神分裂症及其他精神病性障碍							
任何一种精神障碍[#]							

[#] 未包括老年期痴呆。

附表 5-19　各类精神障碍患者精神卫生服务利用状况 #样表

精神障碍种类	患病人数(人)	咨询率(%)	治疗率(%)	治疗机构			求助人员			治疗或求助方式	
				在精神专科医院接受治疗的比例(%)	在综合医院心理科接受治疗的比例(%)	在其他机构接受治疗的比例(%)	向精神科或心理科医务工作者求助的比例(%)	向非精神卫生专业的医务工作者求助的比例(%)	向非医务工作人员求助的比例(%)	采取药物或采取其他方式治疗的比例(%)	采取其他方式求助的比例(%)
心境障碍											
焦虑障碍											
酒精药物使用障碍											
间歇性暴发性障碍											
进食障碍											
精神分裂症及其他精神病性障碍											
任何一种精神障碍											

治疗机构、求助人员、治疗方式均为多选题，即合计不为100%。

附表 5-20   各种精神障碍患者及时治疗比例及延误治疗时间[#]样表

精神障碍种类	及时治疗 比例（%）	延误治疗时间 中位数（年）	延误治疗 10 年及 以上的比例（%）
Ⅰ.心境障碍			
抑郁症			
心境恶劣			
双相障碍			
Ⅱ.焦虑障碍			
惊恐障碍			
广场恐怖症（不伴惊恐）			
特殊恐怖症			
社交恐怖症			
强迫障碍			
广泛性焦虑障碍			
Ⅲ.酒精药物使用障碍			
酒精使用障碍			
药物滥用			
药物依赖			
Ⅳ.间歇性暴发性障碍			
Ⅴ.精神分裂症及其他精神病性障碍			
精神分裂症			

[#] 未包括进食障碍，老年期痴呆。

附表 5-21   各类精神障碍 12 月患病的患者治疗率样表

精神障碍种类	调查患病 人数（人）	过去 12 月治疗率（%）	
		加权	95%CI
Ⅰ.心境障碍			
抑郁障碍			
抑郁症			
心境恶劣			
抑郁障碍未特定			
双相障碍			
双相Ⅰ型障碍			
双相Ⅱ型障碍			

续表

精神障碍种类	调查患病人数（人）	过去12月治疗率（%）	
		加权	95%CI
其他双相障碍			
物质躯体疾病所致的心境障碍			
任何一种心境障碍			
Ⅱ. 焦虑障碍			
惊恐障碍			
广场恐怖症（不伴惊恐）			
特殊恐怖症			
社交恐怖症			
强迫障碍			
广泛性焦虑障碍			
创伤后应激障碍			
物质躯体疾病所致的焦虑障碍			
焦虑障碍未特定			
任何一种焦虑障碍			
Ⅲ. 酒精药物使用障碍			
酒精使用障碍			
酒精依赖			
酒精滥用			
药物使用障碍			
药物依赖			
药物滥用			
任何一种酒精药物使用障碍			
Ⅳ. 间歇性暴发性障碍			
Ⅴ. 进食障碍			
Ⅵ. 精神分裂症及其他精神病性障碍			
精神分裂症			
物质躯体疾病所致的精神病性障碍			
其他精神病性障碍			
任何一种精神分裂症及其他精神病性障碍			
任何一种精神障碍			

附表 5-22 65 岁及以上老年人群过去一年的治疗状况样表

卫生服务指标	过去一年就诊		痴呆人群与非痴呆人群相比的年额外就诊次数（次）[#]	P
	就诊比例（％）	就诊者年平均就诊次数（次）		
老年期痴呆人群				
非老年期痴呆人群				

[#] 采用 Bootstrapped 线性回归模型估计获得。

附表 5-23 社区居民及各类精神障碍患者的治疗意向构成比（％）样表

各类人群	出现精神问题时的治疗意向				合计
	肯定治疗	可能治疗	可能不治疗	肯定不治疗	
社区居民					
非精神障碍患者					
精神障碍患者					
Ⅰ. 心境障碍					
Ⅱ. 焦虑障碍					
Ⅲ. 酒精药物使用障碍					
Ⅳ. 精神分裂症及其他精神病性障碍					
Ⅴ. 老年期痴呆					

附表 5-24 社区居民及各类精神障碍患者的病耻感程度构成比（％）样表

各类人群	对于精神疾病的病耻辱感				合计
	强烈	有些	很少	完全没有	
社区居民					
非精神障碍患者					
精神障碍患者					
Ⅰ. 心境障碍					
Ⅱ. 焦虑障碍					
Ⅲ. 酒精药物使用障碍					
Ⅳ. 精神分裂症及其他精神病性障碍					
Ⅴ. 老年期痴呆					

附表 5-25 社区居民及各类精神障碍患者对精神卫生服务效果的认识（%）样表

各类人群	认为可有效控制病情的比例	认为可不治自愈的比例
社区居民		
非精神障碍患者		
精神障碍患者		
Ⅰ. 心境障碍		
Ⅱ. 焦虑障碍		
Ⅲ. 酒精药物使用障碍		
Ⅳ. 精神分裂症及其他精神病性障碍		
Ⅴ. 老年期痴呆		

附表 5-26 精神障碍残疾人的过去 12 月治疗率样表

精神障碍种类	调查残疾人数（人）	治疗人数（人）	治疗率（%）	
			未加权 95%CI	加权 95%CI
Ⅰ. 心境障碍				
抑郁障碍				
抑郁症				
心境恶劣				
抑郁障碍未特定				
双相障碍				
双相Ⅰ型障碍				
双相Ⅱ型障碍				
其他双相障碍				
物质躯体疾病所致的心境障碍				
任何一种心境障碍				
Ⅱ. 焦虑障碍				
惊恐障碍				
广场恐怖症（不伴惊恐）				
特殊恐怖症				
社交恐怖症				
强迫障碍				
广泛性焦虑障碍				
创伤后应激障碍				

续表

精神障碍种类	调查残疾人数（人）	治疗人数（人）	治疗率（%）			
			未加权	95%CI	加权	95%CI
物质躯体疾病所致的焦虑障碍						
焦虑障碍未特定						
任何一种焦虑障碍						
Ⅲ. 酒精药物使用障碍						
酒精使用障碍						
药物使用障碍						
药物依赖						
药物滥用						
任何一种酒精药物使用障碍						
Ⅳ. 间歇性暴发性障碍						
Ⅴ. 进食障碍						
Ⅵ. 精神分裂症及其他精神病性障碍						
任何一种精神障碍#						

未包括老年期痴呆。

CIDI 调查流程

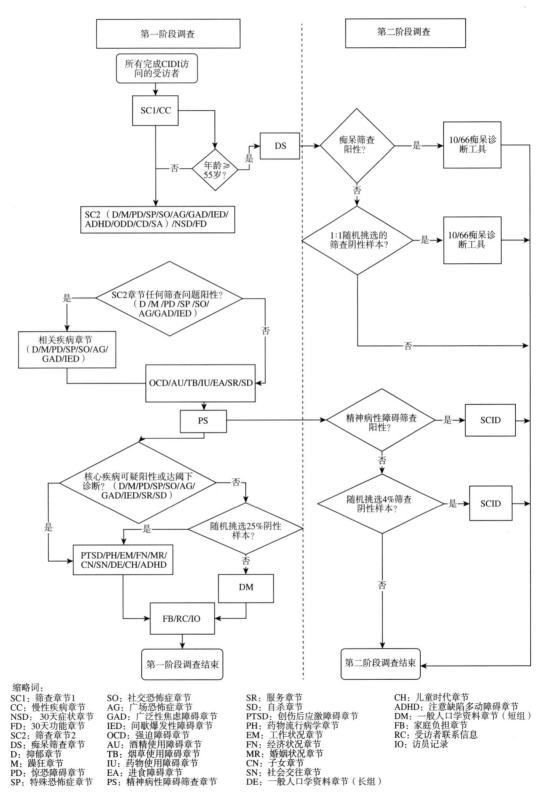

附图 5-1　CIDI 调查流程图

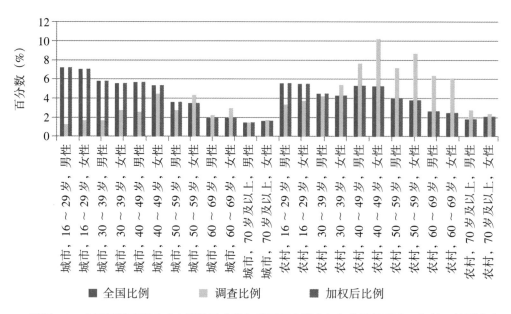

▲ 附图 5-2　中国精神障碍疾病负担及卫生服务利用研究样本加权前后的城乡、年龄、性别分布

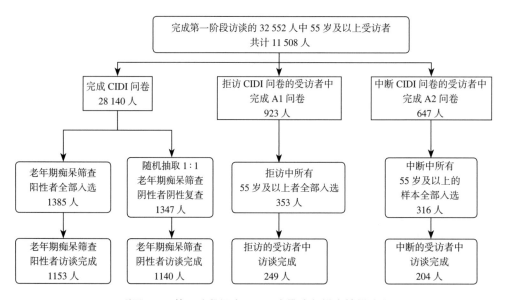

▲ 附图 5-3　第二阶段调查 10/66 痴呆诊断样本抽样流程图

附表 5-27　各省份抽样及完成情况

省份	区县数量	乡镇/街道数量	村/居数量	调查户数	调查人数	诊断问卷完成人数			应答率（%）
						CIDI	SCID	10/66工具	
北京									
天津									
河北									
山西									
内蒙古									
辽宁									
吉林									
黑龙江									
上海									
江苏									
浙江									
安徽									
福建									
江西									
山东									
河南									
湖北									
湖南									
广东									
广西									
海南									
重庆									
四川									
贵州									
云南									
西藏									
陕西									
甘肃									
青海									
宁夏									
新疆									
合计									

附录 5-7

各类主要精神障碍患病率、残疾率、共病的分布特征及影响因素分析

附表 5-28 5 类精神障碍 12 月患病率的性别分布样表

精神障碍种类	12 月患病率（%）		χ^2	P
	男性	女性		
焦虑障碍				
心境障碍				
抑郁症				
双相障碍				
酒精药物使用障碍				
精神分裂症及其他精神病性障碍[*]				
精神分裂症[*]				
老年期痴呆[#]				

[*] 30 天患病率。

[#] 仅计算 65 岁及以上人群的 12 月患病率。

附表 5-29 4 类精神障碍 12 月患病率的年龄分布样表

精神障碍种类	12 月患病率（%）				χ^2	P
	18 ~ 34 岁	35 ~ 49 岁	50 ~ 64 岁	65 岁及以上		
焦虑障碍						
心境障碍						
抑郁症						
双相障碍						
酒精药物使用障碍						
精神分裂症及其他精神病性障碍[*]						
精神分裂症[*]						

[*] 30 天患病率。

附表 5-30　5 类精神障碍 12 月患病率的城乡分布样表

精神障碍种类	12 月患病率（%）		χ^2	P
	城市	农村		
焦虑障碍				
心境障碍				
抑郁症				
双相障碍				
酒精药物使用障碍				
精神分裂症及其他精神病性障碍 *				
精神分裂症 *				
老年期痴呆 #				

* 30 天患病率。

仅计算 65 岁及以上人群的 12 月患病率。

附表 5-31　4 类精神障碍 12 月患病率的受教育程度分布样表

精神障碍种类	12 月患病率（%）					χ^2	P
	文盲 / 小学以下	小学	初中	高中	大专及以上		
焦虑障碍							
心境障碍							
抑郁症							
双相障碍							
酒精药物使用障碍							
老年期痴呆 #							

仅计算 65 岁及以上人群的 12 月患病率。合并高中和大专及以上。

附表 5-32　4 类精神障碍 12 月患病率的婚姻状况分布样表

精神障碍种类	12 月患病率（%）					χ^2	P
	已婚	未婚	分居	离婚	丧偶		
焦虑障碍							
心境障碍							
抑郁症							
双相障碍							
酒精药物使用障碍							
老年期痴呆 #							

仅计算 65 岁及以上人群的 12 月患病率。合并未婚、分居、离婚和丧偶。

附表 5-33　5 类精神障碍 12 月患病率的收入水平分布样表

精神障碍种类	12 月患病率（%）			χ^2	P
	低收入	中收入	高收入		
焦虑障碍					
心境障碍					
抑郁症					
双相障碍					
酒精药物使用障碍					
精神分裂症及其他精神病性障碍*					
精神分裂症*					
老年期痴呆#					

* 30 天患病率。

\# 仅计算 65 岁及以上人群的 12 月患病率。

附表 5-34　焦虑障碍、抑郁障碍共病的影响因素的单因素及多因素分析样表

因素		单因素			多因素		
		OR	95%CI	P	OR	95%CI	P
性别	男性						
	女性						
年龄	18～34 岁						
	35～49 岁						
	50～64 岁						
	65 岁及以上						
居住地	农村						
	城市						
婚姻状况	已婚						
	未婚						
	分居						
	离婚						
	丧偶						
受教育程度	文盲 / 小学以下						
	小学						
	初中						
	高中						
	大专及以上						
收入水平	低						
	中						
	高						

附表 5-35　心境障碍影响因素的单因素及多因素分析样表

因素	分类	单因素			多因素		
		OR	95%CI	P	OR	95%CI	P
性别	女性						
	男性						
年龄	18～34 岁						
	35～49 岁						
	50～64 岁						
	65 岁及以上						
居住地	农村						
	城市						
婚姻状况	已婚						
	未婚						
	分居						
	离婚						
	丧偶						
受教育程度	文盲/小学以下						
	小学						
	初中						
	高中						
	大专及以上						
收入水平	低						
	中						
	高						

附表 5-36　焦虑障碍影响因素的单因素及多因素分析样表

因素	分类	单因素			多因素		
		OR	95%CI	P	OR	95%CI	P
性别	女性						
	男性						
年龄	18～34 岁						
	35～49 岁						
	50～64 岁						
	65 岁及以上						
居住地	农村						
	城市						

续表

因素	分类	单因素			多因素		
		OR	95%CI	P	OR	95%CI	P
婚姻状况	已婚						
	未婚						
	分居						
	离婚						
	丧偶						
受教育程度	文盲/小学以下						
	小学						
	初中						
	高中						
	大专及以上						
收入水平	高						
	中						
	低						

附表 5-37　酒精药物使用障碍影响因素的单因素及多因素分析样表

因素	分类	单因素			多因素		
		OR	95%CI	P	OR	95%CI	P
性别	女性						
	男性						
年龄	18～34岁						
	35～49岁						
	50～64岁						
	65岁及以上						
居住地	农村						
	城市						
婚姻状况	已婚						
	未婚						
	分居						
	离婚						
	丧偶						

续表

因素	分类	单因素			多因素		
		OR	95%CI	*P*	OR	95%CI	*P*
受教育程度	文盲/小学以下						
	小学						
	初中						
	高中						
	大专及以上						
收入水平	低						
	中						
	高						

附表 5-38　间歇性暴发性障碍影响因素的单因素及多因素分析样表

因素	分类	单因素			多因素		
		OR	95%CI	*P*	OR	95%CI	*P*
性别	女性						
	男性						
年龄	18～34 岁						
	35～49 岁						
	50～64 岁						
	65 岁及以上						
居住地	农村						
	城市						
婚姻状态	已婚						
	未婚						
	分居						
	离婚						
	丧偶						
受教育程度	文盲/小学以下						
	小学						
	初中						
	高中						
	大专及以上						
收入水平	低						
	中						
	高						

附表 5-39　精神分裂症及其他精神病性障碍影响因素的单因素及多因素分析样表

因素	分类	单因素			多因素		
		OR	95%CI	P	OR	95%CI	P
性别	女性						
	男性						
年龄	18～34 岁						
	35～49 岁						
	50～64 岁						
	65 岁及以上						
居住地	农村						
	城市						
婚姻状况	已婚						
	未婚						
	分居						
	离婚						
	丧偶						
受教育程度	文盲/小学以下						
	小学						
	初中						
	高中						
	大专及以上						
收入水平	低						
	中						
	高						

附表 5-40　老年期痴呆影响因素的单因素及多因素分析样表

因素	分类	单因素			多因素		
		OR	95%CI	P	OR	95%CI	P
性别	女性						
	男性						
年龄							
居住地	农村						
	城市						
婚姻状况	已婚						
	未婚						
	分居						
	离婚						
	丧偶						
受教育程度	文盲/小学以下						
	小学						
	初中						
	高中						
	大专及以上						
收入水平	低						
	中						
	高						

附表 5-41 中国社区成人各类精神障碍残疾率的性别分布样表

精神障碍种类	男性			女性		
	残疾人数（人）	残疾率（%）	残疾率95%CI（%）	残疾人数（人）	残疾率（%）	残疾率95%CI（%）
I. 心境障碍						
抑郁障碍						
抑郁症						
心境恶劣						
抑郁障碍未特定						
双相障碍						
双相I型障碍						
双相II型障碍						
其他双相障碍						
物质所致心境障碍						
躯体疾病所致心境障碍						
任何一种心境障碍						
II. 焦虑障碍						
惊恐障碍						
广场恐怖症（不伴惊恐）						
特殊恐怖症						
社交恐怖症						
强迫障碍						
创伤后应激障碍						
广泛性焦虑障碍						
躯体疾病所致焦虑障碍						
焦虑障碍 NOS						
任何一种焦虑障碍						
III. 酒精药物使用障碍						
酒精使用障碍						
酒精依赖						
酒精滥用						
药物使用障碍						
药物依赖						
药物滥用						
任何一种酒精药物使用障碍						
IV. 间歇性暴发性障碍						
V. 进食障碍						

附表 5-42　中国社区成人各类精神障碍残疾率的年龄分布样表

精神障碍种类	18～64 岁			65 岁及以上		
	残疾人数（人）	残疾率（%）	残疾率95%CI（%）	残疾人数（人）	残疾率（%）	残疾率95%CI（%）
Ⅰ. 心境障碍						
抑郁障碍						
抑郁症						
心境恶劣						
抑郁障碍未特定						
双相障碍						
双相Ⅰ型障碍						
双相Ⅱ型障碍						
其他双相障碍						
物质所致心境障碍						
躯体疾病所致心境障碍						
任何一种心境障碍						
Ⅱ. 焦虑障碍						
惊恐障碍						
广场恐怖症（不伴惊恐）						
特殊恐怖症						
社交恐怖症						
强迫障碍						
创伤后应激障碍						
广泛性焦虑障碍						
躯体疾病所致焦虑障碍						
焦虑障碍未特定						
任何一种焦虑障碍						
Ⅲ. 酒精药物使用障碍						
酒精使用障碍						
酒精依赖						
酒精滥用						
药物使用障碍						
药物依赖						
药物滥用						
任何一种酒精药物使用障碍						
Ⅳ. 间歇性暴发性障碍						
Ⅴ. 进食障碍						

附表 5-43 中国社区成人各类精神障碍残疾率的城乡分布样表

精神障碍种类	城市			农村		
	残疾人数（人）	残疾率（%）	残疾率95%CI（%）	残疾人数（人）	残疾率（%）	残疾率95%CI（%）
I. 心境障碍						
抑郁障碍						
抑郁症						
心境恶劣						
抑郁障碍未特定						
双相障碍						
双相 I 型障碍						
双相 II 型障碍						
其他双相障碍						
物质所致心境障碍						
躯体疾病所致心境障碍						
任何一种心境障碍						
II. 焦虑障碍						
惊恐障碍						
广场恐怖症（不伴惊恐）						
特殊恐怖症						
社交恐怖症						
强迫障碍						
创伤后应激障碍						
广泛性焦虑障碍						
物质所致焦虑障碍						
躯体疾病所致焦虑障碍						
焦虑障碍未特定						
任何一种焦虑障碍						
III. 酒精药物使用障碍						
酒精使用障碍						
酒精依赖						
酒精滥用						
药物使用障碍						
药物依赖						
药物滥用						
任何一种酒精药物使用障碍						
IV. 间歇性暴发性障碍						
V. 进食障碍						

附表 5-44　中国社区成人各类精神障碍致残率的性别分布样表

精神障碍种类	男性		女性	
	致残率（%）	致残率 95%CI（%）	致残率（%）	致残率 95%CI（%）
Ⅰ. 心境障碍				
抑郁障碍				
抑郁症				
心境恶劣				
抑郁障碍未特定				
双相障碍				
双相Ⅰ型障碍				
双相Ⅱ型障碍				
其他双相障碍				
物质所致心境障碍				
躯体疾病所致心境障碍				
任何一种心境障碍				
Ⅱ. 焦虑障碍				
惊恐障碍				
广场恐怖症（不伴惊恐）				
特殊恐怖症				
社交恐怖症				
强迫障碍				
创伤后应激障碍				
广泛性焦虑障碍				
物质所致焦虑障碍				
躯体疾病所致焦虑障碍				
焦虑障碍未特定				
任何一种焦虑障碍				
Ⅲ. 酒精药物使用障碍				
酒精使用障碍				
酒精依赖				
酒精滥用				
药物使用障碍				
药物依赖				
药物滥用				
任何一种酒精药物使用障碍				
Ⅳ. 间歇性暴发障碍				
Ⅴ. 进食障碍				

附表 5-45　中国社区成人各类精神障碍致残率的年龄分布样表

精神障碍种类	18 ~ 64 岁		65 岁及以上	
	致残率 （%）	致残率 95%CI （%）	致残率 （%）	致残率 95%CI （%）
I. 心境障碍				
抑郁障碍				
抑郁症				
心境恶劣				
抑郁障碍未特定				
双相障碍				
双相 I 型障碍				
双相 II 型障碍				
其他双相障碍				
躯体疾病所致心境障碍				
任何一种心境障碍				
II. 焦虑障碍				
惊恐障碍				
广场恐怖症（不伴惊恐）				
特殊恐怖症				
社交恐怖症				
强迫障碍				
创伤后应激障碍				
广泛性焦虑障碍				
物质所致焦虑障碍				
躯体疾病所致焦虑障碍				
焦虑障碍未特定				
任何一种焦虑障碍				
III. 酒精药物使用障碍				
酒精使用障碍				
酒精依赖				
酒精滥用				
药物使用障碍				
药物依赖				
药物滥用				
任何一种酒精药物使用障碍				
IV. 间歇性暴发性障碍				
V. 进食障碍				

附表 5-46　中国社区成人各类精神障碍致残率的城乡分布样表

精神障碍种类	城市		农村	
	致残率（%）	致残率 95%CI（%）	致残率（%）	致残率 95%CI（%）
I. 心境障碍				
抑郁障碍				
抑郁症				
心境恶劣				
抑郁障碍未特定				
双相障碍				
双相 I 型障碍				
双相 II 型障碍				
其他双相障碍				
躯体疾病所致心境障碍				
任何一种心境障碍				
II. 焦虑障碍				
惊恐障碍				
广场恐怖症（不伴惊恐）				
特殊恐怖症				
社交恐怖症				
强迫障碍				
创伤后应激障碍				
广泛性焦虑障碍				
物质所致焦虑障碍				
躯体疾病所致焦虑障碍				
焦虑障碍未特定				
任何一种焦虑障碍				
III. 酒精药物使用障碍				
酒精使用障碍				
酒精依赖				
酒精滥用				
药物使用障碍				
药物依赖				
药物滥用				
任何一种酒精药物使用障碍				
IV. 间歇性暴发性障碍				
V. 进食障碍				

附表 5-47 中国社区成人各类精神障碍残疾率的婚姻状况分布样表

精神障碍种类	未婚			已婚			离婚			分居			丧偶		
	残疾人数（人）	致残率（%）	95%CI（%）	残疾人数（人）	残疾率（%）	95%CI（%）	残疾人数（人）	残疾率（%）	95%CI（%）	残疾人数（人）	残疾率（%）	95%CI（%）	残疾人数（人）	残疾率（%）	95%CI（%）
I. 心境障碍															
抑郁障碍															
抑郁症															
心境恶劣															
抑郁障碍未特定															
双相障碍															
双相 I 型障碍															
双相 II 型障碍															
其他双相障碍															
物质所致心境障碍															
躯体疾病所致心境障碍															
任何一种心境障碍															
II. 焦虑障碍															
惊恐障碍															
广场恐怖症（不伴惊恐）															
特殊恐怖症															
社交恐怖症															
强迫症															
创伤后应激障碍															
广泛性焦虑障碍															
躯体疾病所致焦虑障碍															
焦虑障碍未特定															
任何一种焦虑障碍															

续表

精神障碍种类	未婚			已婚			离婚			分居			丧偶		
	残疾人数(人)	致残率(%)	95%CI(%)	残疾人数(人)	残疾率(%)	95%CI(%)	残疾人数(人)	残疾率(%)	95%CI(%)	残疾人数(人)	残疾率(%)	95%CI(%)	残疾人数(人)	残疾率(%)	95%CI(%)
III. 酒精药物使用障碍															
酒精使用障碍															
酒精依赖															
酒精滥用															
药物使用障碍															
药物依赖															
药物滥用															
任何一种酒精药物使用障碍															
IV. 间歇性暴怒障碍															
V. 进食障碍															

附表 5-48　中国社区成人各类精神障碍致残率的婚姻状况分布样表

精神障碍种类	未婚			已婚			离婚			分居			丧偶		
	残疾人数(人)	残疾率(%)	致残率95%CI(%)	残疾人数(人)	残疾率(%)	95%CI(%)	残疾人数(人)	残疾率(%)	95%CI(%)	残疾人数(人)	残疾率(%)	95%CI(%)	残疾人数(人)	残疾率(%)	95%CI(%)
I . 心境障碍															
抑郁障碍															
抑郁症															
心境恶劣															
抑郁障碍未特定															
双相障碍															
双相 I 型障碍															
双相 II 型障碍															
其他双相障碍															
物质所致心境障碍															
躯体所致心境障碍															
任何一种心境障碍															
II . 焦虑障碍															
惊恐障碍															
广场恐怖症(不伴惊恐)															
特殊恐怖症															
社交恐怖症															
强迫障碍															
创伤后应激障碍															
广泛性焦虑障碍															
躯体所致焦虑障碍															
焦虑障碍未特定															
任何一种焦虑障碍															

续表

精神障碍种类	未婚 残疾人数(人)	残疾率(%)	致残率95%CI(%)	已婚 残疾人数(人)	残疾率(%)	残疾率95%CI(%)	离婚 残疾人数(人)	残疾率(%)	残疾率95%CI(%)	分居 残疾人数(人)	残疾率(%)	残疾率95%CI(%)	丧偶 残疾人数(人)	残疾率(%)	残疾率95%CI(%)
Ⅲ. 酒精药物使用障碍															
酒精使用障碍															
酒精依赖															
酒精滥用															
药物使用障碍															
药物依赖															
药物滥用															
任何一种酒精药物使用障碍															
Ⅳ. 间歇性暴发障碍															
Ⅴ. 进食障碍															

附表 5-49 中国社区成人各类精神障碍残疾率的受教育程度分布样表

精神障碍种类	文盲及小学以下			小学			初中			高中及以上		
	残疾人数（人）	残疾率（%）	95%CI（%）	残疾人数（人）	残疾率（%）	95%CI（%）	残疾人数（人）	残疾率（%）	95%CI（%）	残疾人数（人）	残疾率（%）	95%CI（%）
I. 心境障碍												
抑郁障碍												
抑郁症												
心境恶劣障碍												
抑郁障碍未特定												
双相障碍												
双相 I 型障碍												
双相 II 型障碍												
其他双相障碍												
物质所致心境障碍												
躯体所致心境障碍												
任何一种心境障碍												
II. 焦虑障碍												
惊恐障碍												
广场恐怖症（不伴惊恐）												
特殊恐怖症												
社交恐怖症												
强迫障碍												
创伤后应激障碍												

续表

精神障碍种类	文盲及小学以下			小学			初中			高中及以上		
	残疾人数（人）	残疾率（%）	残疾率95%CI（%）	残疾人数（人）	残疾率（%）	残疾率95%CI（%）	残疾人数（人）	残疾率（%）	残疾率95%CI（%）	残疾人数（人）	残疾率（%）	残疾率95%CI（%）
广泛性焦虑障碍												
躯体疾病所致焦虑障碍												
焦虑障碍未特定												
任何一种焦虑障碍												
Ⅲ. 酒精药物使用障碍												
酒精使用障碍												
酒精依赖												
酒精滥用												
药物使用障碍												
药物依赖												
药物滥用												
任何一种酒精药物使用障碍												
Ⅳ. 间歇暴发性障碍												
Ⅴ. 进食障碍												

附表 5-50　中国社区成人各类精神障碍致残率的受教育程度分布样表

精神障碍种类	文盲及小学以下			小学			初中			高中及以上		
	致残人数（人）	致残率（%）	95%CI（%）	致残人数（人）	致残率（%）	95%CI（%）	致残人数（人）	致残率（%）	95%CI（%）	致残人数（人）	致残率（%）	95%CI（%）
Ⅰ. 心境障碍												
抑郁障碍												
抑郁症												
心境恶劣障碍												
抑郁障碍未特定												
双相障碍												
双相Ⅰ型障碍												
双相Ⅱ型障碍												
其他双相障碍												
物质所致心境障碍												
躯体所致心境障碍												
任何一种心境障碍												
Ⅱ. 焦虑障碍												
惊恐障碍												
广场恐怖症（不伴惊恐）												
特殊恐怖症												
社交恐怖症												
强迫障碍												

续表

精神障碍种类	文盲及小学以下			小学			初中			高中及以上		
	致残人数（人）	致残率（%）	95%CI（%）	致残人数（人）	致残率（%）	95%CI（%）	致残人数（人）	致残率（%）	95%CI（%）	致残人数（人）	致残率（%）	95%CI（%）
创伤后应激障碍												
广泛性焦虑障碍												
躯体所致焦虑障碍												
焦虑障碍未特定												
任何一种焦虑障碍												
Ⅲ. 酒精药物使用障碍												
酒精使用障碍												
酒精依赖												
酒精滥用												
药物使用障碍												
药物依赖												
药物滥用												
任何一种酒精药物使用障碍												
Ⅳ. 间歇性暴发性障碍												
Ⅴ. 进食障碍												

附表 5-51 中国社区成人各类精神障碍残疾率的收入水平分布样表

精神障碍种类	低收入人群			中等收入人群			高收入人群		
	残疾人数（人）	残疾率（%）	95%CI（%）	残疾人数（人）	残疾率（%）	95%CI（%）	残疾人数（人）	残疾率（%）	95%CI（%）
I. 心境障碍									
抑郁障碍									
抑郁症									
心境恶劣									
抑郁障碍未特定									
双相障碍									
双相 I 型障碍									
双相 II 型障碍									
其他双相障碍									
物质所致心境障碍									
躯体所致心境障碍									
任何一种心境障碍									
II. 焦虑障碍									
惊恐障碍									
广场恐怖症（不伴惊恐）									
特殊恐怖症									
社交恐怖症									
强迫障碍									
创伤后应激障碍									

续表

精神障碍种类	低收入人群			中等收入人群			高收入人群		
	残疾人数(人)	残疾率(%)	残疾率95%CI(%)	残疾人数(人)	残疾率(%)	残疾率95%CI(%)	残疾人数(人)	残疾率(%)	残疾率95%CI(%)
广泛性焦虑障碍									
躯体所致焦虑障碍									
焦虑障碍未特定									
任何一种焦虑障碍									
Ⅲ. 酒精药物使用障碍									
酒精使用障碍									
酒精依赖									
酒精滥用									
药物使用障碍									
药物依赖									
药物滥用									
任何一种酒精药物使用障碍									
Ⅳ. 间歇性暴发性障碍									
Ⅴ. 进食障碍									

附表 5-52　中国社区成人各类精神障碍致残率的收入水平分布样表

精神障碍种类	低收入人群		中等收入人群		高收入人群	
	致残人数（人）	致残率（%）	95%CI（%）	致残人数（人）	致残率（%）	95%CI（%）	致残人数（人）	致残率（%）	95%CI（%）

I. 心境障碍

抑郁障碍

　抑郁症

　心境恶劣

　抑郁障碍未特定

双相障碍

　双相 I 型障碍

　双相 II 型障碍

　其他双相障碍

物质所致心境障碍

躯体所致心境障碍

任何一种心境障碍

II. 焦虑障碍

　惊恐障碍

　广场恐怖症（不伴惊恐）

　特殊恐怖症

　社交恐怖症

　强迫障碍

　创伤后应激障碍

续表

精神障碍种类	低收入人群			中等收入人群			高收入人群		
	致残人数（人）	致残率（%）	致残率95%CI（%）	致残人数（人）	致残率（%）	致残率95%CI（%）	致残人数（人）	致残率（%）	致残率95%CI（%）
广泛性焦虑障碍									
躯体所致焦虑障碍									
焦虑障碍未特定									
任何一种焦虑障碍									
Ⅲ. 酒精药物使用障碍									
酒精使用障碍									
酒精依赖									
酒精滥用									
药物使用障碍									
药物依赖									
药物滥用									
任何一种酒精药物使用障碍									
Ⅳ. 间歇性暴发性障碍									
Ⅴ. 进食障碍									

附表 5-53 心境障碍残疾率影响因素的单因素及多因素分析样表

因素	分类	单因素			多因素		
		OR	95%CI	P	OR	95%CI	P
性别	女性						
	男性						
年龄	65 岁以下						
	65 岁及以上						
居住地	城市						
	农村						
婚姻状况	已婚						
	未婚						
	分居						
	离婚						
	丧偶						
受教育程度	文盲 / 小学以下						
	小学						
	初中						
	高中						
	大专及以上						
收入水平	低						
	中						
	高						

附表 5-54 心境障碍致残率影响因素的单因素及多因素分析样表

因素	分类	单因素			多因素		
		OR	95%CI	P	OR	95%CI	P
性别	女性						
	男性						
年龄	65 岁以下						
	65 岁及以上						
居住地	城市						
	农村						
婚姻状况	已婚						
	未婚						
	分居						
	离婚						
	丧偶						
受教育程度	文盲 / 小学以下						
	小学						
	初中						
	高中						
	大专及以上						
收入水平	低						
	中						
	高						

附表 5-55　焦虑障碍残疾率影响因素的单因素及多因素分析样表

因素	分类	单因素			多因素		
		OR	95%CI	P	OR	95%CI	P
性别	女性						
	男性						
年龄	65 岁以下						
	65 岁及以上						
居住地	城市						
	农村						
婚姻状况	已婚						
	未婚						
	分居						
	离婚						
	丧偶						
受教育程度	文盲 / 小学以下						
	小学						
	初中						
	高中						
	大专及以上						
收入水平	低						
	中						
	高						

附表 5-56　焦虑障碍致残率的单因素和多因素分析样表

因素	分类	单因素			多因素		
		OR	95%CI	P	OR	95%CI	P
性别	女性						
	男性						
年龄	65 岁以下						
	65 岁及以上						
居住地	城市						
	农村						
婚姻状况	已婚						
	未婚						
	分居						
	离婚						
	丧偶						
受教育程度	文盲 / 小学以下						
	小学						
	初中						
	高中						
	大专及以上						
收入水平	低						
	中						
	高						

附表 5-57 酒精药物使用障碍残疾率的单因素和多因素分析样表

因素	分类	单因素			多因素		
		OR	95%CI	P	OR	95%CI	P
性别	女性						
	男性						
年龄	65岁以下						
	65岁及以上						
居住地	城市						
	农村						
婚姻状况	已婚						
	未婚						
	分居						
	离婚						
	丧偶						
受教育程度	文盲/小学以下						
	小学						
	初中						
	高中						
	大专及以上						
收入水平	低						
	中						
	高						

附表 5-58 酒精药物使用障碍致残率的单因素和多因素分析样表

因素	分类	单因素			多因素		
		OR	95%CI	P	OR	95%CI	P
性别	女性						
	男性						
年龄	65岁以下						
	65岁及以上						
居住地	城市						
	农村						
婚姻状况	已婚						
	未婚						
	分居						
	离婚						
	丧偶						
受教育程度	文盲/小学以下						
	小学						
	初中						
	高中						
	大专及以上						
收入水平	低						
	中						
	高						

附表 5-59   不同特征人群各类精神障碍的疾病负担样表

精神障碍种类	性别		年龄				城乡	
	男性	女性	18~34岁	35~49岁	50~64岁	65岁及以上	城市	农村
Ⅰ. 心境障碍								
抑郁症								
心境恶劣								
双相障碍								
Ⅱ. 焦虑障碍								
惊恐障碍								
广场恐怖症(不伴惊恐)								
特殊恐怖症								
社交恐怖症								
强迫障碍								
创伤后应激障碍								
广泛性焦虑障碍								
Ⅲ. 酒精药物使用障碍								
酒精使用障碍								
药物使用障碍								
Ⅳ. 进食障碍								
Ⅴ. 精神分裂症								
Ⅵ. 老年期痴呆								
各类精神障碍合计 #								

\# 未包括间歇性暴发性障碍。

附表 5-60   各类精神障碍终生患病率的性别分布样表

精神障碍种类	终生患病率(%)		P
	男性	女性	
Ⅰ. 心境障碍			
抑郁障碍			
抑郁症			
心境恶劣			
抑郁障碍未特定			
双相障碍			
双相Ⅰ型障碍			
双相Ⅱ型障碍			

续表

精神障碍种类	终生患病率（%）		P
	男性	女性	
物质所致心境障碍			
躯体疾病所致心境障碍			
任何一种心境障碍			
II. 焦虑障碍			
惊恐障碍			
广场恐怖症（不伴惊恐）			
特殊恐怖症			
社交恐怖症			
强迫障碍			
创伤后应激障碍			
广泛性焦虑障碍			
物质所致焦虑障碍			
躯体疾病所致焦虑障碍			
焦虑障碍未特定			
任何一种焦虑障碍			
III. 酒精药物使用障碍			
酒精使用障碍			
酒精依赖			
酒精滥用			
药物使用障碍			
药物依赖			
药物滥用			
任何一种酒精药物使用障碍			
IV. 间歇性暴发性障碍			
间歇性暴发性障碍			
物质所致间歇性暴发性障碍			
躯体疾病所致间歇性暴发性障碍			
任何一种间歇性暴发性障碍			
V. 进食障碍			
厌食症			
贪食症			
任何一种进食障碍			
VI. 精神分裂症及其他精神病性障碍			
精神分裂症			
其他精神病性障碍			
任何一种精神分裂症及其他精神病性障碍			

附表 5-61　各类精神障碍终生患病率的年龄分布样表

精神障碍种类	终生患病率（％）				P
	18 ~ 34 岁	35 ~ 49 岁	50 ~ 64 岁	65 岁及以上	
Ⅰ. 心境障碍					
抑郁障碍					
抑郁症					
心境恶劣					
抑郁障碍未特定					
双相障碍					
双相Ⅰ型障碍					
双相Ⅱ型障碍					
其他双相障碍					
物质所致心境障碍					
躯体疾病所致心境障碍					
任何一种心境障碍					
Ⅱ. 焦虑障碍					
惊恐障碍					
广场恐怖症（不伴惊恐）					
特殊恐怖症					
社交恐怖症					
强迫障碍					
创伤后应激障碍					
广泛性焦虑障碍					
物质所致焦虑障碍					
躯体疾病所致焦虑障碍					
焦虑障碍未特定					
任何一种焦虑障碍					
Ⅲ. 酒精药物使用障碍					
酒精使用障碍					
酒精依赖					
酒精滥用					
药物使用障碍					
药物依赖					
药物滥用					
任何一种酒精药物使用障碍					

续表

精神障碍种类	终生患病率（%）				P
	18～34岁	35～49岁	50～64岁	65岁及以上	
Ⅳ. 间歇性暴发性障碍					
物质所致间歇性暴发性障碍					
躯体疾病所致间歇性暴发性障碍					
任何一种间歇性暴发性障碍					
Ⅴ. 进食障碍					
厌食症					
贪食症					
任何一种进食障碍					
Ⅵ. 精神分裂症及其他精神病性障碍					
精神分裂症					
其他精神病性障碍					
任何一种精神分裂症及其他精神病性障碍					

附表 5-62 各类精神障碍 12 月患病率的性别年龄分布样表

精神障碍种类	总样本人群 12 月患病率 (%)					男性 12 月患病率 (%)					女性 12 月患病率 (%)				
	18~34岁	35~49岁	50~64岁	65岁及以上	合计	18~34岁	35~49岁	50~64岁	65岁及以上	合计	18~34岁	35~49岁	50~64岁	65岁及以上	合计
I. 心境障碍															
抑郁障碍															
抑郁症															
心境恶劣															
抑郁障碍未特定															
双相障碍															
双相 I 型障碍															
双相 II 型障碍															
其他双相障碍															
物质所致心境障碍															
躯体疾病所致心境障碍															
任何一种心境障碍															
II. 焦虑障碍															
惊恐障碍															
广场恐怖症 (不伴惊恐)															
特殊恐怖症															
社交恐怖症															
强迫障碍															
创伤后应激障碍															
广泛性焦虑障碍															
躯体疾病所致焦虑障碍															
焦虑障碍未特定															

续表

精神障碍种类	总样本人群12月患病率（%）					男性12月患病率（%）					女性12月患病率（%）				
	18～34岁	35～49岁	50～64岁	65岁及以上	合计	18～34岁	35～49岁	50～64岁	65岁及以上	合计	18～34岁	35～49岁	50～64岁	65岁及以上	合计
任何一种焦虑障碍															
III. 酒精药物使用障碍															
酒精使用障碍															
酒精依赖															
酒精滥用															
药物使用障碍															
药物依赖															
药物滥用															
任何一种酒精药物使用障碍															
IV. 间歇性暴发性障碍															
间歇性暴发性障碍															
物质所致间歇性暴发性障碍															
躯体疾病所致间歇性暴发性障碍															
任何一种间歇性暴发性障碍															
V. 进食障碍															
VI. 精神分裂症及其他精神病性障碍															
精神分裂症#															
其他精神病性障碍#															
任何一种精神分裂症及其他精神病性障碍#															

30天患病率。

附表 5-63　老年期痴呆患病率的性别年龄地区分布样表

地区	性别	患病率（%）			
		65～69岁	70～74岁	75岁及以上	合计
合计	男性				
	女性				
城市	男性				
	女性				
农村	男性				
	女性				

附表 5-64　各类精神障碍 12 月患病率的城乡分布样表

精神障碍种类	12 月患病率（%）		P
	城市	农村	
Ⅰ. 心境障碍			
抑郁障碍			
抑郁症			
心境恶劣			
抑郁障碍未特定			
双相障碍			
双相Ⅰ型障碍			
双相Ⅱ型障碍			
其他双相障碍			
物质所致心境障碍			
躯体疾病所致心境障碍			
任何一种心境障碍			
Ⅱ. 焦虑障碍			
惊恐障碍			
广场恐怖症（不伴惊恐）			
特殊恐怖症			
社交恐怖症			
强迫障碍			
创伤后应激障碍			
广泛性焦虑障碍			
物质所致焦虑障碍			
躯体疾病所致焦虑障碍			
焦虑障碍未特定			
任何一种焦虑障碍			

续表

精神障碍种类	12月患病率（%）		P
	城市	农村	
酒精使用障碍			
酒精依赖			
酒精滥用			
药物使用障碍			
药物依赖			
药物滥用			
任何一种酒精药物使用障碍			
IV. 间歇性暴发性障碍			
间歇性暴发性障碍			
物质所致间歇性暴发性障碍			
躯体疾病所致间歇性暴发性障碍			
任何一种间歇性暴发性障碍			
V. 进食障碍			
VI. 精神分裂症及其他精神病性障碍			
精神分裂症[#]			
其他精神病性障碍[#]			
任何一种精神分裂症及其他精神病性障碍[#]			

[#] 30天患病率。

附表 5-65　各类精神障碍终生患病率的城乡分布样表

精神障碍种类	终生患病率（%）		P
	城市	农村	
I. 心境障碍			
抑郁障碍			
抑郁症			
心境恶劣			
抑郁障碍未特定			
双相障碍			
双相 I 型障碍			
双相 II 型障碍			
其他双相障碍			
物质所致心境障碍			
躯体疾病所致心境障碍			

续表

精神障碍种类	终生患病率（%）		P
	城市	农村	
任何一种心境障碍			
II. 焦虑障碍			
惊恐障碍			
广场恐怖症（不伴惊恐）			
特殊恐怖症			
社交恐怖症			
强迫障碍			
创伤后应激障碍			
广泛性焦虑障碍			
物质所致焦虑障碍			
躯体疾病所致焦虑障碍			
焦虑障碍未特定			
任何一种焦虑障碍			
III. 酒精药物使用障碍			
酒精使用障碍			
酒精依赖			
酒精滥用			
药物使用障碍			
药物依赖			
药物滥用			
任何一种酒精药物使用障碍			
IV. 间歇性暴发性障碍			
间歇性暴发性障碍			
物质所致间歇性暴发性障碍			
躯体疾病所致间歇性暴发性障碍			
任何一种间歇性暴发性障碍			
V. 进食障碍			
厌食症			
贪食症			
任何一种进食障碍			
VI. 精神分裂症及其他精神病性障碍			
精神分裂症			
其他精神病性障碍			
任何一种精神分裂症及其他精神病性障碍			

附表 5-66 城市不同性别人群心境障碍、焦虑障碍、酒精药物使用障碍、间歇性暴发性障碍 12 月患病率的年龄分布（%）样表

精神障碍种类	男性				女性			
	18 ~ 34 岁	35 ~ 49 岁	50 ~ 64 岁	65 岁及以上	18 ~ 34 岁	35 ~ 49 岁	50 ~ 64 岁	65 岁及以上
Ⅰ. 心境障碍								
Ⅱ. 焦虑障碍								
Ⅲ. 酒精药物使用障碍								
Ⅳ. 间歇性暴发性障碍								

附表 5-67 农村不同性别人群心境障碍、焦虑障碍、酒精药物使用障碍、间歇性暴发性障碍 12 月患病率的年龄分布（%）样表

精神障碍种类	男性				女性			
	18 ~ 34 岁	35 ~ 49 岁	50 ~ 64 岁	65 岁及以上	18 ~ 34 岁	35 ~ 49 岁	50 ~ 64 岁	65 岁及以上
Ⅰ. 心境障碍								
Ⅱ. 焦虑障碍								
Ⅲ. 酒精药物使用障碍								
Ⅳ. 间歇性暴发性障碍								

附表 5-68 城市不同性别人群心境障碍和焦虑障碍现症患者过去一年治疗率的年龄分布（%）样表

精神障碍种类	男性				女性			
	18 ~ 34 岁	35 ~ 49 岁	50 ~ 64 岁	65 岁及以上	18 ~ 34 岁	35 ~ 49 岁	50 ~ 64 岁	65 岁及以上
Ⅰ. 心境障碍								
Ⅱ. 焦虑障碍								

附表 5-69 农村不同性别人群心境障碍和焦虑障碍现症患者过去一年治疗率的年龄分布（%）样表

精神障碍种类	男性				女性			
	18 ~ 34 岁	35 ~ 49 岁	50 ~ 64 岁	65 岁及以上	18 ~ 34 岁	35 ~ 49 岁	50 ~ 64 岁	65 岁及以上
Ⅰ. 心境障碍								
Ⅱ. 焦虑障碍								

附表 5-70　焦虑障碍患者 12 月共病抑郁障碍的比例（%）及年龄和性别分布样表

焦虑障碍现症患者共病抑郁障碍种类	年龄组				性别	
	18 ~ 34 岁 n（%）	35 ~ 49 岁 n（%）	50 ~ 64 岁 n（%）	65 岁及以上 n（%）	男 n（%）	女 n（%）
抑郁症						
心境恶劣						
抑郁障碍未特定						
抑郁障碍合计						

附表 5-71　抑郁障碍患者终生共病焦虑障碍的比例（%）及其年龄和性别分布样表

抑郁障碍患者共病焦虑障碍种类	年龄组				性别	
	18 ~ 34 岁 n（%）	35 ~ 49 岁 n（%）	50 ~ 64 岁 n（%）	65 岁及以上 n（%）	男 n（%）	女 n（%）
惊恐障碍						
广场恐怖症（不伴惊恐）						
社交恐怖症						
特殊恐怖症						
强迫障碍						
广泛性焦虑障碍						
焦虑障碍未特定						
任何一种焦虑障碍						

附表 5-72　抑郁障碍患者 12 月共病焦虑障碍的比例（%）及其年龄和性别分布样表

抑郁障碍现症患者共病焦虑障碍种类	年龄组				性别	
	18 ~ 34 岁 n（%）	35 ~ 49 岁 n（%）	50 ~ 64 岁 n（%）	65 岁及以上 n（%）	男 n（%）	女 n（%）
惊恐障碍						
广场恐怖症(不伴惊恐)						
社交恐怖症						
特殊恐怖症						
强迫障碍						
广泛性焦虑障碍						
焦虑障碍未特定						
任何一种焦虑障碍						

（王　红）

第
六
章

精神卫生调查的
特殊性及建议

精神障碍流行病学研究的特殊性

一、诊断标准

精神障碍是在各种生物学、心理学以及社会环境因素影响下，人的大脑功能失调，导致认知、情感、意志和行为等精神活动出现不同程度障碍的疾病。精神障碍导致患者不能正常或有效地工作、学习以及承担个人的社会责任。同时，普遍存在的社会歧视和病耻感导致患者丧失工作、学习等机会，给个人、家庭和社会均造成沉重的负担。目前，精神障碍的诊断依然以现象学为依据，主要依赖于观察患者的精神活动表现，难以通过实验室、影像学、基因检测完成疾病诊断。

精神障碍流行病学研究是有别于其他疾病的世界性难题。当前国际上精神障碍的诊断标准主要是《国际疾病分类第十一次修订本》（ICD-11）和美国精神病学协会的《精神障碍诊断与统计手册》（第5版）（DSM-5），其分类和诊断体系都是在西方文化背景下研发的，所以其在世界各国的应用无疑会受文化差异的影响，亦存在不同种族生物学差异的影响。

二、人群研究的特殊性

国内外的精神障碍流行病学研究将系统的流行病学方法应用到精神障碍的人群研究，常由于精神障碍病因的多重性、症状的不确定性、诊断的多轴性和治疗的复杂性而受到限制。流行病学研究要求调查资料有代表性、随机性和可比性，而精神障碍患者由于疾病状态而不合作，患者及其家属难以克服的病耻感，以及社会普遍存在的对精神障碍的歧视和偏见，使调查难以遵循严格的流行病学研究的原则，因而不能保证调查结果的真实性和可靠性。因此，精神障碍流行病学调查面临更多的困难，以致世界范围内几十年来以各种调查方法在各地区进行的精神障碍流行病学调查的结果有很大差别。概括而言，从方法学的差异加以解释，DSM 系统对精神病理描述的充分性、DSM 标准本土化翻译的实用性和调查工具的灵敏度，不同地区不同亚文化症状阈值的差异，以及受访者向访谈者报告精神障碍的病耻感等因素都可能造成调查患病率的差异。进一步深入探讨不同地区患病率的实质性差异，可以从应激经历暴露的差异、不同群体和个体不同的易患性以及生物遗传学等的差异等方面解释精神障碍的地区、时间和人群分布的差异。

精神障碍流行病学研究的比较

一、国际精神障碍流行病学研究简史

从 20 世纪中叶至今，在世界范围内以美国、澳大利亚、加拿大、英国等为代表的发达国家陆续开展了全国性或区域性精神障碍流行病学调查。例如，美国于 1990—1992 年首次开展了国家共病调查（National Comorbidity Survey，NCS），2001 年再次开展了国家共病复测调查（National Comorbidity Survey Replication，NCS-R）。2001 年 WHO 开展的世界精神卫生调查（World Mental Health Survey，WMHS）是目前全球规模最大且最具影响力的精神障碍流行病学调查。这一全球范围的调查首次采用相同的工具进行调查，获得了世界各大区域精神障碍及精神卫生服务的数据。该研究为计划开展国家层面精神卫生调查的国家和地区起到了很好的引领作用。超过 30 个国家和地区参加了 WMHS，调查超过 16 万受访者。各国采用统一的调查工具（The World Health Organization Composite International Diagnostic Interview，WHO-CIDI）和调查方法，描述了全球范围内的精神障碍流行病学现况与服务利用现况，分析了影响精神障碍患病的相关因素。中国的北京市和上海市的城区及深圳市先后参加了 WMHS。此宏大的国际合作行动对于了解全球精神障碍现况及影响因素和各国跨文化比较具有重要的意义。

二、中国精神障碍流行病学研究简史

中国精神障碍流行病学始于 20 世纪 40 年代末。林宗义 1953 年和 1973 年应用美国的诊断标准在中国台湾地区进行过大规模的人群精神障碍流行病学调查。陈家霈 1993 年在中国香港沙田社区人群中进行过大规模的精神障碍患病率调查。

1982 年和 1993 年中国卫生部分别组织了由沈渔邨负责、北京大学医学部（时称北京医学院、北京医科大学）牵头的两次全国大样本的精神障碍流行病学调查，获得了当时全国大样本精神障碍数据，成为了解 20 世纪 80 年代到 90 年代我国精神障碍患病现况及卫生决策部门制定防控措施的重要参考资料。

进入 21 世纪以来，随着定式诊断访谈工具的研发以及复杂抽样和入户面对面访谈技术的发展，精神障碍的描述性流行病学研究水平迅速提升目前。浙江省（2001）、江西省（2002）、西藏自治区（2003）、河北省（2004）、辽宁省（2004）、山东省（2004）、昆明市（2005）、深圳市（2005）、广州市（2006）、北京市（2010）、西安市（2010）等省市先后进行过区域性精神障碍流行病学调查。

三、精神障碍流行病学研究的缺陷

目前，人群调查主要采用复合性国际诊断交谈表（Composite Clinical Diagnostic Interview，CIDI）和定式临床检查（Structured Clinical Interview for Diagnosis，SCID）两种工具进行研究。不同研究工具、不同研究地区、甚至同一个研究工具或同一研究地区进行的调查结果之间均存在差异。尽管精神障碍的患病率确实存在不同地区、人群、时间分布的差异，但是影响调查结果的其他因素还包括现场调查执行方式的合理性和可行性、质量控制措施的有效性和及时性，而在既往的研究中很少涉及这些关键的信息。

关于精神疾病卫生服务利用方面的研究目前尚不充分，中国缺少国家层面的数据。主要原因是精神病与精神卫生学与其他学科相比起步相对较晚、精神科医疗和科研人员较少、精神卫生资源相对不足等。根据已有文献，精神卫生服务利用的相关研究有三个特征：①国内尚无用于精神卫生服务利用研究的专用调查工具，已有的研究多采用的是自编问卷，缺乏效度和信度的评价，普遍适用性和跨文化可比性不足；②以往的研究多局限于省市范围，尚无具有全国代表性的研究；③报告的研究多局限于单一病种或某类特殊人群。因此，目前国内缺乏全国精神卫生服务利用的系统而深入的研究。

四、精神障碍流行病学研究结果差异的解释

就患病率而言，比较国内以往精神障碍调查结果，CMHS 各类精神障碍患病率为 16.57%，高于 1982 年调查的 1.30% 和 1993 年调查的 1.35%，亦高于 WMHS 中北京调查的 9.1% 和上海调查的 4.3%，低于费立鹏 2001—2005 年调查的结果 17.5%。其原因用方法学的差异加以解释比较合理，因为 1982 年和 1993 年的调查采用 ICD-9 的诊断标准及其配套的调查工具和方法，WMHS 和费立鹏的调查采用 DSM-Ⅳ 的诊断标准，分别用 CIDI 和 SCID 两种调查工具和不同方法进行调查。将 CMHS 与 WMHS 各国调查结果比较，我国精神障碍患病率高于尼日利亚调查的 4.7%，低于美国调查的 26.4%。

分析以往报告各地区调查的精神障碍患病率差异的原因。第一，调查病种的差异。就焦虑障碍而言，国内 12 地区与 7 地区的调查病种包括神经衰弱、癔症、抑郁性神经症等，涵盖范围相对较窄，得到的患病率相对较低；就精神分裂症及精神病性障碍而言，国内部分地区仅调查精神分裂症的患病率，而 CMHS 除精神分裂症，还包括其他精神病性障碍。第二，调查工具以及实施方案存在差异，质量控制措施也不尽相同，对调查结果均会产生一定的影响。第三，CMHS 结果具有全国代表性，但不具备各地区的自代表性，而患病率存在一定的地区差异。WMHS 显示，各国患病率有很大差异，很难简单地以社会心理和人口学因素进行单因素解释。此外，调查结果与调查方案、调查工具、质量控制、调查地区的经济发展水平等多种因素有关。CMHS 采用了严格的实施方案与质量控制方案，所得到的患病率，能真实地代表目前全国精神障碍流行病学现况。

因此，将国内外各地区调查结果加以简单化比较不是科学严谨的，尤其是各地调查包含了不同种类精神障碍，所谓总患病率的数据是没有可比性的，因此，应该以各类精神障碍分别进行比较，才能获得更加科学的结论。

第三节

中国精神卫生调查的优势

一、研究目的

2012 年，卫生部（现国家卫生健康委员会）和科技部资助立项"中国精神障碍疾病负担及卫生服务利用的研究"（简称中国精神卫生调查，China Mental Health Survey，CMHS），重点研究我国精神障碍的患病率和疾病负担，描述精神障碍患者卫生服务利用现况，探讨影响精神障碍患病率、疾病负担、服务利用的影响因素，旨在为卫生决策部门制定精神障碍的相关防控策略以及配置精神卫生服务资源提供科学依据和理论支持。

为了实现上述研究目标，项目组在制定中国精神障碍疾病负担与卫生服务利用研究的方案时，充分考虑了研究方法对研究结果的影响，分析各个重要因素并确定了研究方案。

二、设计原则和优势

1. 研究结果的全国代表性

确保研究结果的全国代表性是制定研究方案的重要环节。中国疾病预防控制中心慢性非传染性疾病预防控制中心（简称慢病中心）自 2004 年起建立了全国慢性病疾病监测系统，其全国代表性已获得国内外相关领域专家的广泛认可，在 2013 年中国精神卫生调查之前已经开展了三次慢性病及其危险因素监测研究。中国精神卫生调查通过与慢病中心合作，在全国疾病监测点（disease surveillance point，DSP）的框架上进行二重抽样，借助 2013 年进行的第四次慢性病及其危险因素监测的行政力量和组织管理，确保了调查结果的全国代表性，首次获得了具有全国代表性的社区居民身体和心理健康的双重数据，具有重大的科学意义。

2. 研究工具的一致性及跨文化可比性

CMHS 采用与国际接轨的 CIDI、SCID，系统评价我国精神障碍疾病负担和卫生服务利用现况，有利于调查结果的国际跨文化比较。就全国调查而言，我国各地文化习俗和地方语言差异较大，要求研究工具既要保证访谈员访谈的一致性，又要提高受访者回答的一致性。CIDI 是一个高度定式的访谈问卷，培训合格的访谈员按照统一规范的方式进行提问，当受访者对某些信息无法准确回答时有标准的信息记录方式，在大规模的精神障碍流行病学调查中，可以保证访谈员使用调查工具的一致性。SCID 是由精神科医生使用的半定式访谈问卷，培训合格的医生根据临床经验和专业水平全面收集临床信息，对精神分裂症及其他精神病性障碍进行正确的诊断。

此外，研究结果的国际跨文化可比性也是 CMHS 着重解决的重要问题。目前国际上的精神障碍流行病学调查多采用 CIDI 作为研究工具，尚无其他国家采用 SCID 作为研究工具开展大规模的人群调查。采用 CIDI 作为研究工具获得的结果将具有国际跨文化的可比性。同时，CIDI 的诊断试验也证实与 SCID 相比，CIDI 具有良好的信度和效度。基于上述因素，最终确定以 CIDI 和 SCID 相结合的方法进行本次精神障碍流行病学调查。

3. 调查内容的全面性

CMHS 的目标不仅是获得精神障碍的患病率，还要获得精神障碍的卫生服务利用信息。在调查病种方面，CIDI 可以对心境障碍、焦虑障碍、物质使用障碍、间歇性暴发性障碍、进食障碍 5 类精神障碍进行诊断，并提供精神分裂症及其他精神病性障碍的筛查结果，但不包括调查对象认知功能的检查。为了确保调查病种的全面性，采用 SCID 作为精神分裂症及其他精神病性障碍的确诊工具，按照两阶段调查的设计获得精神分裂症及其他精神病性障碍的患病率。10/66 痴呆诊断工具自 21 世纪以来在我国及多个发展中国家的社区调查中使用，具有良好的信度和效度。CMHS 采用该工具按照两阶段调查的设计获得老年期痴呆的患病率。

4. 精神分裂症及其他精神病性障碍筛查问卷的创新性

精神障碍是一类具有明显病耻感的疾病，其中精神分裂症及其他精神病性障碍造成的病耻感更为明显。因此，采用面对面访谈方式的调查可能会低估精神障碍患病率，尤其是精神分裂症等患者在精神病性症状支配下不能如实回答问题。特别是此类精神障碍的患病率很低，漏诊对患病率的影响更大，从而影响结果的真实性。

根据以往调查经验，为了在社区调查进行 CIDI 访谈时避免漏诊因精神病性症状所致的拒访或中途退出访谈的受访者，以及因重病住院或智力问题而不具备回答问题能力的受访者，CMHS 专门设计了受访者无法访谈原因列表（A1 问卷）和受访者中途退出原因列表（A2 问卷），对全部 A1 问卷和 A2 问卷筛查阳性的受访者及随机抽取的相同数量的筛查阴性受访者进行 SCID 访谈，从而减少因漏诊对这类精神障碍患病率真实性的影响。

5. 调查质量控制措施的及时性和有效性

在大规模流行病学调查中，可能由于问卷设计不完善、访谈员操作不规范、调查组织实施方案不合理等原因导致难以避免的系统误差。为了及时发现并有效纠正调查实施过程中出现的上述误差，本项目组与北京大学中国社会科学调查中心（简称调查中心）合作，共同组织开展 CIDI 调查，因为调查中心具备国际领先的成熟质量控制体系，掌握完备的现场执行和质量控制技术，并且有采用 CIDI 进行精神障碍流行病学调查的经历，可以在全国范围内及时有效地对现场调查质量进行全程实时监控。

同时，为了对 SCID 调查的质量进行实时监控，本项目组与天津市安定医院合作成立了 SCID 协调中心，共同开展 SCID 的质量控制，因为该院 2010 年采用 SCID 开展了天津市精神障碍流行病学调查，建立了完善的 SCID 实施督导检查体系，具有实施 SCID 的丰富经验，能及时有效地进行质量控制。

6. 计算机辅助个人访谈模式的先进性

既往国内社区人群精神障碍流行病学调查以及世界精神卫生调查北京上海研究多采用纸笔版访谈（pencil and paper interview，PAPI）的数据收集模式，而采用 PAPI 模式问卷在印刷、运输、储存等方面占用资源，难以对实施过程进行有效的质量实时监控，而且后期数据录入亦会增加错误机会。CMHS 采用的 CIDI 是计算机辅助个人访谈（computer assisted personal interview，CAPI）版本，有严格的跳转规则和质量核查节点，可以记录 PAPI 模式无法实现的对访谈员全部访问行为的实时监控和纠错，从而确保调查质量。

三、创新之处

1. 首次全国抽样调查

CMHS 是中国（除港澳台）首次开展的精神障碍流行病学研究的全国抽样调查，研究结果客观地反映了当前社区成人精神障碍患病率及其地区和人群分布特征；根据调查所获得的各类精神障碍患病率的全国数据，测算了疾病负担的综合指标 DALY；系统地分析了精神障碍患病率的分布特征和影响因素，详细调查了精神障碍患者自我报告的卫生服务利用现况，为国家精神卫生事业的发展提供了详实的科学数据。

2. 多学科合作

CMHS 是首次全国多学科合作的大型流行病学研究。精神障碍的自然史涉及基础医学、临床医学、预防医学多领域，因此 CMHS 的项目立题、方案设计、现场实施、资料分析联合了全国的精神病学、流行病学、卫生统计学、社会学、卫生管理学、卫生经济学等多学科的专家，以中国疾病预防控制中心建立的全国疾病监测点为基础，通过项目负责单位北京大学第六医院，合作单位中南大学、中南大学湘雅二医院、上海市精神卫生中心、四川大学、昆明医科大学第一附属医院、吉林大学、中国人民解放军第四军医大学（现名空军军医大学）、宁夏医科大学、乌鲁木齐市第四人民医院，主要协作单位中国疾病预防控制中心慢性非传染性疾病预防控制中心、北京大学中国社会科学调查中心、天津市安定医院，以及全国 31 所精神专科医院和综合医院精神科等遍布全国的单位通力合作，历时 3 年多完成了此次调查，成为多学科合作、多单位联合进行大型精神障碍流行病学研究的成功范例。

3. 高效的质量控制

CMHS 的质量控制采用了多机构内部质量控制与第三方质量控制相结合的交叉质控模式，多种质量控制方案同时进行，对可能出现的抽样误差和系统误差进行了严格的核查和有效的控制。质量控制以流行病学、统计学和社会学现场调查的理论和方法为指导，由专业人员设计调查全过程各个环节的质量控制方案，通过计算机技术得以实时监控，在各级质量控制管理专业人员的严格督导下，使现场调查实现了严格而高效的质量控制，获得了具有真实性和可靠性的基础数据。

4. 学科优势

CMHS 是有史以来我国精神障碍流行病学研究中涉及的相关学科最多、调查包含的精神障碍最多、抽样调查的样本量最大、现场实施的质量控制最严格、数据管理的计算机化程度最高、资料分析的方法最复杂、参与的合作单位最多的全国抽样调查，所获得的高质量精神障碍疾病负担和卫生服务利用的全国基础数据将有利于有效和公平地利用国家卫生资源，为制定宏观卫生政策提供了科学依据；调查成果亦有利于在国际上提升我国在精神障碍疾病负担研究领域的学术地位。同时，CMHS 采用与国际接轨的调查工具，研究结果有利于国际跨国家、跨地区、跨文化比较，为更好地吸收国外精神障碍预防控制措施的经验，制定我国精神卫生相关的措施和卫生资源的分配提供参考。

5. 不足之处

CMHS 作为大型流行病学调查，尚存在一定的局限性。一方面，CMHS 对象为 18 岁及以上的社区居民，不包括功能社区的居民，也不包括住院或在其他机构中的患者，因此，CMHS 仅能代表 18 岁以上社区居民的精神障碍的患病和卫生服务利用情况。另一方面，CMHS 为横断面现况调查，在评价精神障碍终生患病情况时，需要受访者对过去的情况进行回忆，存在一定的回忆偏倚，且不能获得因果关系的推断。

第四节

中国精神卫生政策建议

一、原则

在国家卫生部（现国家卫生健康委员会）和科技部的共同支持下完成的 CMHS 首次获得了全国精神障碍患病率的科学数据。由结果可见，精神（心理）卫生问题给中国社区居民带来了较严重的疾病负担与经济负担，亦对社会稳定和安全带来不可忽视的影响。按照全面建成小康社会与"健康中国 2030"的战略目标，国家行政主管部门应该给以重点关注，要将精神卫生放到疾病预防与控制的重要位置。

二、推动精神健康促进

精神健康促进应该以政府为主导，完善精神卫生相关的各项政策措施，动员全社会，充分发挥社会群众团体、各类媒体以及城乡居民组织的作用，"做好心理健康知识和心理疾病科普工作"，预防心理问题和精神障碍的发生；要消除对精神障碍的歧视，关爱精神障碍患者，营造一种和谐、稳定的社会氛围。

三、加强精神卫生专业建设

为了推进我国精神卫生事业的发展，应该加强有关精神卫生服务体系、队伍、能力的建设，包括精神专科医疗卫生机构、综合医疗机构的精神卫生专科、城乡基础医疗卫生机构的精神卫生专业临床医生和管理工作者等，探索出一套"1（专科医院或综合医院专科）+1（社区卫生服务中心）"的模式；对于精神障碍应该防治结合、急慢分治、分级诊疗，建立家庭医生签约式服务的精神疾病防治管理模式，健全心理卫生（精神卫生）服务体系，"规范发展心理治疗、心理咨询等心理健康服务"。

四、建立精神卫生信息系统

精神障碍作为疾病预防控制中的一大类重要疾病，亟待建立健全以专业医疗卫生机构与居民社区为基础的精神卫生（包括重点精神卫生问题监测）信息系统。首先在全国精神卫生专业力量较强的地区，建立一批以精神卫生防治机构与社区为基础的严重精神疾病患病情况的监测点，随后总结经验，逐步建立覆盖全国的精神障碍信息系统，最终可以此替代不定期的大规模精神障碍的流行病学调查。

五、改善精神障碍医疗保障体系

医疗保障体系是预防控制精神障碍的重要保证。为了实现精神健康促进，应该改善心理问题和精神障碍的医疗保障，将重点精神障碍的门诊医疗纳入城乡居民基本医疗保险。应该对于精神障碍的特殊性给予足够的重视，学习国际上的先进理念和成功经验，为精神障碍患者的早发现、早诊断、早治疗给予足够的医疗保障，促进精神障碍的二级预防。同时，投资兴建精神障碍患者的康复机构，如中途宿舍、庇护工厂、农疗基地等，为患者提供社会功能康复的场所和专业化训练，减少残疾发生，实施精神障碍的三级预防。

六、开展精神障碍基础研究

遵照习近平总书记在全国健康与卫生大会上的讲话精神，"要加大心理健康问题基础性研究"，应该增加精神障碍基础性研究的专项研究经费投入。目标为攻克精神障碍病因学难关，研发最新的诊断技术和治疗方法，为心理卫生与精神卫生学科的发展提供科研平台，更好地为心理健康和精神卫生服务提供技术支撑，推动精神病与精神卫生学的学科建设。

参考文献

[1] KESSLER R C, MERIKANGAS K R. The National Comorbidity Survey Replication (NCS-R): background and aims [J].Int J Methods Psychiatr Res, 2004, 13 (2): 60-68.

[2] KESSLER R C, MCGONAGLE K A, ZHAO S, et al. Lifetime and 12-month prevalence of DSM-III-R psychiatric disorders in the United States. Results from the National Comorbidity Survey [J]. Arch Gen Psychiatry, 1994, 51 (1): 8-19.

[3] KESSLER R C,BERGLUND P,CHIU W T,et al. The US National Comorbidity Survey Replication (NCS-R): design and field procedures [J]. Int J Methods Psychiatr Res, 2004, 13 (2): 69-92.

[4] ANDREWS G, HENDERSON S, HALL W. Prevalence, comorbidity, disability and service utilisation. Overview of the Australian National Mental Health Survey [J]. Br J Psychiatry, 2001, 178 : 145-153.

[5] ALONSO J, ANGERMEYER M C, BERNERT S, et al. Sampling and methods of the European Study of the Epidemiology of Mental Disorders(ESEMeD)project[J]. Acta Psychiatr Scand Suppl,2004(420):8-20.

[6] JENKINS R, LEWIS G, BEBBINGTON P, et al. The National Psychiatric Morbidity surveys of Great Britain—initial findings from the household survey [J]. Psychol Med, 1997, 27 (4): 775-789.

[7] JENKINS R, LEWIS G, BEBBINGTON P, et al. The National Psychiatric Morbidity Surveys of Great Britain—initial findings from the household survey [J]. Int Rev Psychiatry, 2003, 15 (1-2): 29-42.

[8] KESSLER R C, AGUILAR-GAXIOLA S, ALONSO J, et al. The global burden of mental disorders: an update from the WHO World Mental Health (WMH) surveys [J]. Epidemiol Psichiatr Soc, 2009, 18 (1): 23-33.

[9] ALONSO J, et al. Burden of mental disorders based on the World Mental Health surveys [J]. Rev Bras Psiquiatr, 2012, 34 (1): 7-8.

[10] 黄悦勤. 中国精神障碍流行病学研究 [J]. 中华流行病学杂志, 2012, 33 (1): 15-16.

[11] 张维熙, 沈渔邨, 李淑然. 中国七个地区精神疾病流行病学调查 [J]. 中华精神科杂志, 1998, 31 (2): 69.

[12] 王俊成, 张瑞岭, 周芹. 中国精神卫生服务现状与建议 [J]. 中国卫生事业管理, 2009, 26 (5): 348-350.

[13] 栗克清,孙秀丽,张勇,等. 中国精神卫生服务及其政策:对 1949-2009 年的回顾与未来 10 年的展望 [J]. 中国心理卫生杂志, 2012 (5): 321-326.

[14] 唐牟尼, 郁俊昌, 黄悦勤, 等. 广州地区城乡居民医疗服务使用情况流行病学调查 [C]. 中华医学会第九次精神病学全国学术会议论文集. 广州, 2011.

[15] 位照国, 刘铁榜, 胡赤怡, 等. 深圳市精神卫生服务利用现况调查 [J]. 中国心理卫生杂志, 2010, 24 (8): 597-603.

[16] 杨桂伏, 杜长军, 崔炳喜, 等. 天津市医疗机构精神卫生服务资源和利用状况调查 [J]. 中国慢性病预防与控制, 2010, 18 (3): 267-269.

[17] 李奕. 大连市精神疾病患者就医意向与卫生服务利用的研究 [D]. 大连医科大学流行病与卫生统计学, 2009.

[18] HUANG Y Q, WANG Y, WANG H, et al. Prevalence of mental disorders in China: a cross-sectional epidemiological study [J]. The Lancet Psychiatry, 2019, 6 (3): 211-224.

[19] WANG P S, AGUILAR-GAXIOLA S, Alonso J, et al. Use of mental health services for anxiety, mood, and substance disorders in 17 countries in the WHO world mental health surveys [J]. Lancet, 2007, 370 (9590): 841-850.

[20] SAXENA S, PARAJE G, SHARAN P, et al. The 10/90 divide in mental health research: trends over a 10-year period [J]. Br J Psychiatry, 2006, 188: 81-82.

[21] 王丽敏, 邓茜, 王黎君. 我国慢性病综合监测回顾与展望 [J]. 中国医学前沿杂志 (电子版), 2014 (3): 1-4.

[22] KESSLER R C, USTUN T B. The World Mental Health (WMH) Survey Initiative Version of the World Health Organization (WHO) Composite International Diagnostic Interview (CIDI) [J]. Int J Methods Psychiatr Res, 2004, 13 (2): 93-121.

[23] 徐广明, 吴宪, 田红军, 等. 天津市 18 岁以上居民精神障碍流行病学调查 [C]. 中华医学会第十次全国精神医学学术会议论文集. 南京, 2012.

[24] PHILLIPS M R, ZHANG J, SHI Q, et al. Prevalence, treatment, and associated disability of mental disorders in four provinces in China during 2001-05: an epidemiological survey [J]. Lancet, 2009, 373 (9680): 2041-2053.

[25] WILSON L G, YOUNG D. Diagnosis of severely ill inpatients in China. A collaborative project using the structured clinical interview for DSM-III (SCID) [J]. J Nerv Ment Dis, 1988, 176 (10): 585-592.

[26] KESSLER R C, BIRNBAUM H, DEMLER O, et al. The prevalence and correlates of nonaffective psychosis in the National Comorbidity Survey Replication (NCS-R) [J]. Biol Psychiatry, 2005, 58 (8): 668-676.

[27] HARO J M, ARBABZADEH-BOUCHEZ S, BRUGHA T S, et al. Concordance of the Composite International Diagnostic Interview Version 3. 0 (CIDI 3. 0) with standardized clinical assessments in the WHO World Mental Health surveys [J]. Int J Methods Psychiatr Res, 2006, 15 (4): 167-180.

[28] 黄悦勤, 谢守付, 卢瑾, 等. 复合性国际诊断交谈表 3. 0 中文版在社区应用的信效度评价 [J]. 中国心理卫生杂志, 2010, 24 (1): 21-24, 28.

[29] LU J, HUANG Y Q, LIU Z R, et al. Validity of Chinese Version of the Composite International Diagnostic Interview-3. 0 in Psychiatric Settings [J]. Chin Med J (Engl), 2015, 128 (18): 2462-2466.

[30] PRINCE M J, DE RODRIGUEZ J L, NORIEGA L, et al. The 10/66 Dementia Research Group's fully operationalised DSM-IV dementia computerized diagnostic algorithm, compared with the 10/66 dementia algorithm and a clinician diagnosis: a population validation study [J]. BMC Public Health,

2008, 8 : 219.

[31] LLIBRE R J, FERRI C P, ACOSTA D, et al. Prevalence of dementia in Latin America, India, and China: a population-based cross-sectional survey [J]. Lancet, 2008, 372 (9637): 464-474.

[32] PRINCE M, ACOSTA D, CHIU H, et al. Dementia diagnosis in developing countries: a cross-cultural validation study [J]. Lancet, 2003, 361 (9361): 909-917.

[33] PRINCE M, ACOSTA D, FERRI C P, et al. Dementia incidence and mortality in middle-income countries, and associations with indicators of cognitive reserve: a 10/66 Dementia Research Group population-based cohort study [J]. Lancet, 2012, 380 (9836): 50-58.

[34] 任莉, 肖乐, 张国富, 等. 社区精神分裂症患者病耻感与社会功能的关系 [J]. 中国健康心理学杂志, 2013 (7): 991-992.

[35] 任莉, 肖乐, 张国富, 等. 精神分裂症患者病耻感与生活质量的关系 [J]. 临床精神医学杂志, 2013 (5): 302-304.

[36] KESSLER R C, COLPE L J, FULLERTON C S, et al. Design of the Army Study to Assess Risk and Resilience in Servicemembers (Army STARRS) [J]. Int J Methods Psychiatr Res, 2013, 22 (4): 267-275.

[37] 迟锐, 黄悦勤, 刘肇瑞. 复合性国际诊断交谈表纸笔版和计算机版的最小成本分析 [J]. 中国心理卫生杂志, 2010 (4): 256-260.

（黄悦勤）